DE LA PNEUMONIE DANS LA GROSSESSE

PAR

Louis RICAU,

DOCTEUR EN MÉDECINE DE LA FACULTÉ DE PARIS.

PARIS
OCTAVE DOIN, ÉDITEUR
PLACE DE L'ÉCOLE-DE-MÉDECINE
2, rue Antoine-Dubois, 2

1875

DE

LA PNEUMONIE

DANS

LA GROSSESSE

PAR

Louis RICAU,

DOCTEUR EN MÉDECINE DE LA FACULTÉ DE PARIS.

PARIS

OCTAVE DOIN, ÉDITEUR

PLACE DE L'ÉCOLE-DE-MÉDECINE

2, rue Antoine-Dubois, 2

1875

DE LA PNEUMONIE
DANS LA GROSSESSE

Parmi les maladies aiguës qui peuvent survenir pendant la grossesse et en troubler le cours d'une manière fâcheuse pour la femme et le fœtus, la pneumonie occupe certainement un des premiers rangs.

Un fait qui s'est présenté, au mois de juin dernier, à l'hôpital des Cliniques, et dont nous rapportons plus loin l'observation, est venu nous fournir un nouvel exemple de la haute gravité que la phlegmasie peut acquérir dans ces circonstances.

Ce cas, dont l'issue a été funeste pour la mère et pour l'enfant, nous a frappé, et il nous a paru intéressant de rechercher, dans les auteurs et les recueils scientifiques, les faits du même genre qui ont été publiés, de les grouper, et, après les avoir analysés, d'en tirer quelques conclusions pratiques.

Ce petit travail sera divisé en trois parties :

La première comprendra : 1° l'historique ; 2° l'étiologie et la fréquence de la pneumonie pendant la grossesse.

Dans la deuxième, nous parlerons de l'influence réciproque de la pneumonie sur la grossesse et de la grossesse sur la pneumonie ; des conséquences pour la femme et pour le fœtus.

Enfin la troisième partie sera consacrée à quelques considérations sur le traitement.

§ I.

1° HISTORIQUE.

La question de l'influence de la pneumonie sur la grossesse est loin d'être complètement éclaircie. Soit que ce sujet n'ait pas fixé leur attention, soit que le nombre des faits recueillis fut insuffisant, la plupart des auteurs anciens et même modernes ne s'en sont occupés que d'une manière incidente et tout à fait superficielle. Néanmoins tous ceux qui en ont parlé s'accordent à reconnaître la gravité de cette maladie lorsqu'elle vient à frapper la femme enceinte.

Hippocrate professe une opinion absolue. Pour lui, toute maladie aiguë, survenant dans le cours de la grossesse, est mortelle :

« *Mulierem utero gerentem capi ab aliquo morbo acuto lethale est* » (1).

Mauriceau est presque aussi affirmatif. Voici comment il s'exprime : « Nous pouvons dire en général que toute maladie aiguë fait facilement avorter la femme grosse, d'autant qu'elle tue son enfant, lequel étant mort ne peut pas rester longtemps dans la matrice ; ce qui met aussi la femme en grand danger de la vie, la faisant très-souvent périr peu de temps après être avortée, ou même devant, avec son enfant dans le ventre » (2).

De La Motte porte également un pronostic fâcheux (3).

(1) Hippocrate. Opera. De aph., lib. V.

(2) Mauriceau. Traité des maladies des femmes grosses, t. I, chap. 24, Paris, 1740,

(3) De la Motte. Traité complet des accouch. Paris, 1722.

Putegnat croit que cette manière de voir est trop absolue (1).

Franck (2), Requin (3), Max Stoll (4), déclarent que les pneumonies sont très-graves chez les femmes enceintes, surtout lorsqu'il survient un avortement.

Mais il faut arriver presque jusqu'à nos jours pour trouver quelques travaux spéciaux et plus complets. Grisolle, le premier, dans son excellent *Traité de la pneumonie*, a consacré quelques pages à cette importante question. Il a trouvé dans les ouvrages de médecine onze observations, il en a recueilli lui-même sept autres : dans ces 18 cas, 8 femmes ont succombé, 9 ont avorté ou accouché prématurément. « Ces faits, dit-il, doivent faire comprendre combien la pneumonie est redoutable pour les femmes grosses... Je suis bien loin d'affirmer que ces proportions sont toujours les mêmes ; je pense même que, tout en étant exceptionnellement plus grave, la pneumonie qui atteint les femmes grosses ne tue pas, ni peut-être ne fait pas avorter dans cette proportion » (5).

En 1861, dans un travail publié dans les Mémoires de l'Académie de médecine, M. le Dr L.-X. Bourgeois expose les résultats de douze cas de pneumonie franche qu'il a observés chez les femmes enceintes : sur ces 12 cas, il y a eu 5 avortements et 3 accouchements prématurés ; 3 femmes sont mortes (6).

(1) Putegnat. Path. int. du syst. respir. Paris, 1839.

(2) Franck. Path. int., 1840.

(3) Requin. Eléments de path. méd. Paris, 1846.

(4) Max Stoll. Médecine pratique, Paris, 1855.

(5) Grisolle. Traité complet de la pneumonie, 2e édition. Paris, 1864.

(6) L.-X. Bourgeois. De l'influence des maladies de la femme pendant la grossesse, etc. Paris, 1862.

Quatre ans plus tard, en 1865, à la séance du 24 octobre de l'Académie de médecine, M. E. Verrier lit un mémoire sur le *Pronostic et le traitement de la pneumonie pendant la grossesse*. L'auteur y parle de cinq cas qu'il a observés. Malheureusement ce mémoire n'a jamais été publié, et nous n'en avons que les conclusions. Pour M. Verrier, la pneumonie pendant la grossesse est aussi grave avant qu'après le sixième mois ; c'est à la maladie qu'il faut attribuer l'avortement ou l'accouchement prématuré quand il a lieu, et non à la médication ; d'où cette conclusion que l'on doit traiter la pneumonie comme dans les conditions ordinaires de la vie et ne pas perdre en expectation un temps précieux (1).

Mais le travail le plus complet jusqu'à présent a été publié, en 1870, par le Dr Chatelain (de Lunéville), dans le Journal de médecine de Bruxelles (2). Dans ce travail très-bien fait et dont nous tirerons profit, l'auteur rapporte tout au long un cas de pneumonie qu'il a observé chez une dame enceinte de six mois. Puis joignant aux 18 cas de Grisolle les 12 faits de Bourgeois, il y ajoute 5 observations recueillies éparses dans les journaux de médecine, et 4 autres entièrement inédites, dont 2 lui sont personnelles et les 2 autres lui sont fournies par les docteurs Simon et Monginot. Cela forme un total de 39 observations que M. Chatelain réunit en un tableau statistique excellent d'où il tire les éléments du pronostic et du trai-

(1) E. Verrier. Comptes-rendus de l'Académie de Médecine, octobre 1865.

(2) Chatelain. Recherches sur la pneumonie pendant la grossesse. *Journ. de méd. de Bruxelles*, juillet 1870.

tement de la pneumonie pendant la grossesse. Pour lui, la pneumonie et la grossesse concomitante créent de très-grands dangers pour la mère (10 morts sur 39), et pour l'enfant (10 avortements et 9 accouchements prématurés) ; l'expulsion du fœtus devient parfois une crise favorable capable de sauver une femme sur deux (sur 19 expulsions du produit, la femme a guéri 10 fois) ; cette expulsion agirait en faisant disparaître un des éléments producteurs de la fréquence du pouls et de la gêne respiratoire, et par suite favoriserait la résolution de la phlegmasie.

Reprenant la statistique de M. Chatelain, M. Matton, de Bouzonville (Moselle), dans un travail intitulé : *Recherches sur la pneumonie pendant la grossesse et sur la fièvre puerpérale* (1), arrive à des conclusions tout opposées : il n'admet pas que l'expulsion du fœtus soit une crise favorable pour la mère. Nous verrons plus loin sur quelles raisons il se fonde.

Ce dernier mémoire fut l'objet d'un savant rapport lu à l'Académie royale de médecine de Bruxelles par M. Marchant. Cet auteur combat la théorie de M. Matton, et avec M. Chatelain, il reconnaît qu'il se produit une détente dans les symptômes congestifs du poumon après l'expulsion du fœtus (2).

Tels sont les différents travaux qui ont été publiés jusqu'à ce jour sur la question qui nous occupe.

Nous reproduirons bientôt le tableau statistique de M. Chatelain, parce qu'il permet d'embrasser d'un coup d'œil les résultats de tous les cas rapportés. Nous y ajouterons quatre autres faits, dont l'un a été re-

(1) Matton. *Journ. de méd. de Bruxelles*, mai, 1872.
(2) *Journ. de méd. de Bruxelles*, juin 1872.

cueilli, à l'hôpital de la Clinique, par M. Doléris, un second publié par M. Watelle père, un troisième par M. Martineau, enfin un quatrième inédit et que nous avons eu l'occasion d'observer en 1873.

2° ÉTIOLOGIE ET FRÉQUENCE.

La pneumonie qui survient chez les femmes grosses ne nous semble pas reconnaître d'autres causes que celles qui la produisent dans les conditions ordinaires de la vie ; le plus souvent elle est due à un refroidissement brusque, et elle surprend la femme au milieu de la santé la plus parfaite, comme Grisolle l'a remarqué dans 16 cas.

Le *froid* ne constitue jamais une cause suffisante pour produire la pneumonie, et, pour agir, pour être efficace, cette cause a besoin de la *prédisposition*. Faut-il voir, dans l'excès de fibrine du sang chez les femmes enceintes, une prédisposition particulière à contracter la maladie ? C'est ce que croient MM. C. Devilliers et Matton : « L'excès de fibrine que contient le sang de la femme enceinte, dit le premier, et qui rapproche ce liquide de l'état phlegmasique, produit une prédisposition telle que des causes occasionnelles peuvent développer alors une maladie » (1). Le second est également partisan de la théorie de MM. Andral et Gavarret, Becquerel et Rodier ; il admet même avec Andral et Cazeaux que l'excès de fibrine est *un signe de l'inflammation*, et il attribue, dans l'étiologie de la

(1) C. Devilliers. Nouv. dict. de méd. et de chir. pratiques, t. IV, art. Avortement. Paris, 1866.

pneumonie pendant la grossesse, un rôle prépondérant à cette prétendue *diathèse inflammatoire* de la grossesse.

M. Marchant repousse cette manière de voir. Il est prouvé, dit-il, et à peu près généralement admis aujourd'hui, d'après des recherches récentes, que la fibrine n'est plus la substance organo-plastique par excellence, qu'elle constitue, au contraire, un détritus organique dont l'accumulation est produite par la gêne de la fonction respiratoire, et qui ne saurait prédisposer aux inflammations. On sait, en effet, que, dans les trois derniers mois de la grossesse, la respiration est gênée, la circulation accélérée, la combustion plus active, et qu'il s'exhale dans la respiration une beaucoup plus grande quantité d'acide carbonique que dans l'état habituel (Andral et Gavarret) : c'est ce qui explique l'augmentation de la fibrine du sang chez la femme vers la fin de la gestation.

Si, comme l'affirme M. Matton, l'excès de fibrine dans la grossesse constitue une diathèse inflammatoire, comment se fait-il que la pneumonie ne soit pas plus fréquente chez les femmes grosses? Cette maladie, qui est une des inflammations pulmonaires les plus communes, ne s'observe pas plus souvent lorsque l'utérus est gravide que lorsqu'il ne l'est pas : ce n'est pas le nombre des faits recueillis qui nous démentira.

« On peut hardiment répondre, dit M. Stoltz, que les modifications de l'économie pendant la grossesse ne prédisposent pas aux maladies ordinaires. On n'a pas vu, en temps d'épidémie même, que les femmes enceintes fussent plus prédisposées à contracter la maladie régnante que d'autres personnes. Mais la grossesse n'est pas non plus un préservatif. La femme grosse peut contracter des maladies aiguës comme une autre personne. Dans quelle proportion? Ceci est encore à établir » (1).

---

§ II.

Le tableau statistique suivant comprend 43 cas de pneumonie; ces 43 cas sont divisés en deux grandes classes : dans la première, sont exposés les résultats des pneumonies qui ont surpris la femme avant le 180e jour de la grossesse; dans la seconde, les résultats des pneumonies survenues chez la femme après le 180e jour.

La viabilité fœtale n'étant possible qu'après le sixième mois, cette division est utile, en ce sens, qu'elle permet d'établir immédiatement le pronostic, sinon au point de vue de la mère, du moins au point de vue de l'enfant.

(*Voir le Tableau, page* 13.)

Le tableau que nous donnons ici va nous servir de guide pour les diverses questions que nous avons à traiter dans cette partie de notre travail; il nous fournira les éléments du pronostic pour la mère et pour l'enfant.

Nous allons examiner successivement les quatre points suivants :

A. — Influence de la pneumonie sur la marche de la grossesse;

(1) Stoltz. Nouv. dict. de méd. et de chir. pratiques, art. Grossesse, t. XVII. Paris, 1873.

Statistique comprenant 43 observations de pneumonie dans la grossesse.

DIVISION des pneumonies en deux classes.	TERMINAISONS au point de vue de la mère.	TERMINAISONS au point de vue de l'enfant.	NOMS des observateurs.	REMARQUES ET OBSERVATIONS.	OUVRAGES ET RECUEILS où se trouvent les observations.
Première classe. — Pneumonies avant le 180e jour de la grossesse, 25.	Guérisons, 23.	Avec avortement, 6.	Grisolle	Amélioration survenue après avortement.	Traité de la pneumonie, 2e édition, 1864.
			id.		
			Bourgeois		Influence des maladies des femmes, etc.
			id.		
			id.		
			id.		
		Sans avortement, 17.	Mongiuot	Traitement par la digitale seule	Cité par Chatelain.
			Chatelain	Traitement par le kermès et la saignée	Journal de médecine de Bruxelles, 1870.
			Grisolle		Loc. cit.
			id.		
			id.		
			id.		
			id.		
			id.		
			id.		
			id.		
			Bourgeois		
			id.		
			id.		
			Mazade		Revue médico-chirurgicale, t. VI.
			Habrand		Bulletin de thérapeutique, t. XLIV, 1853.
			(?)	Hopital de la Charité, sans nom d'auteur.	
			Martineau	Traitement par le kermès et l'ipéca	id. avril 1874.
	Morts, 3.	Avec avortement, 5.	Grisolle		Loc. cit.
			id.		
			id.		
			Bourgeois		Archives de tocologie, juillet 1874.
			Doléris	Traitement par la saignée générale	
		Sans avortement, 0.			
Deuxième classe. — Pneumonies après le 180e jour de la grosssesse, 15.	Guérisons, 8.	Avec accouchement prématuré, 5.	Thirion (de Namur)	Accouchement provoqué à dessein	Journal de médecine de Bruxelles, 1844.
			Chatelain	Traitement par saignée, digitale	Loc. cit.
			Bourgeois		
			Id.		
			Watelle père	Traitement par le kermès et l'émétique	Union médicale, 19 décembre 1872.
		Sans accouchement prématuré, 3.	Simon	Saignée locale et kermès	Cité par Chatelain.
			Bourgeois		Loc. cit.
			Mazade		Cité par Chatelain.
	Morts, 7.	Avec accouchement prématuré, 5.	Grisolle		Loc. cit.
			id.		
			id.		
			id.		
			Bourgeois		
		Sans accouchement, 2.	Valsalva	Cité par Grisolle	Morgagni, 20e lettre, § 10.
			Ricau	Saignée, ipéca	Inédite.

B. — Influence de la grossesse sur la marche de la pneumonie;

C. — Causes productrices de l'expulsion du fœtus;

D. — Conséquences : 1° pour la femme; 2° pour l'enfant.

A. — *Influence de la pneumonie sur la marche de la grossesse.*

Il suffit de jeter les yeux sur le tableau précédent pour se convaincre des conséquences désastreuses qu'entraîne la pneumonie pour la grossesse. Si, en effet, nous considérons les 43 cas de pneumonie d'une manière générale et en faisant abstraction de l'époque à laquelle la femme a été frappée, nous remarquons que *dans la moitié des cas* (21 fois sur 43), il y a eu avortement ou accouchement prématuré. Cette proportion énorme est celle que Grisolle avait déjà constatée pour ses 18 faits.

Mais pouvons-nous affirmer que ce rapport est toujours le même et que, sur deux femmes, l'une est fatalement condamnée à avorter ou à accoucher avant terme? Assurément non. Nous n'avons ici qu'un certain nombre de faits qui, pour la plupart, n'ont été recueillis et publiés que parce qu'ils offraient quelque particularité intéressante, soit au point de vue des symptômes, soit au point de vue du traitement. Il faudrait posséder, sinon la totalité, du moins un nombre considérable de cas pour pouvoir donner une moyenne exacte. Quoi qu'il en soit, le résultat de ces 43 faits est bien suffisant pour nous démontrer la gravité de la phlegmasie lorsqu'elle vient compliquer la grossesse.

Il n'est pas sans intérêt de rechercher quelle a été l'influence de la maladie aux diverses périodes de la gestation. Sous ce rapport, nous observons que, dans les six premiers mois, 11 femmes sur 28 ont avorté, ce qui représente un peu plus du tiers du nombre total. Dans les trois derniers mois de la grossesse, et sur 15 cas, il y a eu 10 accouchements prématurés, c'est-à-dire que l'expulsion du fœtus a eu lieu dans les deux tiers des cas.

Il ressort de ces chiffres que plus la grossesse approche de son terme, et plus elle est exposée à être supprimée par la pneumonie intercurrente.

Nous ne connaissons que deux cas d'avortement provoqué par la maladie à trois mois de grossesse : la première observation est due à Mauriceau (obs. 360, t. II) ; la seconde à Grisolle. Il est probable que, si elle a lieu avant cette époque, la fausse couche passe la plupart du temps inaperçue.

La pneumonie provoque-t-elle plus ou moins souvent l'expulsion du fœtus que les autres maladies aiguës? Pour répondre à cette question, nous devons examiner les résultats fournis par ces dernières, et les comparer avec ceux fournis par la pneumonie. Bien que les observations soient peu nombreuses, il est cependant possible de déterminer à peu près exactement le rang qu'elle occupe parmi ces maladies.

Si nous considérons la *variole*, nous voyons que sur 31 cas (Bourgeois, Serres) survenus pendant la grossesse, il y a eu 27 fois avortement ou accouchement prématuré. L'expulsion du fœtus a donc eu lieu dans la presque totalité des cas.

La *fièvre typhoïde* fournit également un chiffre considérable d'avortements : 22 fois sur 38 cas (37 de Bourgeois et 1 de Grisolle) le produit de la conception a été expulsé.

Sans être aussi grave, la *rougeole* n'en a pas moins des conséquences funestes pour la grossesse : sur 15 femmes atteintes de cette maladie, Serres a eu 8 avortements ou accouchements avant terme; mais des 4 cas recueillis par Grisolle, aucun n'a troublé la marche régulière de la gestation.

L'influence de la *scarlatine* est moins connue parce qu'il y a peu d'observations.

Quant aux autres maladies inflammatoires (*pleurésie, rhumatisme articulaire aigu*, etc.), on ne connaît guère non plus leur influence sur la grossesse, et pour la même raison.

M. Bouchut a observé 52 cas de *choléra* chez des femmes enceintes, et, sur ces 52 cas, il y a eu 25 fois expulsion du fœtus.

De ces divers résultats on peut donc conclure que la variole et la fièvre typhoïde sont, de toutes les maladies aiguës qui affectent la femme grosse, celles qui déterminent le plus souvent l'avortement. La pneumonie ne viendrait qu'après elles et devrait être rangée sur la même ligne que le choléra sous le rapport de la gravité de ses conséquences pour la grossesse.

B. — *Influence de la grossesse sur la marche de la pneumonie.*

Si la gestation est souvent troublée et arrêtée dans sa marche par une pneumonie intercurrente, à son tour la phlegmasie est plus ou moins aggravée par le fait de la grossesse qu'elle vient compliquer.

Pour Grisolle et Bourgeois, la maladie n'affecterait point de siége de prédilection. Cependant dans les 8 cas dont nous citons plus bas les observations, 7 fois la pneumonie occupait le poumon droit ; mais cela n'a pas lieu de nous surprendre, car nous savons que, dans les conditions ordinaires de la vie, la phlegmasie affecte le plus fréquemment le côté droit.

Grâce à l'état de grossesse, les symptômes de la maladie acquièrent très-souvent un degré d'intensité considérable : la fièvre est vive, la température élevée, la peau chaude et sèche ; le pouls est accéléré, dur, vibrant, et donne de 110 à 136 pulsations à la minute.

Mais le symptôme capital, le phénomène dominant, et celui sur lequel nous voulons insister le plus particulièrement, c'est la *gêne respiratoire*. Tous les observateurs ont remarqué que, dans les cas graves et qui doivent avoir une issue fatale soit pour la femme, soit pour l'enfant, ou bien pour tous les deux, cette gêne de la respiration est intense. La dyspnée, dit Bourgeois, est plus forte que ne le comporte l'état inflammatoire du poumon, et elle est d'autant plus marquée que la grossesse est plus avancée. M. Chatelain fait la même remarque.

Plusieurs causes contribuent à la production de cette gêne respiratoire : elles sont de deux sortes, les unes dues à la pneumonie (*causes pathologiques*), les autres à la grossesse (*causes physiologiques*). Nous allons les énumérer rapidement.

a. — Causes dues à la pneumonie. — 1° Dans la partie du poumon envahie par la phlegmasie, les alvéoles sont le siége d'une exsudation qui empêche l'air d'y pénétrer : par conséquent, diminution de la surface respirante, et ralentissement de la circulation dans la partie enflammée.

2° Dans les parties qui ne sont pas atteintes par l'inflammation, il se produit une hyperémie et un œdème collatéraux, deux conditions qui rétrécissent directement le champ de l'hématose (Jaccoud).

Il est aisé de comprendre combien ces deux causes seront puissantes quand la pneumonie sera double.

3° La douleur de côté si violente oblige la malade à ne faire que des inspirations très-superficielles ; d'où rétrécissement permanent de la cavité thoracique.

4° La fièvre, par suite de la combustion exagérée, donne lieu à une consommation plus considérable d'oxygène et à une production augmentée d'acide carbonique aux dépens de l'organisme : c'est là une des causes les plus efficaces de la dyspnée (Niemeyer).

b. — Causes dues à la grossesse. — L'utérus, très-augmenté de volume, surtout à partir du sixième mois, refoule la masse intestinale, le foie, l'estomac, la rate, et diminue par suite l'étendue des contractions du diaphragme.

2° Il est une autre cause, dont il faut, croyons-nous, tenir compte : nous voulons parler des modifications du sang produites par la grossesse. La fibrine du sang n'augmente de quantité qu'aux dépens de l'albumine et des globules rouges ; ceux-ci, qui, à l'état normal et sur 1000 parties, représentent le chiffre de 127,2, ne donnent plus que le chiffre de 105. Comme les globules rouges sont les véhicules de l'oxygène, si leur nombre diminue, l'apport de ce gaz sera moindre dans l'économie.

On conçoit, d'autre part, que, si la lésion pulmonaire est très-étendue, il y aura des troubles du côté de la circulation. La partie enflammée opposera un obstacle au cours du sang, et cet obstacle ne pourra être compensé par la circulation accélérée qui s'effectue dans les parties saines du poumon. Le cœur gauche recevra donc peu de sang, tandis que le cœur droit et les veines de la grande circulation en renfermeront une trop grande quantité.

En résumé, toutes ces causes se réunissent et s'ajoutent pour empêcher la révivification complète du liquide sanguin ; celui-ci, poussé par les contractions répétées et incessantes du cœur, s'accumule dans le système veineux et augmente la congestion pulmonaire, augmente par conséquent l'oppression et la dyspnée.

Nous verrons bientôt les conséquences de cette gêne respiratoire.

Dans les cas graves, la pneumonie de la grossesse n'a pas la marche régulière que l'on observe dans l'état habituel ; la phlegmasie peut passer d'un poumon à l'autre, comme nous le voyons à deux reprises successives dans l'observation de M. Chatelain : il semble que le poumon congestionné soit un terrain tout préparé pour favoriser la propagation et l'extension de la maladie.

Lorsque les symptômes sont peu intenses et que l'on est parvenu, par un traitement bien dirigé, à enrayer les contractions utérines qui se manifestent dans la plupart des cas, la résolution de la phlegmasie se fait assez rapidement.

Quand l'expulsion du fœtus a lieu, elle s'effectué

très-promptement; le travail n'est pas long, il n'a duré qu'une demi-heure chez la femme de l'observation I. Après cette expulsion, souvent la femme se trouve mieux ; la déplétion utérine paraît être une dérivation salutaire pour l'état congestif des poumons ; la dyspnée diminue, le pouls est moins vif ; enfin l'état général s'améliore, et la malade entre en convalescence.

Quand, après l'avortement ou l'accouchement prématuré, la maladie doit avoir une issue fâcheuse, les lésions pulmonaires s'étendent, le second poumon se prend si l'inflammation ne l'avait pas envahi ; la fièvre redouble, la dyspnée est intense ; il y a délire, fuliginosités de la langue, des lèvres, et mort du deuxième au sixième jour qui suit la déplétion de la matrice (Bourgeois).

Nous reviendrons plus loin sur le pronostic, et nous examinerons si les conséquences de l'expulsion du fœtus sont ou non favorables à la femme.

C. — *Causes productrices de l'expulsion du fœtus.*

Comment agit la pneumonie pour provoquer l'avortement ou l'accouchement avant terme ? Faut-il accuser les secousses de la toux ? Beaucoup d'auteurs accordent, sous ce rapport, à cette dernière, une importance considérable. Mauriceau s'exprime ainsi (1) : « La grande toux par son agitation fréquente poussant le diaphragme subitement et avec effort en bas, donne de violentes secousses à la matrice ; » et ail-

(1) Mauriceau. T. I, chap. 24.

leurs (1) : La toux « est un des plus dangereux accidents qui contribuent à l'avortement. »

Fleetwood Churchill et Capuron veulent également que la toux soit capable de produire l'expulsion du fœtus : « On comprend, dit ce dernier, que la femme court risque de faire fausse couche à cause de l'ébranlement qui se communique à la matrice par l'agitation du diaphragme et des muscles abdominaux; désordre qui détermine presque toujours la rupture des adhérences utérines avec le placenta et les membranes » (2).

Cazeaux dit aussi que la toux peut provoquer l'avortement (3).

Grisolle nie cette influence : il a observé 12 cas de bronchite intense chez des femmes grosses; 4 de celles-ci avaient une toux continuelle que rien ne pouvait calmer, qui a persisté presque sans interruption pendant plus d'un mois sans troubler pourtant le cours de la grossesse. Il ajoute qu'il a vu un grand nombre de femmes phthisiques arriver au terme de la gestation malgré une toux opiniâtre. « Je crois donc que l'influence fâcheuse, exercée par la pneumonie sur la marche de la grossesse, s'explique par l'importance de l'organe qui est affecté, par la soudaineté d'explosion de la maladie, par sa gravité, par l'intensité de la fièvre qu'elle détermine, et par le nombre des phénomènes sympathiques qui éclatent du côté de presque toutes les fonctions » (4).

(1) Mauriceau. Chap. 16, t. I.

(2) Fleetwood Churchill. Trad. de Wieland et Dubrisay, 1866 page 784.

(3) Cazeaux. Traité des accouch., 8e édit. Paris, 1870.

(4) Grisolle. *loc. cit.*

Mais comme le fait remarquer M. Chatelain, cette explication est un peu vague; Grisolle établit des faits sans en donner le *pourquoi*.

A quoi donc attribuer l'expulsion du fœtus?

Il nous semble qu'il faut faire intervenir ici deux causes : 1° la gêne de la respiration, et 2° l'intensité de la fièvre.

1° *Gêne de la respiration.* — Nous avons établi plus haut quelles étaient les causes qui apportaient un obstacle à la fonction respiratoire ; nous avons vu que le sang se chargeait en excès d'acide carbonique fourni sans cesse par la combustion exagérée des tissus, et dont il ne pouvait se débarrasser par suite de l'insuffisance des échanges gazeux.

Cela étant admis, il nous sera facile, en nous appuyant sur les expériences physiologiques, de donner l'explication du fait.

M. Brown-Séquard a démontré que le sang veineux est capable d'exciter et de mettre en action les centres nerveux et les muscles de la vie animale et de la vie organique (1).

Expérience. I. — Séparant, chez une chienne ou une lapine près de mettre bas, l'utérus de toutes ses connexions avec le système nerveux central, et injectant ensuite du sang noir par l'aorte, il a vu toujours des contractions de l'utérus et souvent une expulsion d'un ou de plusieurs fœtus. En remplaçant le sang noir par du sang rouge, les contractions cessaient. Il a observé que la propriété spéciale de la stimulation exercée par le sang noir est de produire des *contractions intermittentes* (2).

(1) Brown-Séquard. Du sang veineux comme excitateur de certains mouvements. (Comptes rendus des séances de la Société de biologie, t. I. Paris, 1849.)

(2) Brown-Séquard. Recherches expérimentales sur les propriétés et les usages du sang rouge et du sang noir. (Comptes-rendus de l'Académie des sciences, t. XLV, 1857.)

EXPÉRIENCE II. — Sur deux femelles de lapin, près de mettre bas (environ deux ou trois jours avant terme), j'ouvris l'abdomen, et sur l'une j'injectai dans l'aorte du sang artériel de chien, défibriné par le battage, puis chargé d'acide carbonique, pendant que sur l'autre on injectait, aussi par l'aorte, du sang veineux du même chien, défibriné aussi, mais moins chargé d'acide carbonique. Au bout de deux minutes, l'utérus de la première lapine commença à se contracter, et ses contractions, après trois minutes de plus, avaient déjà expulsé un fœtus; quatre minutes plus tard, deux autres fœtus avaient été chassés de la cavité utérine. — L'utérus de la seconde lapine, qui recevait le sang veineux, ne commença à se contracter qu'après cinq minutes, et, dix minutes après, il n'avait expulsé qu'un seul fœtus. — L'expérience fut alors modifiée : les deux lapines furent asphyxiées, et il y eut, chez toutes deux, une expulsion de deux fœtus de plus : en totalité 5 chez la première, 3 chez la seconde.

« Il ressort de cette expérience, conclut l'éminent physiologiste, que le pouvoir excitateur du sang réside bien dans l'acide carbonique qu'il contient, et que le sang artériel peut avoir ce pouvoir à un plus haut degré que le sang veineux, si on l'a chargé d'acide carbonique de façon qu'il en contienne plus que ce dernier sang » (1).

Ces expériences nous paraissent concluantes : elles nous donnent l'explication du mécanisme de l'avortement ou de l'accouchement prématuré chez la femme atteinte de pneumonie grave ; elles nous démontrent que l'acide carbonique agit non-seulement sur le système nerveux central, mais aussi sur les muscles de la vie organique. N'est-il pas logique d'admettre qu'il se passe chez la femme un phénomène analogue à celui qui se produit chez la lapine ? Les conditions étant les mêmes, les effets doivent être identiques chez toutes deux.

Au fur et à mesure que l'utérus se développe, ses fibres deviennent de plus en plus contractiles et excitables. On conçoit que cette contractilité soit facile

(1) Brown-Séquard. *Journal de physiologie*, t. I, 1858.

ment mise en jeu par un excès d'acide carbonique dans le sang, surtout dans les trois derniers mois de la grossesse. M. Brown-Séquard va bien plus loin : pour lui cette excitabilité de l'utérus atteindrait son maximum à la fin de la gestation, et l'accouchement naturel ne se ferait pas autrement que par l'action de l'acide carbonique du sang sur cet organe.

Avec MM. Chatelain, Devilliers, Marchant, nous invoquerons donc le trouble de l'hématose comme cause principale de l'expulsion du produit de la conception.

2° *Fièvre.* — Cependant nous croyons qu'il faut accorder une certaine part d'influence à la violence de la réaction fébrile et aux troubles généraux qui l'accompagnent; mais nous nous refusons, malgré M. Matton et la grande autorité de Grisolle, à faire de la fièvre la cause unique de l'avortement ou de l'accouchement prématuré. Pour nous, dans le cas qui nous occupe, la fièvre agit surtout en activant la combustion des tissus et en surchargeant le sang d'acide carbonique : plus la température est élevée et plus la gêne de la respiration est considérable, plus par conséquent il y a de chances pour que l'expulsion du fœtus se produise.

Nous ne nions pas que les troubles nerveux déterminés par la fièvre (lésions de motilité, frissons, spasmes vasculaires et musculaires (Hirtz), ne contribuent pour leur part à cette expulsion ; car dans les fièvres éruptives et intermittentes, l'avortement se produit sans troubles considérables de l'hématose : mais nous croyons que, dans dans ces dernières pyrexies, il faut tenir compte des divers éléments infectieux qui, par leur nature, peuvent concourir aux troubles nerveux et agir par suite sur l'organe de la gestation.

D. — *Conséquences pour la femme et pour l'enfant.*

1° *Conséquences pour la femme.* — Sur les 18 faits que Grisolle rapporte dans sa Monographie, 8 fois la femme a succombé aux atteintes de la pneumonie. Cet auteur fait remarquer avec raison que c'est là une proportion énorme, surtout si l'on a égard à l'âge des malades.

Mais heureusement les 25 cas que l'on a recueillis depuis n'ont pas donné, il s'en faut, une mortalité aussi considérable. Sur ces 25 femmes, 4 seulement sont mortes : au lieu de la moitié, ce n'est plus que le sixième.

En résumé, et si nous additionnons tous les faits, nous voyons que la pneumonie a enlevé 12 femmes sur 43, un peu plus du quart.

En envisageant la question sous un autre aspect, et en recherchant quelle a été la mortalité dans les deux principales périodes de la grossesse, nous observons que, sur les 28 femmes frappées par la maladie dans les six premiers mois, 5 ont succombé, tandis que sur les 15 frappées après le 180e jour, 7 sont mortes.

Ces chiffres démontrent clairement que plus la femme grosse atteinte de pneumonie approche du terme de la gestation, plus le danger est grand pour elle.

Examinons maintenant quelle a été l'influence de l'expulsion du fœtus sur l'issue de la maladie. Nous avons dit plus haut que des 28 femmes dont la grossesse ne dépassait pas le sixième mois, 11 avaient avorté : sur ces 11 cas, 5 fois la mort a succédé à l'avortement. Sur les 10 accouchements prématurés des trois derniers mois de la gestation, il y a eu 5 morts.

Il nous semble que l'on peut conclure de ces chiffres que l'expulsion du fœtus a le même degré de gravité pour la mère, quelle que soit la période de la grossesse.

Nous ferons remarquer que, dans les six premiers mois, aucune femme n'est morte sans avoir préalablement fait fausse couche, tandis que, dans les trois derniers, 2 ont succombé sans accoucher.

Il est une question très-importante, surtout au point de vue du traitement, c'est celle de savoir si l'expulsion du fœtus est un phénomène favorable à la résolution de la pneumonie.

Desormeaux, Cazeaux, Stoltz (1) et Marchant (2), déclarent que l'expulsion fœtale devient souvent un événement heureux, une véritable crise, qui détermine une solution favorable dans les affections inflammatoires.

Il est certain que Grisolle, Bourgeois, Chatelain, ont observé, parfois immédiatement après l'avortement ou l'accouchement prématuré, une détente dans les symptômes congestifs du poumon, un abaissement de la température, un ralentissement du pouls, enfin une prompte résolution de la phlegmasie. Dans un cas de Grisolle, la maladie resta grave et son issue incertaine jusqu'au quinzième jour; mais, aussitôt

(1) Stoltz. Nouveau dict. de méd. et de chir. pratiques, art. Grossesse. Paris 1873.

(2) Marchant. *Loc. cit.*

après l'expulsion du fœtus, les symptômes s'apaisèrent et la convalescence s'établit. Dans l'observation de M. Chatelain, le pouls n'a cédé et la respiration ne s'est ralentie qu'après l'accouchement, et cela malgré l'emploi de la digitale à haute dose.

Dans un cas désespéré de pleuro-pneumonie chez une femme enceinte de six mois et demi, et où l'asphyxie menaçait d'emporter rapidement la malade, le docteur E. Thirion (de Namur) provoqua l'accouchement et eut le bonheur d'obtenir la guérison (1).

M. Aran fit l'accouchement prématuré artificiel chez une femme enceinte de huit mois et atteinte d'apoplexie pulmonaire : la dyspnée était très-intense, la face cyanosée, les lèvres bleuâtres, le pouls petit, à 128, les extrémités froides. Après l'opération, l'état de la malade s'améliora d'une manière prononcée ; quelques jours après, la mère et l'enfant sortaient très-bien portants de l'hôpital (2).

Tous ces faits nous démontrent donc que l'avortement ou l'accouchement prématuré peut souvent donner lieu à une détente de tous les symptômes et favoriser la bonne terminaison de la phlegmasie.

M. Matton se trouve en désaccord avec tous ces observateurs, lorsqu'il affirme que l'expulsion du fœtus est *toujours* défavorable à la résolution de la pneumonie et que la gravité de celle-ci n'en est qu'augmentée. Par le fait de cette expulsion, dit-il, l'excès de fibrine n'est pas supprimé, car cet excès subsiste encore plus d'un mois après la délivrance, et c'est la fibrine qui fait tout le danger.

(1) *Journal de Bruxelles*, 1844.
(2) *Gazette des hôpitaux*, 16 mai 1857.

Il reconnaît cependant qu'il se produit une diminution de la congestion pulmonaire lorsque le fœtus est chassé de la cavité utérine.— Mais il nous semble que ce résultat est énorme.

Cependant cette heureuse modification dans les symptômes de la maladie ne se produit pas toujours à la suite de l'expulsion fœtale ; la femme voit au contraire son état s'aggraver très-rapidement, et elle succombe quelques heures, un jour ou deux après cette expulsion. L'observation I nous fournit un triste exemple de ce dénouement. C'est qu'alors, probablement au moment où l'enfant est expulsé, le sang de la mère est tellement chargé d'acide carbonique qu'il est devenu tout à fait impropre à l'hématose ; la congestion a diminué, mais les globules sanguins ne sont plus aptes aux échanges gazeux ; ils gardent l'acide carbonique et refusent l'oxygène ; la révivification sanguine n'est plus possible. C'est là un fait qui a été démontré par des expériences. La mort ne peut donc être que la conséquence de ce défaut d'hématose.

Nous ne voulons pas terminer cet article sans dire quelques mots de la haute gravité de la pneumonie lorsqu'elle vient compliquer une affection organique du cœur chez une femme grosse. Il est facile de comprendre que ces deux maladies, ajoutant leurs effets, détermineront une congestion considérable des poumons et devront faire porter un pronostic fâcheux. Grisolle en a observé deux cas ; la femme qui fait le sujet de l'observation I a aussi offert cette complication. A l'autopsie, on trouva, chez cette dernière, les valvules du cœur gauche, mais surtout les valvules sigmoïdes, notamment altérées ; le foie et les poumons, dans toute leur étendue, étaient le siége d'une congestion énorme ; les veines des ligaments larges, triplées de volume, étaient gorgées d'un sang très-noir et très-épais. Cette femme avait présenté tous les symptômes d'une asphyxie rapide.

On sait que les affections cardiaques ont déjà par elles-mêmes une action très-fâcheuse sur la marche de la gestation. M. Peter avait montré, en 1872 (1), que la grossesse pouvait exercer une certaine influence sur le développement des maladies du cœur existantes. Ce n'est qu'un peu plus tard, en 1873, que M. P. Budin, interne des hôpitaux, vint faire voir l'influence réciproque de ces maladies sur le développement de la grossesse : une observation intéressante, publiée par lui (2), est un exemple frappant de ce fâcheux effet. Depuis, il a paru dans les journaux de médecine un certain nombre d'autres faits qui viennent confirmer la justesse des vues de M. P. Budin. — Mais nous ne voulons pas nous appesantir sur cette question, ce serait trop nous écarter du cadre que nous nous sommes tracé ; il nous suffira de l'avoir indiquée.

Revenons donc à la pneumonie.

On peut également prévoir combien les accidents seraient redoutables pour une femme enceinte dont la cage thoracique serait déformée par le rachitisme : à la gêne et à la compression qui, à l'état normal, résultent pour les poumons de cette déformation, viendrait encore s'ajouter la gêne plus considérable déterminée à la fois par la pneumonie et par la gros-

(1) Péter. Grossesse et maladies du cœur. *Union médicale*, février 1872.

(2) *Progrès médical*, 18 octobre 1873.

sesse, surtout si celle-ci était près de son terme. Le danger serait imminent. — Nous ignorons si le fait s'est présenté ; en tout cas, aucun auteur n'a fait cette remarque.

2° *Conséquences pour l'enfant.* — Si le pronostic est relativement assez grave pour la femme, il l'est encore bien davantage pour l'enfant.

Nous avons dit que le fœtus avait été expulsé 21 fois sur 43 cas : si nous retranchons de ce chiffre 21, les 11 cas où le fœtus était fatalement condamné à périr puisqu'il était expulsé avant le septième mois, il nous reste 10 cas où l'enfant était né viable.

Ces 10 faits se décomposent de la façon suivante :

ÉTAT dans leque les enfants sont venus au monde.	NOMBRE des enfants.	NOMS des observateurs.
1° Enfants mort-nés	3	Grisolle. Thirion. Bourgeois.
2° Enfants nés vivants, morts quelques heures après	3	Grisolle (2 cas). Bourgeois.
3° Enfants nés vivants et qui ont vécu	3	Grisolle. Bourgeois. Watelle.
4° Enfants sur lesquels il n'y a pas de renseignements	1	Chatelain.

Nous voyons donc qu'après ces 10 accouchements prématurés, 6 enfants sont morts, 3 et peut-être 4 (car il y a un cas douteux, celui de Chatelain) ont vécu.

Nous tirerons de ces faits les conclusions ci-après :

1° La mort du fœtus est toujours la conséquence de son expulsion de la matrice avant le septième mois.

2° Dans les trois derniers mois, au contraire, l'enfant a des chances de conserver la vie après son expulsion.

Grisolle cite un fait emprunté à Valsalva dans lequel la femme succomba sans accoucher; « l'opération césarienne, pratiquée aussitôt, ne donna qu'un cadavre (1). » Nous avons eu l'occasion de voir un cas absolument semblable. C'était chez une femme enceinte de huit mois et affectée d'une pneumonie double ; elle mourut assez rapidement avec tous les symptômes de l'asphyxie : dyspnée intense, cyanose de la face et des lèvres, refroidissement très-prononcé des extrémités. Bien que par l'auscultation on n'eût point perçu les battements du cœur de l'enfant, on crut cependant bien faire en pratiquant l'opération césarienne *post-mortem* : comme dans l'observation de Valsalva, celle-ci ne donna qu'un cadavre.

Ce cas et le précédent prouvent donc qu'il n'y a pas toujours expulsion du fœtus quand la femme meurt. Quelle en est la raison ? Nous l'ignorons, mais il est probable que, dans ces circonstances, l'utérus est en voie de dégénérescence graisseuse, et que la fibre musculaire de cet organe est par conséquent très-peu excitable. Nous ne connaissons pas les antécédents de la femme dont nous parlons, mais elle était scrofuleuse. La paroi utérine, très-mince, n'opposa presque pas de résistance au scalpel de l'opérateur.

Il est un fait digne de remarque, c'est que la plupart des enfants sont vivants lorsqu'ils viennent au monde. Il semblerait que leur mort devrait toujours avoir lieu et être la conséquence des phénomènes

(1) Morgagni. 20e lettre, § 10.

d'asphyxie et de réaction fébrile intense auxquels ils doivent leur expulsion, et cependant ce n'est pas ce que l'on observe.

Où trouver l'explication de ce fait ?

De tout temps on a remarqué que le fœtus opposait une grand résistance à l'asphyxie; Legallois (1) l'a encore démontré en 1835; il a vu que cette résistance était d'autant plus grande que le fœtus était moins avancé en âge. On a voulu voir la raison de ce phénomène dans les conditions anatomiques particulières au fœtus, dans l'existence du canal artériel et du trou de Botal. Mais ce n'est là qu'une hypothèse sans fondement que Müller et Burrow n'ont pas eu de peine à renverser (2).

Pour nous, nous croyons que cette résistance passive est due aux conditions particulières dans lesquelles se produit l'asphyxie. Quelque considérables que soient l'inflammation et la congestion pulmonaires dans la pneumonie des femmes grosses, jamais elles ne sont suffisantes pour interrompre complètement l'hématose; quelque petite qu'en soit la quantité, de l'oxygène pénètre toujours dans les poumons et révivifie une certaine portion du sang. Il nous semble que le fœtus, lui dont la dépense est si minime, doit trouver pendant quelque temps un aliment suffisant dans cette petite quantité d'oxygène que lui apporte le sang maternel ; l'asphyxie ne se fait pas brusquement, elle est lente, graduelle, et l'organisme

(1) Legallois. Expériences physiologiques tendant à faire connaître le temps durant lequel les animaux peuvent être sans danger privés de respiration. Paris, 1835.

(2) P. Bert. Nouv. dict. de méd. et de chir. prntiques. Art. asphyxie, t. III.

si flexible du fœtus (Legallois) peut se mettre peu à peu en équilibre avec ces nouvelles conditions, il peut s'y habituer. Cl. Bernard a démontré, en effet, que quand on asphyxie *graduellement* un animal, celui-ci résiste bien davantage que lorsque l'asphyxie est rapide.

Quoi qu'il en soit, il arrive bientôt un moment où le sang maternel, saturé, pour ainsi dire, d'acide carbonique, ne suffit plus à la nutrition de l'enfant : alors celui-ci s'agite avec vivacité dans la cavité utérine, il éprouve en quelque sorte des convulsions ; puis bientôt, subissant à son tour un commencement d'asphyxie, ses mouvements cessent ou ne se reproduisent qu'à des intervalles plus ou moins éloignés, la femme « ne sent plus remuer, » et l'enfant meurt s'il n'est rapidement expulsé.

Quelquefois après l'accouchement prématuré, s'il ne vient pas mort-né, l'enfant conserve la vie, mais dans la plupart des cas son organisme a reçu une atteinte dont il ne se relève point, et il succombe quelques heures après sa naissance.

OBSERVATIONS.

Obs. I. — Pneumonie chez une femme enceinte de six mois. Accouchement spontané avant terme après demi-heure de travail. —Mort de la mère huit heures après la délivrance.—Autopsie. — Lésions valvulaires.

Pauline V..., âgée de 32 ans, lingère, entre à l'hôpital des Cliniques le 31 mai avec tous les symptômes d'une pneumonie droite : elle est à son sixième mois de grossesse. A son arrivée, la dyspnée est extrême, le pouls fort et fréquent, la peau très-chaude et sèche. A huit heures et demie du soir on pratique une saignée de 400 grammes environ; la constitution robuste, pléthorique même de la malade indique ce mode de traitement. Vers onze heures du soir, on n'avait pas observé d'amélioration notable. A ce moment quelques douleurs se manifestent, et sans aucune difficulté l'accouchement s'opère après un travail d'une demi-heure. L'enfant est vivant, mais très-chétif et très-pâle, il pèse à peine 1150 grammes. A dater du moment de la délivrance, l'état de la mère s'aggrave, la dyspnée augmente, elle meurt le lendemain, 1er juin, à sept heures du matin, avec tous les symptômes d'une asphyxie rapide.

A l'*autopsie*, on trouve une pneumonie à la période d'engouement, occupant les deux tiers inférieurs du poumon droit. A la coupe, le tissu est dense; plongé dans l'eau il descend immédiatement au fond. Le poumon gauche est sain dans la plus grande partie; la base, dans une hauteur de 7 à 8 centimètres seulement, est le siége de la même altération que du côté droit. Le foie est congestionné; la rate et les reins ne présentent rien de particulier. Les veines des ligaments larges et des trompes sont fortement distendues; leur volume est triplé et elles sont gorgées d'un sang noir et épais. Le cœur gauche est le siége d'altérations dignes d'être mentionnées quoique peu accentuées. L'aorte présente à sa naissance quelques plaques athéromateuses disséminées; les valvules sigmoïdes sont épaissies par place, amincies dans d'autres points; semblables lésions se retrouvent au pourtour de la valvule mitrale et sur ses faces, mais elles ne sont pas cependant suffisantes pour empêcher son fonctionnement normal. Les cavités droites sont distendues par de gros caillots noirs qui se prolongent dans les vaisseaux pulmonaires; les valvules sont parfaitement saines. (Recueillie par M. Doléris. *Archives de tocologie*, juillet 1874.)

Obs. II. — Mme B..., 26 ans, constitution frêle, a éprouvé à l'âge de la puberté plusieurs hémoptysies. Depuis, elle s'enrhume facilement. A deux reprises elle a subi des pneumonies qui ont mis sa vie en péril. Enceinte pour la deuxième fois, — la grossesse précédente a régulièrement abouti — elle croit que sa gestation date de sept mois et demi à peu près, lorsque souffrante, elle fait réclamer mes soins. Elle a, me dit-elle, ressenti la veille un frisson suivi de chaleur. Une douleur profonde, obtuse, est ressentie au côté droit du thorax; l'inspiration n'y ajoute rien. Sentiment prononcé d'oppression. Pouls dur (110), toux fatigante, crachats visqueux, ambrés, quelques-uns striés de sang. Pommette droite colorée, décubitus gauche pénible; matité et râle crépitant dans la moitié supérieure du côté affecté. Le diagnostic était clair : pneumonie franche.

Quant au traitement, ni le tempérament de Mme B..., ni ses antécédents personnels et de souche, ne permettaient de songer aux émissions sanguines, presque inusitées aujourd'hui, même dans des conditions meilleures. Outre cela, les secousses probables du commencement de la médication par l'émétique étaient à appréhender. J'adoptai le moyen terme qui s'indiquait de lui-même, le kermès : 5 décigrammes dans une potion gommeuse de 150 grammes, à prendre par cuillerées, d'heure en heure. Sinapismes *loco dolenti*. De 5 décigrammes, je monte à 6, 7 et 8 dans l'espace de trois jours, au bout desquels, la douleur n'étant que mitigée, j'applique un vésicatoire de larges dimensions, suivi, quarante-huit heures plus tard, d'un second.

Le quatrième jour, la situation s'était détendue, mais légèrement : la toux avait baissé ; le pouls battait 100 fois ; le râle et la matité persistaient ; les crachats étaient toujours caractéristiques. Je crus urgent de recourir au tartre stibié. La dose initiale fut de 4 décig. Un état nauséeux et trois vomissements survinrent dès l'ingestion des premières cuillerées ; après quoi, vers le milieu du jour, des tranchées utérines vives se manifestant, la malade, inquiète, me demanda si elle n'allait pas accoucher. Je conseillai un quart de lavement laudanisé (20 gouttes), lequel amena rapidement une sédation complète.

A ce moment me revint à l'esprit le *Mémoire sur l'émétique*. Interrompu quelques heures, malgré mes recommandations, le traitement est repris, et j'élève graduellement les doses à 5, 6, 7 décigr. ; constatant graduellement aussi, à partir du cinquième jour, la substitution du souffle bronchique et de la bronchophonie au râle crépitant. — Dix jours s'écoulèrent. La malade avait vomi trois fois encore ; et, qu'elle vomît ou non, des coliques d'intensité variable avaient quotidiennement motivé l'emploi du laudanum. Au surplus, l'amélioration de l'affection pulmonaire était notable. Le *rhonchus redux* avait remplacé le souffle bronchique ; le pouls était descendu à 85 ; les crachats s'étaient décolorés ; de la douleur, il n'y avait plus trace. Ce jour-là, le onzième, les nausées furent incessantes ; plusieurs vomissements. En même temps, tranchées plus vigoureuses que jamais. Mme B..., est convaincue de l'imminence de son accouchement. Nulle perte. Le col, non effacé, est mou. Il admet la moitié de la phalangette. Suppression de l'émétique. Deux quarts de lavement à 15 gouttes sont donnés à vingt-cinq minutes de distance, ils procurent une heure de tranquillité. Les coliques se réveillent ensuite : 20 gouttes en font définitivement justice.

Le lendemain, le surlendemain, les choses vont à souhait. Mme B..., prend volontiers du bouillon, qu'elle n'avait jusque-là accepté qu'avec répugnance. Mais, à la fin de la nuit suivante, le travail recommence, irrémissiblement cette fois. En arrivant, à six heures, je trouve les eaux écoulées; la tête est dans l'excavation. A sept heures, l'accouchement se terminait. L'enfant, petit, grêle, pesait un peu moins de 3 kilogrammes. Le cordon s'insé rait à plus de 2 centimètres au-dessous de la ligne correspondant à la moitié du corps. Le terme, on le voit, avait été devancé d'un mois environ. (Recueillie par M. Watelle père. *Union médicale*, 19 décembre 1872.)

Obs. III. — Pneumonie chez une femme à la fin du sixième mois de sa grossesse; symptômes graves; amélioration de la pneumonie à la suite d'un acconchement prématuré qui n'a pu être enrayé. — Apparition de la complication suettique, délire ataxique. — Guérison après cinq semaines de maladie.

Le dimanche, 4 avril 1869, à six heures du matin, je suis appelé dans la commune de Blainville, pour Mme N..., malade depuis la veille au soir. D'un tempérament lymphatique, Mme N..., qui est ma cliente depuis neuf ans, a eu rarement besoin de mes conseils. Il y a quatre ans, elle a déjà été atteinte d'une pneumonie simple, au cinquième mois d'une grossesse. Sous l'influence d'un traitement convenable, cette pneumonie est entrée franchement en résolution, et l'accouchement n'a eu lieu qu'à terme. A part cette maladie, je n'ai jamais eu occasion de lui donner mes soins. Cependant, je sais qu'avant son mariage et une fois depuis, elle a rendu du sang par la bouche en grande quantité. Sa mère est morte assez jeune d'une affection de poitrine, que les uns prétendent avoir été une pneumonie et d'autres une tuberculisation. Son père, âgé de 70 ans, est bien portant, ses frères et sœurs sont tous vivants, et rien n'indique chez eux de traces d'une phthisie. Mariée depuis dix ans, Mme N..., âgée de 38 ans, a eu cinq enfants, tous vivants et bien portants; aujourd'hui elle est enceinte d'un sixième et est arrivée à la fin du sixième mois de sa grossesse, qui n'a rien présenté jusqu'à ce jour de particulier. — Très-active, Mme N... négligeait généralement sa santé. Elle avait, depuis plusieurs semaines, un rhume auquel elle ne portait nulle attention, quand tout à coup, après une journée de fatigue, le samedi, 3 avril, vers dix heures du soir, elle a été prise d'un violent point de côté, de suffocation, d'une anxiété inexprimable, qui l'a décidée à m'envoyer chercher dès le point du jour. — A mon arrivée (4 avril), la malade accuse une violente douleur siégeant sous le sein droit et irradiant vers l'épaule du même côté; la face est vultueuse, congestionnée; la difficulté de respirer, augmentée par le développement du ventre, est extrême; les lèvres sont bleues, cyanosées. Le pouls régulier, plein et dur donne 136 à la minute. Sueurs abondantes et visqueuses.

A la *percussion* : matité relative dans toute l'étendue du poumon droit, état normal à gauche.

Auscultation. — Bruit de souffle au niveau de l'angle inférieur de l'omoplate, râle crépitant dans tout le reste de l'étendue. Rien à gauche, rien non plus au cœur. Expectoration difficile, très-rouillée, accompagnée parfois de sang pur et non mélangé aux crachats.

Diagnostic. — Pneumonie.

Pronostic. — Grave, rendu plus sérieux par l'imminence d'une congestion ou d'une hémorrhagie pulmonaire et par la grossesse qui est elle-même une cause de gêne dans la circulation générale. Saignée de 400 grammes ; potion au kermès (4 décigr.) avec sirop de digitale (30 grammes) ; diète.

Le 5. Même état que la veille ; dyspnée extrême, souffle tubaire au poumon droit, râles crépitants à la base du gauche. 10 sangsues *loco dolenti ;* même potion.

Le 6. Amélioration, respiration plus facile, mêmes signes stéthoscopiques ; même potion.

Le 7. Pas de changement ; potion avec poudre de digitale, 0 gr. 75, à prendre d'heure en heure.

Le 8. Nuit mauvaise ; pouls à 134, douleur très-vive à la partie antérieure du thorax. Potion avec infusion de digitale, 0,40, et addition de 0,30 de kermès. Vésicatoire *loco dolenti.*

Le 9. Légère amélioration ; apparition de quelques sudamina autour du cou. Même potion ; bouillon de poulet.

Le 10. Même état des poumons. Douleurs assez vives dans le ventre ; commencement de travail, contractions utérines de dix en dix minutes ; col ramolli, non effacé, mais un peu entr'ouvert. Je prescris un quart de lavement avec 7 gouttes de laudanum, à répéter deux fois dans la journée si les contractions utérines persistaient. Pouls à 132.

Le 11. Aggravation de la pneumonie, souffle tubaire dans le poumon droit et à la base du gauche. Contractions utérines revenues. Même potion ; lavement avec 7 gouttes de laudanum. A 10 heures du soir, accouchement facile d'un enfant qui a vécu quelques heures.

Le 12. Mieux sensible ; râle crépitant de retour dans les deux poumons, expectoration simplement muqueuse, très-abondante. Pouls à 124, ventre très-distendu par des gaz. La malade n'a eu aucune évacuation depuis trois jours : huile de ricin, 30 grammes. La potion est suspendue.

Le 13. L'état des poumons n'est pas aggravé. Le pouls est à 120 ;

néanmoins Mme N..., est plus agitée qu'hier, ses paroles sont parfois incohérentes ; elle a des soubresauts des tendons, la face est altérée, les yeux sont caves, égarés. Une éruption miliaire extrêmement abondante couvre le cou, la poitrine, les épaules et le dos. L'affection prend le caractère insidieux de la pneumonie suettique. Sinapismes, vésicatoire sur le côté droit ; potion avec kermès et musc.

Le 14. Presque plus de délire ; pouls fort, intermittent, oscillant entre 112 et 124 ; sueur visqueuse, face altérée ; difficulté de respirer intense ; point douloureux à gauche, pneumonie au second degré *dans tout le poumon gauche*. Pronostic fâcheux. Potion au kermès.

Le 15. La nuit a été mauvaise ; depuis ce jour, la malade est plus calme et a pu dormir par instants ; face moins altérée, beaucoup d'abattement ; expectoration non rouillée, mais abondante ; éruption miliaire très-confluente. Pouls intermittent, variant de 80 à 112. Pneumonie au premier degré à droite, râles crépitants dans toute l'étendue. A gauche, bruit de souffle avec quelques râles. Même traitement.

Les 16, 17, 18 et 19 avril. Les symptômes s'améliorent progressivement ; les lochies marchent bien. L'éruption miliaire se ternit de plus en plus. Pouls à 96.

Le 21. La malade est un peu moins bien ; nuit agitée. Potion avec kermès et 2 grammes extrait sec de quinquina.

Le 22. Etat très-calme, sensation de bien-être, respiration facile. Pouls à 60, avec 16 à 20 intermittences. Les poumons se dégagent. Enfin, après des alternatives en bien et en mal, la malade entre franchement et complètement en convalescence le 6 mai. (Recueillie par M. Chatelain, *Journ. de méd. de Bruxelles*, 1870).

Nous n'avons pu reproduire *textuellement* cette dernière observation à cause de sa longueur considérable, mais nous en avons donné les parties essentielles.

Obs. IV. — Mme F...., âgée de 28 ans, d'une bonne constitution, était parvenue au septième mois de sa grossesse sans aucun accident, lorsque, sans cause appréciable, elle fut prise, dans la journée du 17 avril 1844, d'un violent frisson, et, dès la nuit suivante, d'une douleur vive sous le sein droit, d'oppression et de toux. Pendant trois jours, les symptômes n'augmentèrent point ; seulement les nuits furent signalées par un mouvement fébrile prononcé. Le cinquième jour de l'invasion, le point de côté devint plus aigu, la dyspnée plus considérable, la toux plus fréquente. Les crachats se teignirent de sang ; du râle crépitant se faisait entendre vers le tiers inférieur du poumon droit. La face était animée, le pouls plein et accéléré ; les mouvements du fœtus avaient lieu plus fréquemment que d'ordinaire ; le corps de l'utérus était sensible à la pression. M. Mazade, appelé ce jour-là seulement, pratiqua une saignée qui se recouvrit d'une couenne épaisse. Le sixième jour, l'oppression avait augmenté ; l'expectoration était visqueuse et rouillée ; dans les points du poumon où on l'avait constaté la veille, le râle crépitant masquait complètement le bruit respiratoire ; dans cette même étendue la percussion donnait un son mat. Les mouvements du fœtus présentaient toujours la même fréquence, et les parois de l'utérus la même augmentation de sensibilité. Seconde saignée. Le septième jour, respiration bronchique et résonnance de la voix dans la région qu'occupait le râle crépitant. La dyspnée s'était accrue. Les mouvements du fœtus était moins réitérés, le corps de l'utérus était dur et douloureux. Troisième saignée ; sang toujours couenneux. Le huitième jour, pendant la nuit, exacerbation intense, délire ; respiration anxieuse, suffocation imminente. Le pouls avait acquis une grande fréquence ; en même temps, il était dépressible. La physionomie s'était altérée. Les mouvement du fœtus n'étaient perçus que faiblement et à de longs intervalles. Le globe utérin offrait toujours de la rigidité ; il paraissait à la malade qu'il était le siége de contractions fréquentes. Dans cet état, on n'osa plus recourir à de nouvelles émissions sanguines. Potion avec 40 centigrammes de tartre stibié, par cuillerée à bouche, de deux en deux heures.

Il y eut des nausées et des selles. Dès la nuit suivante, l'agitation avait été moindre ; le lendemain, les envies de vomir et le dévoiement avaient cessé. La dyspnée avait diminué ; le pouls s'était relevé ; l'expression de la physionomie était meilleure. La tension de l'utérus était moindre ; ses contractions moins prononcées. Les mouvements du fœtus étaient devenus plus fréquents et plus énergiques. — A dater de ce jour, la résolution de l'inflammation thoracique continua à faire des progrès. La médication stibiée fut suspendue le quatrième jour de son emploi. Alors il ne restait plus qu'une toux légère, une expectoration simplement catarrhale. Le murmure respiratoire et la sonorité des parois thoraciques étaient revenus à leur état normal. Les mouvements du fœtus avaient repris leur mode habituel de manifestation. L'utérus avait cessé d'offrir des signes de rigidité, de contraction et d'augmentation de sensibilité. La convalescence était définitivement établie. — Arrivée au terme normal de la grossesse, Mme F.... accoucha régulièrement d'un enfant bien développé et plein de vie. (Recueillie par M. Mazade, *Revue médico-chirurgicale de Paris*, t. VI.)

Obs. V. — Mme B...., 24 ans, constitution nerveuse et délicate, était parvenue au sixième mois de la grossesse, lorsqu'elle fut atteinte, en février 1846, d'une pleuro-pneumonie du côté droit. Le cinquième jour, malgré l'emploi de trois saignées et de plusieurs applications de sangsues, les symptômes avaient acquis un haut degré de gravité. L'imminence du danger, l'impuissance du traitement antiphlogistique et l'exemple du succès que lui avait offert l'emploi du tartre stibié dans le cas précédent, déterminèrent M. Mazade à le prescrire à la dose de 30 centigrammes par jour. Il y eut d'abord des vomissements et un léger dévoiement; mais bientôt la tolérance s'établit; et, dès le troisième jour, la résolution de la pneumonie s'était opérée. — Le huitième jour de sa convalescence, Mme B.... but de l'eau fraîche en grande quantité. Dès le soir même, elle éprouva du frisson et une douleur aiguë sous le sein gauche; les jours suivants, les signes les plus graves et les plus caractéristiques d'une pleuro-pneumonie du côté gauche se manifestèrent. Le septième jour de l'invasion de cette nouvelle phlegmasie, il existait un mouvement fébrile et une anxiété intenses. Il y avait absence de sonorité et de bruit respiratoire dans les parties latérales et postérieures de la base du côté gauche du thorax. Deux saignées avaient été pratiquées, de nombreuses sangsues avaient été appliquées. Le médecin se proposait d'employer, une seconde fois, la médication stibiée, lorsqu'une sueur abondante se déclara; sous l'influence de ce mouvement critique, la résolution de l'inflammation s'accomplit rapidement. — Pendant l'existence de ces deux invasions si rapprochées de pleuro-pneumonie, les mouvements du fœtus furent plus limités et plus rares; l'utérus exécuta, plusieurs fois, des contractions très-appréciables et qui paraissaient annoncer un accouchement très-prochain. Cependant l'accouchement n'eut lieu qu'à son terme naturel, et l'enfant qui vint était bien développé et bien viable (Recueillie par M. Mazade, *Revue médico-chirurgicale de Paris*, t. VI.)

Obs. VI. — La femme G...., âgée de 30 ans, d'une constitution délicate, était parvenue au sixième mois de la grossesse, lorsqu'elle fut atteinte, le 4 mai 1848, d'une pleuro-pnemonie du côté droit. Ce ne fut que le 7 mai, quatre jours après l'invasion de la maladie, que je fus appelé auprès de cette malade. Il y avait point de côté, dyspnée excessive; toux, crachats visqueux et rouillés, râle crépitant dans les deux tiers inférieurs du poumon droit. Le pouls donnait 120 pulsations par minute : la soif était vive, la langue saburrale; le ventre n'était point douloureux à la pression et il ne se passait rien d'anormal du côté de l'utérus. Je pratiquai, ce jour-là, deux saignées : le sang était couenneux et le caillot sans consistance. Après la seconde saignée, la malade était si faible que, n'osant insister sur les émissions sanguines, je prescrivis une potion contenant 40 centigrammes de tartre stibié, à prendre une cuillerée d'heure en heure. A la quatrième cuillerée, il y eut des vomissements qui se reproduisirent, par intervalles, pendant quelques heures, et, au moyen desquels, cinq vers lombrics furent expulsés. Enfin, les vomissements cessèrent et furent remplacés par une légère diarrhée. Le lendemain, le pouls était descendu à 90 pulsations, la dyspnée avaient considérablement diminué, et la résolution de la pleuro-pneumonie commençait. — Malgré les secousses violentes et répétées du vomissement, il ne se manifesta aucun signe de contraction utérine. Au bout de quelques jours, la malade était convalescente; elle accoucha heureusement, au terme naturel de la grossesse, d'un enfant bien portant et bien développé. (Recuillie par M. Habrand. *Revue médico-chirurgicale de Paris*, t. VI.)

Obs. VII. — Une femme de 25 ans, nommée Charpentier (Anne), domestique, demeurant rue de la Cité, 34, est entrée à l'hôpital de la Charité, salle Saint-Basile, n° 13, le 9 avril. Enceinte de six mois, et pour la seconde fois, elle a éprouvé, deux jours avant son entrée à l'hôpital, un violent frisson, auquel a succédé une fièvre assez intense, qui s'est accompagnée d'une douleur de côté très-aiguë. Depuis ce moment, la malade a perdu l'appétit, les forces; elle a gardé le lit, et, n'observant aucune amélioration dans sa position, elle s'est décidée à réclamer les secours de l'art. Elle se présente à l'observation dans l'état suivant : face altérée, souffrante, coloration des pommettes, dyspnée, douleur de côté s'exaspérant par les mouvements, les efforts de toux; toux grasse et fréquente; crachats rouillés; souffle à gauche et en arrière de la poitrine, matité en ce point; râles crépitant et sibilant en avant des deux côtés du thorax; à droite et en arrière, résonnance meilleure qu'à gauche; râles sibilant, crépitant, muqueux dans toute cette région; peau chaude et sèche; pouls fréquent, développé, à 104; langue blanche, constipation. Une saignée de trois palettes, 10 centigrammes de tartre stibié, eau gommeuse, potion calmante pour le soir.

10 avril. Le poumon droit a sa sonorité normale; on y perçoit, dans presque toute son étendue, les râles divers déjà notés; à

gauche, au contraire, la matité semble plus prononcée; elle occupe tout le bord postérieur du poumon, qui d'ailleurs résonne très-bien en avant. Le souffle occupe également le bord postérieur; il y a de la bronchophonie, et, vers la base, quelques foyers de râle crépitant. En avant, les râles sont sibilants, crépitants et ronflants. La toux est toujours fréquente et humide; les produits de l'expectoration teints de sang, la dyspnée considérable, la fièvre intense et même augmentée, le point de côté très douloureux. — Nouvelle saignée, mêmes boissons.

Le 11. Même état du poumon droit; à gauche, le souffle a un peu diminué sur le bord postérieur; matité limitée aux trois quarts supérieurs de ce bord; le quart inférieur résonne mieux; en avant, sonorité normale, râles de la bronchite; pouls toujours fort et fréquent; transpiration abondante sur toute la poitrine, crachats toujours rouillés; respiration fréquente; moins de douleur de côté. — Nouvelle saignée, mêmes boissons.

Le 12. Amendement des symptômes généraux; persistance des phénomènes locaux, moins le souffle et la matité du côté gauche, qui sont avantageusement modifiés, sans avoir pourtant totalement disparu. Continuation des boissons.

Du 12 au 19. Les symptômes précédemment signalés vont en s'améliorant chaque jour; disparition du point de côté, diminution graduelle de la chaleur cutanée; ralentissement et amélioration dans les qualités du pouls; crachats de moins en moins colorés, bien que toujours abondants; toux moins fréquente et moins pénible; ralentissement notable de la respiration; réapparition, chaque jour plus sensible, de la sonorité thoracique dans les points où elle était diminuée ou abolie; remplacement du souffle, de la bronchophonie et du râle crépitant par les râles de la bronchite; retour du sommeil, des forces et de l'appétit. A partir du 19, la malade, convalescente, est presque complètement débarrassée des accidents pectoraux qu'elle avait présentés à son arrivée. Elle reste encore quelque temps à l'hôpital, et sort parfaitement guérie le 6 mai. (Sans nom d'auteur. — *Bulletin général de thérapeutique*, t. XLIV. 1853.)

Obs. VIII. — Il s'agit d'une jeune femme, âgée de 19 ans, enceinte de quatre mois et demi.

15 mars. S'étant exposée au froid, cette dame eût un violent frisson, et, le 16 mars, M. Martineau constatait l'existence d'une pleuro-pneumonie du côté droit; la fièvre était excessive, l'oppression très-intense. On applique vingt ventouses scarifiées sur le côté malade afin d'avoir 200 grammes de sang, et l'on administre la potion suivante :

Kermès	0 gr. 30
Poudre d'ipéca.	0 . 03
Sirop d'ipéca	30 . 00

Le 17. Même état, même traitement (ventouses scarifiées et potion), vésicatoire sur le côté malade. Dans la nuit du 17 au 18 mars, à une heure du matin, la malade fut prise de coliques utérines et lombaires; M. Martineau, appelé, constata l'imminence d'une fausse couche. Les douleurs étaient très-violentes, très-rapprochées, un écoulement sanguinolent se faisait par la vulve. Il prescrivit un lavement ainsi composé :

Eau.	125 grammes.
Hydrate de chloral. . . .	1 —

A huit heures du matin, les douleurs sont moins rapprochées, moins intenses, l'écoulement sanguin persiste; deuxième lavement au chloral (même formule); à midi, quelques douleurs lombaires de temps en temps, l'écoulement sanguinolent est presque nul; troisième lavement. A six heures du soir, les douleurs ont complètement cessé, l'écoulement sanguinolent n'a plus lieu : quatrième lavement au chloral.

Le 18. La nuit a été calme, la pneumonie est en voie de résolution dans la moitié supérieure du poumon. Du côté de l'utérus, il n'existe plus aucun phénomène, la fausse couche est arrêtée ; par précaution, on administre un cinquième lavement. La pleuro-pneumonie était guérie au bout de neuf jours. La fausse couche n'avait pas eu lieu, et depuis quelques jours, la malade perçoit les mouvements de l'enfant. (Recueillie par M. Martineau *Bulletin général de thérapeutique*, 30 avril 1874.)

---

§ III.

TRAITEMENT.

Pendant bien longtemps, on a cru que les maladies aiguës, survenant chez la femme enceinte, étaient mortelles. Hippocrate l'avait affirmé, le doute n'était pas permis. Partant de ce principe, non-seulement les anciens médecins ne traitaient pas la maladie, mais encore ils regardaient comme dangereux tout traitement actif.

Puis on tomba dans l'excès contraire, et nous voyons que du temps de Mauriceau on saignait sans mesure et jusqu'à épuisement les femmes grosses atteintes de pneumonie : celles-ci avortaient et succombaient bientôt après. Ce dénouement n'étonnait nullement le grand accoucheur (1) : regardant comme très-grave l'avortement quand il était déterminé par une maladie aiguë, il le considérait comme toujours mortel lorsqu'il était dû à la fluxion de poitrine, « maladie qui de soy étoit mortelle. »

Mais depuis on a reconnu que les maladies aiguës, qui éclatent pendant la grossesse, ne mettent pas toujours la vie de la femme en danger ; on a même reconnu qu'un traitement actif bien dirigé n'était que favorable à la bonne terminaison de la phlegmasie ; et aujourd'hui tous les auteurs, repoussant l'expectation comme plus nuisible qu'utile, sont convaincus qu'il faut traiter la pneumonie de la grossesse comme celle qui survient dans les conditions ordinaires, en usant toutefois de prudence et de ménagements. (Grisolle, Bourgeois, MM. Chatelain, E. Verrier, Depaul.)

De quelle manière doit donc se comporter le méde-

(1) Nous avons pu recueillir, dans le tome II du *Traité des maladies des femmes grosses* de Mauriceau, cinq observations de pneumonie pendant la grossesse. Ne sachant pas si Grisolle les a comprises au nombre de ses 18 faits, car il n'indique pas la source où il a puisé ces derniers, nous ne les avons pas ajoutées au tableau. Au reste, les cinq femmes dont parle Mauriceau avortèrent ou accouchèrent avant terme et moururent deux ou trois jours après.

cin quand il se trouve en présence d'un cas de pneumonie chez une femme enceinte? Quels moyens doit-il employer contre cette affection?

Ces moyens sont nombreux et ne diffèrent pas de ceux que l'on utilise dans la pneumonie ordinaire. Nous ne parlerons ici que des principaux, et nous passerons successivement en revue : 1° la saignée, 2° l'émétique, 3° le kermès, et 4° la digitale.

Enfin, nous rechercherons si, dans le but de sauver la femme, le médecin peut et doit quelquefois provoquer l'avortement ou l'accouchement prématuré.

1° *Saignée.*

S'il faut en croire Hippocrate, la saignée serait un puissant abortif : « *Mulier utero gerens, sanguine misso ex venâ, abortit, et magis si fœtus sit major.* »

Cette opinion, acceptée par les médecins anciens, et qui est encore celle des gens étrangers à l'art de la médecine, n'est pas admise aujourd'hui par le plus grand nombre des auteurs, si ce n'est pour les femmes prédisposées à l'avortement.

Les faits ne manquent point qui prouvent son innocuité dans la plupart des cas; les exemples abondent dans Mauriceau. Cet auteur parle de la femme d'un de ses confrères qui fut saignée 80 fois pendant sa gestation, et qui n'en porta pas moins à terme un enfant bien développé ; il rapporte encore qu'une autre femme enceinte fut saignée 10 fois du pied sans plus d'inconvénient (observ. 644). De La Motte cite une dame que l'on se crut obligé de saigner 87 fois dans les cinq derniers mois de sa grossesse, et qui n'accoucha pas avant terme. Velpeau (1) et Desormeaux (2) disent qu'on peut avoir recours à la saignée si les circonstances le réclament, comme si la femme n'était pas enceinte, à moins toutefois qu'il n'y ait prédisposition à l'avortement. Chailly-Honoré (3) et Velpeau (4) proclament même les émissions sanguines comme un des meilleurs moyens préventifs de l'avortement.

M. Depaul est partisan de la saignée dans la pneumonie aiguë des femmes enceintes. Dans la leçon qu'il fit, le 2 juin 1874, à propos de la femme de l'observation I, l'éminent professeur déclara qu'il avait vu, dans sa pratique, des femmes grosses atteintes de pneumonie, même double, guérir par les émissions sanguines, et cela sans faire de fausse couche.

Dût-on faire avorter la femme, il ne faudrait pas hésiter, *dans les cas graves*, à employer la saignée. « Il faut bien se persuader, dit Grisolle (5), que la pneumonie est une cause bien autrement puissante d'avortement ; et cette cause est d'autant plus active qu'on néglige davantage les moyens propres à la combattre. Il faut donc, chez la femme enceinte, suivre les indications que fournissent l'état général et l'état local, et faire tout à fait abstraction de la position spéciale de la femme, car, en combattant la maladie, on combat en même temps la cause la plus active de l'avortement. »

(1) Velpeau. Traité d'accouch., t. I.
(2) Desormeaux. Dict. en 30 vol. Art. Avortement, t. IV.
(3) Chailly-Honoré. Bull. de thérap. Avril 1842.
(4) Velpeau, loc. cit.
(5) Grisolle. Loc. cit. Traitement.

Indications. — La saignée est indiquée toutes les fois que la femme est forte et vigoureuse, qu'elle a été jusque-là bien portante ; que le pouls est ample, fort et fréquent, la température élevée ; que la respiration est courte, saccadée, et la suffocation intense.

La saignée, surtout si elle est abondante, abaisse la température, diminue la fréquence du pouls, amoindrit l'état congestif pulmonaire, facilite l'acte de la respiration, et prévient par conséquent l'empoisonnement du sang par l'acide carbonique (Chatelain, Niemeyer).

Contre-indications. — On devrait s'abstenir des émissions sanguines si la femme était anémique et débile, si son tempérament et ses antécédents s'y opposaient. La saignée ne ferait qu'augmenter le danger de l'épuisement produit par la pneumonie.

Il serait peut-être prudent aussi de ne pas y avoir recours ou de ne l'employer qu'avec réserve lorsque la phlegmasie vient compliquer une affection organique du cœur chez la femme grosse.

2° *Émétique.*

Il arrive souvent que deux, trois saignées sont inefficaces et ne déterminent aucune modification dans les phénomènes congestifs du poumon et les troubles généraux. C'est alors que l'on emploiera, et avec succès, le tartre stibié ; plusieurs médecins en ont obtenu des effets remarquables, on peut facilement s'en convaincre par la lecture des observations de MM. Mazade, Habrand, Watelle père.

Il n'y a pas bien longtemps encore, on supposait

que l'émétique était capable de produire l'expulsion du fœtus d'une manière mécanique, par les secousses violentes que le vomissement imprime à la matrice. C'est pour se rendre compte de ce fait que MM. Mazade, Habrand et l'auteur anonyme de l'observation de la Charité ont administré l'émétique à leurs malades ; dans aucun de ces trois cas, l'avortement n'a eu lieu.

Cependant un fait de Grisolle semblerait donner raison à ceux qui pensent que les secousses du vomissement peuvent déterminer l'expulsion de l'enfant : une femme enceinte de quatre mois et affectée d'une pneumonie de médiocre intensité, pour laquelle elle avait été saignée deux fois, avorta le lendemain de l'administration d'une potion contenant 4 décigrammes d'émétique. Cet auteur ne croit pas que le médicament ait été la cause véritablement déterminante de la fausse couche, *parce que les évacuations avaient été peu abondantes et peu répétées* ; et il accuse la pneumonie de cet accident.

La question en était là, lorsque tout récemment des expériences et de nouvelles observations sont venues mettre hors de doute les propriétés obstétricales du tartre stibié administré *à haute dose*. Des médecins étrangers, MM. Young, Alexander, Parker, Gantillon, ont donné l'émétique en lavement et ont réussi à amener l'accouchement, ralenti par l'insuffisance des contractions de l'utérus. D'après ces auteurs, le médicament agit de la manière suivante :

1° Il excite la contractilité des fibres musculaires de l'utérus ;

2° Les contractions qu'il détermine ne sont point tétaniformes comme celles de l'ergot de seigle ; elles sont temporaires, intermittentes, semblables aux douleurs normales de la parturition ;

3° Il relâche les muscles tant volontaires qu'involontaires, et détruit la rigidité du col de la matrice et celle du périnée (Parker) ;

4° Il excite la sécrétion des mucosités du vagin, lubrifie sa surface, la ramollit ainsi que le col.

M. Delioux de Savignac (1), ayant prié M. Bourdon de vouloir bien expérimenter dans ce sens le tartre stibié, ce dernier médecin a obtenu les mêmes résultats que les praticiens étrangers et a confirmé leurs conclusions.

Ces propriétés physiologiques font de l'émétique un agent précieux pour le traitement de la pneumonie des femmes grosses. On comprend maintenant pourquoi la malade dont parle Grisolle, et dont la phlegmasie était si peu intense, a avorté : la fausse couche n'était pas due à la maladie, mais au médicament ; elle n'était pas due à une action mécanique, mais à une action physiologique du tartre stibié.

Il est vrai que, dans deux cas, MM. Mazade et Habrand ont administré la même dose d'émétique que Grisolle, et que l'expulsion du fœtus n'a pas eu lieu. Mais il y a peut-être ici une question de tolérance individuelle, et la dose qui a pu faire avorter l'une n'a pas fait avorter les deux autres. On voit, par exemple, que pour faire accoucher avant terme la femme qui est le sujet de son observation, M. Watelle a été obligé de donner jusqu'à 7 décigrammes de tartre stibié, presque le double ; et, dans ce dernier

(1) Delioux de Savignac. Bull. de thérap. 1871.

cas, c'est certainement au médicament qu'il faut attribuer l'expulsion du fœtus.

Indications. — Il ressort de cette discussion que l'émétique peut être d'une grande utilité pour le praticien selon les indications qui se présenteront.

Si la pneumonie offre des symptômes peu violents, si la gêne respiratoire est peu menaçante, et si l'on n'a pu modifier l'état de la maladie par la saignée, on devra prescrire le tartre stibié à dose peu élevée (de 10 à 30 centigrammes).

Si au contraire, et malgré les émissions sanguines, les phénomènes congestifs des poumons sont très-graves, la gêne de la respiration considérable, l'asphyxie imminente, quand même il se manifesterait des contractions utérines et un commencement de travail, on ne devra pas hésiter, pour sauver la femme, à donner le médicament à haute dose (de 40 à 70 centigrammes).

3° *Kermès, et* 4° *Digitale.*

Nous dirons peu de chose du kermès et de la digitale.

Le premier de ces médicaments peut être très avantageux pour le traitement des pneumonies peu graves, ou quand l'émétique est contre-indiqué.

La digitale est excellente pour combattre la fréquence du pouls, la gêne respiratoire et l'imminence de la congestion pulmonaire.

Chez la malade à laquelle il a donné ses soins, M. Chatelain a retiré de bons effets de ces deux médicaments associés. Il conseille la formule suivante :

Kermès minéral. 1 gr.
Poudre de digitale. 0,40

Faire 20 pilules. En prendre une chaque heure,

Laudanum et Chloral.

Lorsque la pneumonie détermine des contractions utérines, comme cela se produit dans la plupart des cas, et qu'on désire les enrayer, on se servira avec avantage du laudanum ou du chloral donné en lavement.

Les excellents effets du laudanum, donné pour cette indication particulière, sont trop connus pour que nous y insistions ici.

Quant au chloral, M. Martineau s'en est servi pour sa malade et a réussi à arrêter les contractions de l'utérus. Mais nous croyons qu'il ne faudrait employer ce médicament qu'à défaut de laudanum ou lorsque celui-ci aurait été inefficace. Le chloral a des propriétés irritantes, et l'on devrait craindre une inflammation du rectum.

Nous avons vu plus haut que, dans les trois derniers mois de la grossesse, la mort de la femme et celle de l'enfant étaient souvent la conséquence des accidents si graves de la pneumonie ; nous avons vu, d'autre part, que parfois il se produisait une amélioration remarquable dans l'état de la mère après l'expulsion du fœtus.

Le médecin doit-il voir dans cette dernière circonstance une indication à la provocation de l'accouchement artificiel dans certains cas ? Doit-il, s'il croit pouvoir sauver et la mère et l'enfant, déterminer l'expulsion de ce dernier lorsqu'il est viable?

Cette grave question a été résolue affirmativement par les médecins d'Outre-Rhin; les médecins allemands admettent cette pratique dans les maladies de la femme grosse qui compromettent son existence et celle de l'enfant qu'elle porte dans son sein. MM. Stoltz (1) et Silbert (d'Aix) (2), signalent aussi les maladies graves comme pouvant réclamer l'accouchement prématuré. Telle est également l'opinion de MM. Chatelain, Matton et Marchant.

Quant à nous, nous croyons aussi qu'il est permis d'en venir à cette extrémité, mais seulement lorsque l'état de la mère paraît désespéré, la vie de l'enfant compromise et que l'on ne voit pas d'autre moyen de sauver l'un ou l'autre, ou même les deux à la fois.

Quelle devrait donc être la règle de conduite du praticien en pareille circonstance?

La pneumonie se présente-t-elle avec des symptômes peu redoutables, nous pensons qu'il faudrait la combattre par les moyens ordinaires et s'opposer à l'accouchement s'il menaçait de se produire.

Si la gêne respiratoire est intense, la température très-élevée, la congestion pulmonaire très-prononcée, s'il se manifeste des contractions utérines, le praticien devra, selon nous, administrer l'émétique à haute dose afin de favoriser le travail qui commence et de hâter l'accouchement. « Nous n'hésiterions même point, dit M. Chatelain, dans un cas de pneumonie grave, aux

(1) Stoltz. Nouv. dict. de méd. et de chir. pratiques. Art. Accouchement, t. I, page 295.

(2) Silbert. Bull. de thérap. T. II.

deux derniers mois de la grossesse, lorsque les troubles de la circulation et de la respiration rendraient l'asphyxie imminente, à entrer dans la voie que nous ont si courageusement tracée MM. Thirion et Aran, et à provoquer l'accouchement prématuré artificiel. Notre conscience d'honnête homme et de praticien nous dirait que nous avons fait ce qu'il était humainement possible de faire, et pour la mère et pour l'enfant. »

Toutefois nous croyons que l'emploi du tartre stibié à haute dose dispenserait de cette manœuvre dangereuse en aidant puissamment à l'expulsion du fœtus.

La conduite du médecin devrait être également très-prudente dans les cas de pneumonie survenant dans les six premiers mois de la gestation, c'est-à-dire avant l'époque de la viabilité du fœtus. Tout en tenant grand compte de la vie de ce dernier, il doit avant tout songer au salut de la mère.

Si la pneumonie n'offre pas de gravité, bien qu'il se produise des contractions utérines, le médecin, selon toutes probabilités, empêchera la fausse couche par un traitement bien dirigé.

Mais si l'état de la malade met sa vie en péril et ne laisse presque plus d'espoir, alors il administrera le tartre stibié à dose rasorienne afin d'activer et d'achever l'avortement, qui tuera l'enfant, mais peut-être sauvera la mère.

CONCLUSIONS.

I. — La pneumonie, qui frappe la femme enceinte, acquiert, par le fait de la grossesse, un degré de gravité qu'elle n'a pas dans les conditions ordinaires de la vie.

II. — Plus la grossesse est près de son terme et plus elle court le risque d'être supprimée par une pneumonie intercurrente.

III. — Le danger est plus grand pour la femme dans les trois derniers mois de la gestation que dans les six premiers : car dans ce dernier cas, la mort a été l'exception, tandis que, dans le premier, elle a enlevé la moitié des malades.

IV. — Il est rare que la femme meure sans avoir préalablement avorté ou accouché avant terme.

V. — L'expulsion du fœtus a le même degré de gravité pour la mère quelle que soit l'époque à laquelle cette expulsion a lieu.

VI. — Pour l'enfant, le danger de l'expulsion est moindre après qu'avant le 180e jour : car s'il est expulsé après cette époque, il est viable, et il a pu conserver la vie dans le tiers des cas ; tandis que, s'il est expulsé avant, il est fatalement condamné à périr.

VII. — Les troubles de l'hématose et l'intensité de la fièvre sont les causes de l'expulsion du fœtus.

VIII. — Cette expulsion détermine parfois une amélioration prononcée dans l'état de la malade et favorise la résolution de la pneumonie.

IX. — La pneumonie des femmes enceintes doit être traitée avec toute l'énergie nécessaire, comme si la grossesse n'existait pas : l'expectation serait dangereuse.

X. — Il ne faut pas craindre de saigner. Si les émissions sanguines ne donnent pas de résultat, l'émétique à dose modérée rendra de grands services.

XI. — Dans les cas de pneumonie grave, et si l'on ne conservait plus l'espoir de sauver la mère et l'enfant par les moyens ordinaires, on agirait sagement en administrant d'abord l'émétique à dose rasorienne avant d'en venir à la provocation de l'accouchement artificiel.

Paris. A. Parent, imprimeur de la Faculté de Médecine, rue Mr-le-Prince, 31.

www.ingramcontent.com/pod-product-compliance
Ingram Content Group UK Ltd.
Pitfield, Milton Keynes, MK11 3LW, UK
UKHW021912290826
14628UKWH00020B/2162

NAPOLÉON Ier

ΝΑΠΟΛΕΩΝ
ΩΝ
ΛΕΩΝ
ΑΠΟΛΕΩΝ
ΕΩΝ
ΟΛΕΩΝ
ΠΟΛΕΩΝ

APOLLON II

Auteur : Cte Louis Cavens

BRUXELLES
Librairie ALBERT DEWIT
53, Rue Royale, 53
1909

Les vignettes ci-incluses ont été exécutées par l'auteur du présent livre.

Rectifications : Page 4, l. 26, *ne sont-ils pas* pour *n'est-il pas.*
Page 11, l. 18, *neuf cent cinquante mille siècles* pour *neuf cent nonante-neuf mille ans.*
Page 75, l. 32, *Inventions issues* pour *invention issue.*
Page 90, l. 27, *nombreux insuccès* pour *nombreuses insuccès.*
Page 155, l. 6, *roupieux* pour *roupillant.*

ÉDITEUR : Albert Dewit, 53, rue Royale, Bruxelles

IMPRIMEURS : Dreesen et De Smet
37, rue des Ursulines
Bruxelles

NAPOLÉON Ier

ΝΑΠΟΛΕΩΝ
ΩΝ
ΛΕΩΝ
ΑΠΟΛΕΩΝ
ΕΩΝ
ΟΛΕΩΝ
ΠΟΛΕΩΝ

APOLLON II

Auteur : Cte Louis Cavens

BRUXELLES
Librairie ALBERT DEWIT
53, Rue Royale, 53

1909

Pour sauver Waterloo

1906. *Tentative d'un Vandale.* " *Le Cri!* „ Lettres-ouvertes adressées en Juillet au " Times „, au " Standard „, à la " Pall-Mall Gazette „ et au " Daily News „ et publiées par ces journaux avec des commentaires.

Opuscules publiés depuis ce temps.

Iᵉ Série. — I. *La Question de Waterloo,* par L. Cavens. 16 pages grand format; 1 vignette; reproduction du célèbre plan de 1816 et de sa notice explicative. Proposition de fondation à Waterloo d'un " Institut des études napoléoniennes „.

II. *Les Réponses,* par L. C. 12 p., 1 v. Parmi les approbations et les encouragements de l'étranger : Le Prince de Galles; le Prince-héritier d'Allemagne; le Duc de Wellington; le Général Comte de Moltke, chef du Grand État-Major Allemand; l'Amiral Togo; le Maréchal Comte Nozu; le Général Baron Oku; ainsi que diverses hautes autorités citées dans les pages qui suivent et dans les différents opuscules sur Waterloo.

III. *Voix de Guernesey,* par le Révérend Bourde de la Rogerie, de la Mission catholique de Guernesey, 4 p., 1 v.

IV. *Les Réponses* (suite), par L. C. 12 p., 1 v.

V. *Plan de Waterloo 1815-1907.* Dressé avec note explicative par F. Theys, de Plancenoit, à la demande de L. C. 1 v.

VI. *Waterloo-Moderne,* par L. C. 4 p., 2 v.

VII. *Justice!,* par L. C. 36 p., 4 v.

VIII. *Les Réponses,* par L. C. 20 p., 1 v.

IX. *Une leçon d'histoire vécue,* par le Général Baron W. de Heusch, 12 p., 1 v.

X. *Voix de France,* par le Comte de Mauroy, 8 p., 1 v.

IIe Série. — I. *Les Rétroactes,* par L. C. 16 p., 1 v.

II. *Waterloo sera sauvé,* par L. C. 8 p., 1 v.

III. *Voix du Japon,* par L. C. avec les lettres du Maréchal Comte Nozu et du Général Baron Oku. 8 p., 1 v., 1 plan.

IV. *Songe et Réalité,* par L. C. 4 p., 4 v.

V. *Waterloo et les Marchands,* par L. C. 8 p., 1 v.

VI. *La Nuit de Napoléon,* par L. C. 12 p., 1 v.

VII. *Quatre-Bras,* par le 1er Lieutenant J.-H. Fruyt van Hertog, du 7me Régiment d'Infanterie de l'armée néerlandaise, 12 p., 3 v., 1 plan.

VIII. *Quatre-Bras,* par le Général Baron W. de Heusch, 12 p., 4 v., 1 plan.

IX. *Quatre-Bras,* par le Colonel F. de Bas, 16 p., 4 v.

Les numéros VII, VIII et IX ont eu pour but de faire ressortir la haute importance de la bataille de Quatre-Bras et la nécessité de rappeler en ce lieu la part glorieuse prise par les Néerlandais unis au succès de la journée.

Toutes les publications sus-désignées, tirées sur papier de Hollande, ont été distribuées à titre absolument gratuit aux frais et par les soins de l'auteur de *Napoléon Ier, Apollon II.*

Pour paraître :

Songe et Réalité (suite), par L. C. 8 p., 2 v.

Les Rétroactes, par L. C.

Œuvre du " Mémorial " de Victor Hugo à Mont-St-Jean, par L. C.

Histoire de la Butte du Lion, par le Colonel F. de Bas.

On lira avec un vif intérêt les œuvres descriptives des champs de bataille de 1815, écrites ex-professo par deux de nos historiens les plus érudits, W. Aerts et L. Navez, et par un des historiens les plus érudits de France, G. Barral, le fervent pèlerin de Waterloo.

Pour paraître :

Pro Waterloo. Hors série, environ 300 pages.

Napoléon en l'an 5000.

Sommaire

Quoique ces pages ne semblent pas réclamer un sommaire, parce qu'elles ne constituent pas à proprement parler une œuvre d'histoire, elles ont été divisées en chapitres dont l'énumération suit.

PRÉFACE. — Page VII.

PREMIÈRE PARTIE. — I. Napoléon a-t-il existé? Certitude. Doute. Négation. Leurs causes, p. 1.

II. Aperçu rapide des premières années de la vie de Napoléon. Sa naissance. Sa nationalité. L'ancienneté de sa famille. Ses études, p. 16.

L'HOMME PUBLIC. — III. *Ses œuvres guerrières.* Raisons pour lesquelles il fit la guerre. Vendémiaire. Brumaire. Consulat à vie. Marengo et ses conséquences. L'Empire. Wagram et ses conséquences. L'excès de son pouvoir. Guerre de Russie et ses conséquences. L'Exil. Waterloo et ses conséquences, p. 33.

IV. Son despotisme. Causes internes de ses guerres, p. 45.

V. *Ses œuvres pacifiques.* Les Finances. Le Concordat. Le Code. L'Art. L'Eloquence. La Littérature. La Science. Les Travaux Publics. Son activité, p. 60.

L'HOMME PRIVÉ. — VI. Sa puissance physique et intellectuelle. Sa sobriété. Ses amours. Son honnêteté. Ses colères. Son sang-froid. Sa bravoure. Sa sévérité. Sa patience. Sa longanimité. Sa résignation. Son charme. Sa constance. Six mots de trop. Pozzo di Borgo, p. 79.

VII. Les trois griefs classiques. Mr N. Buonaparte, professeur d'arithmétique ou Napoléon Ier, Empereur des Français, p. 125.

VIII. Napoléon sans la France; à San-Francisco; à Rome; à Constantinople; La France sans Napoléon, p. 140.

IX. La vie d'un joueur. Drame en 5 époques et 37 années. Les bienfaits de Sainte-Hélène. Le surnaturel. Sa croyance dans sa destinée. Dresde et Waterloo. Wellington, Maréchal de France. Talisman. Explication de ses défaites. Béatification. Sanctification. Déification. Le monument colossal de Napoléon à Waterloo. Significations diverses de son prénom. Le Tourbillon, p. 152.

DEUXIÈME PARTIE. — Apollon II, p. 181.

Conclusion, p. 195.

Préface

Aidé dans notre tâche par d'éminents collaborateurs, en une série de publications, dont l'énumération vient d'être donnée, nous avons eu pour but de démontrer l'importance historique et surtout philosophique de Waterloo.

Nous avons rappelé que, par un privilège particulier, Waterloo est, pour ainsi dire, le seul des champs de bataille de l'empire, qui ait retenu, presque vierge, dans ses grandes lignes, l'aspect qu'il présentait peu de temps après le 18 Juin 1815. Nous avons expliqué combien il importait de prendre des mesures pour protéger ce lieu illustre contre les attouchements du temps et les assauts des Vandales; que, si ces mesures n'étaient point prises sans retard, sa configuration pourrait être altérée de façon grave et que toute la puissante poésie, qu'il dégage, pourrait disparaître rapidement de façon irrémédiable.

Une thèse digne d'un haut intérêt, faut-il supposer, si nous en jugeons par le nombre et la valeur des réponses qui nous parvinrent, en leur temps, de presque tous les pays du monde.

La démonstration de la vérité de ce qui précède ne semble pas devoir se poursuivre, puisque, naguère, la voix du Pouvoir s'est fait entendre devant le Parlement. En réponse à une parole de M. Asou et, plus tard, à une motion présentée collectivement par M. Auguste Beernaert, l'illustre Ministre d'Etat, et MM. Tibbaut et Hubert, le Ministre de la Justice, M. Renkin, en remplacement du Chef du Cabinet, M. de Trooz, a annoncé que la question était à l'étude.

Quoique l'on puisse avoir la conviction que cette étude se poursuivra et sera suivie de mesures larges, énergiques, et que la protection de Waterloo sera bientôt un fait accompli, il pourra être de quelque utilité de faire paraître ce livre. Pourquoi? Pour rappeler la grandeur des temps Napoléoniens et de celui qui les fit éclore par la puissance de sa formidable personnalité.

Et, comme conclusion, l'illustration que cet homme a laissée pour toujours sur le sable de Waterloo, devenu porphyre sous ses pas. Cette terre âpre que la nature ne sait pas orner de sourire, mais que le génie effleura de son aile! Où il séjourna quelques heures qui resteront à travers tous nos siècles d'histoire!

Waterloo! “ Leçon d'histoire vécue „, selon l'expression heureuse du Général Baron de Heusch, jadis professeur de l'Art de la Guerre à notre savante Ecole Militaire. Et, selon la parole du Général Pollio, Chef du brillant Etat-Major italien, “ champ d'admirations éternelles pour le soldat „.

Plus grande leçon que les livres parce qu'il redit en son muet langage, plein d'une éloquence majestueuse, la bravoure! La sublimité dans la bravoure!

La bravoure, sœur aînée du courage! Vertu qu'il faut maintenir, soutenir, nourrir, parce que les peuples sans bravoure ne sont dignes que de la servitude, comme les hommes sans courage ne sont dignes que du mépris!...

Non! N'est-ce pas? Ce ne sera pas de trop de ce lieu pour s'opposer au torrent d'indifférence, le signe de la lâcheté, qui emporte le “ Monde-Blanc „, le souille et le conduira à la sénilité! Comme, jadis, le Monde-Romain de la décadence!

Ce ne sera point trop de ce lieu qui émut l'Univers! Qui passionna l'Histoire! Qui hanta Victor Hugo! Devant lequel s'était arrêté muet Lord Byron! Devant lequel, après avoir longuement contemplé le spectacle qu'il offrait à ses regards, il avait dit, enfin, à son compagnon de pélerinage : “ Il n'y a point de déception pour moi... J'ai vu la plaine de Marathon. Celle-ci est aussi belle. „... En trois phrases plus puissantes que des discours!

. . . .

Lord Byron s'est arrêté devant le lieu où, bien des siècles avant notre ère, se règla la destinée de la Grèce. Et il l'a admiré.

Tenons Waterloo, pour réserver, jusqu'aux derniers temps de notre histoire, à un génie tel que lui de s'arrêter, à son tour, devant le lieu où se règla la destinée du monde. Et de l'admirer.

Waterloo-Mont-Saint-Jean,
1909.

Cte Louis CAVENS.

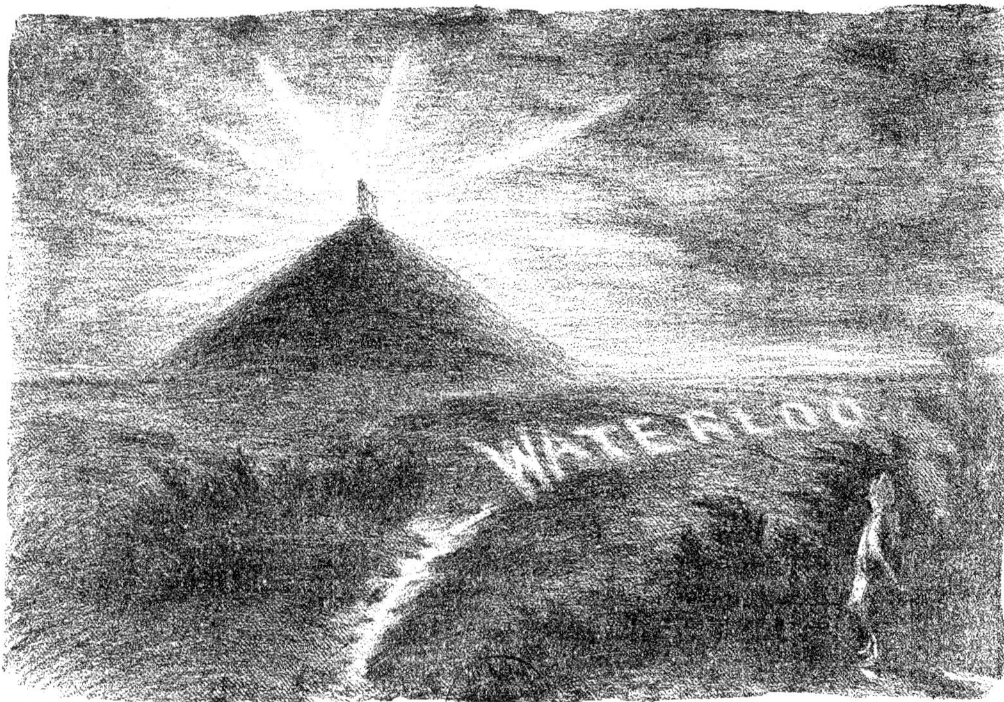

« Ce fut la Bataille des Géants. »
WELLINGTON.

« Waterloo ! Waterloo ! Waterloo ! Morne plaine ! »
VICTOR HUGO (*Les Châtiments*).

à WATERLOO

« Jamais l'armée française ne s'est mieux comportée que dans cette journée. *Elle y a fait des* prodiges de valeur. »
NAPOLÉON A SAINTE-HÉLÈNE.

« Il n'y a point de déception pour moi. J'ai vu la plaine de Marathon. Celle-ci est aussi belle. »
LORD BYRON.

PREMIÈRE PARTIE

NAPOLÉON Ier

I

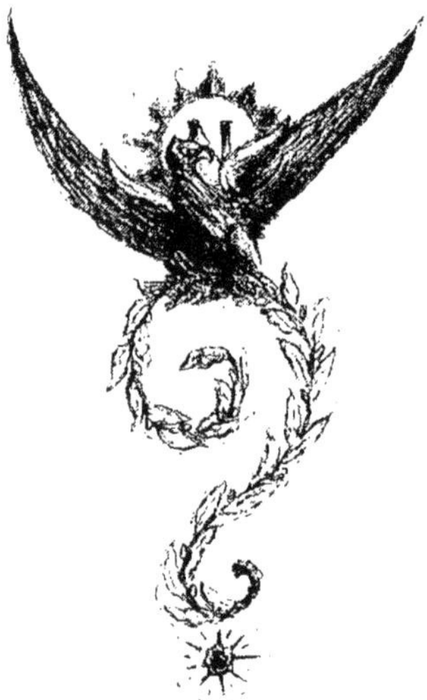

Napoléon a-t-il existé ?

Telle sera la question que se poseront les hommes dans des siècles lointains. Les siècles presque les plus lointains, que l'humanité, en tant que société policée, héritière de notre histoire, verra naître.

Tels, par anticipation, se sont déjà posés ces mots, quelques années après 1821.

A cette époque, sous le titre de : *An historical doubt,* parut en Angleterre un ouvrage, simple opuscule de quelques pages, dans lequel l'auteur se demandait, d'une manière aussi originale que spirituelle, si l'Ogre de Corse avait jamais existé.

Et peu après, en France, une revue humoristique reprenait la question, qui n'avait été qu'effleurée par l'auteur anonyme anglais, et, sous la plume d'un auteur français, également anonyme, et le titre de : *Comme quoi Napoléon n'a jamais existé,* la modifiait et la développait dans une certaine mesure.

L'Anglais avait mis en doute l'existence de l'homme. Le Français la niait. C'est là seulement ce qui les séparait.

Il est probable que, depuis ce temps, la question aura été reprise maintes fois encore.

Bien qu'elle ne soit pas neuve, comme on vient de le voir, il ne sera peut-être pas sans quelque intérêt de la rajeunir et de lui donner de considérables extensions. D'autant plus que la légende Napoléonienne, un instant assoupie, s'est réveillée avec une singulière intensité.

. . . .

. . . .

Nous sommes certains, absolument certains, que Napoléon a existé.

Le sectateur le plus irréductible du Scepticisme le plus intransigeant n'oserait, sans rire, soutenir le contraire.

Le nier sérieusement serait, *ipso facto,* se délivrer à soi-même un permis d'accès, parfaitement en règle, aux « Petites Maisons ».

Si nous ne l'avons pas connu personnellement, n'avons-nous pas connu de plus ou moins nombreuses personnalités qui avaient conversé avec lui, qui l'avaient approché, qui l'avaient entendu ou simplement vu ou entrevu et qui nous ont rappelé l'homme en des récits pleins d'attrait?

Et, à défaut de ces personnalités, n'avons-nous pas lu des écrits, des livres, des journaux et vu des images, qui rappellent les moindres actes de sa vie?

Si les personnalités susdites ont toutes disparu, ne reste-t-il pas les documents qui viennent d'être désignés ?

Sans doute ! Et nul ne le pourrait nier, quelqu'audacieux qu'il fût.

Mais de ces écrits, de ces livres, de ces journaux, de ces images, combien en est-il qui auront une carrière de quelques fois cent ans ?

N'oublions pas que l'invention du papier, si elle a permis la diffusion des idées et, peut-être, une connaissance plus précise des choses et des hommes, sera, avec la marche des siècles, une cause d'obscurantisme, car le papier est voué à la destruction, lente pour celui de jadis, rapide et, de jour en jour, plus rapide pour celui de nos temps, où la pâte dont il se compose, est devenue une substance facilement réductible en poussière. Œuvre du progrès de notre civilisation !

Et, conséquence inéluctable de ce progrès, ce papier aura disparu depuis des années sans nombre, alors que les manuscrits sur parchemin ou sur vélin, vierges ou palimpsestes, du moyen-âge, existeront encore, si on ne les déchire point par fanatisme. A moins que le susdésigné progrès, qui, soit-il dit incidemment, devrait, par prudence, se hâter dans sa tâche, ne découvre le moyen de lui donner la consistance nécessaire « pour affronter des ans l'irréparable outrage ».

Parmi des milliers d'autres, en veut-on un exemple ? En ses parties exposées à l'air, la volumineuse collection de la *Revue de Paris,* qui date de soixante ans en moyenne, c'est-à-dire d'un temps où la pâte du papier était encore relativement passable, s'en va en poussière, sous l'effet des agents extérieurs et d'une mite imperceptible, qui la dévore lentement. En veut-on un exemple d'un autre genre ? La précieuse sépia de J.-B. Isabey, qui se trouve au musée de Versailles, sous le titre de *Bonaparte visitant la manufacture des frères Sevenne,* « en dépit des ingénieux procédés de conservation dont on l'entoure », est vouée, paraît-il, à une destruction rapide.

Sous l'effet d'une décoloration, issue, peut-être, de la qualité du papier. Œuvre du progrès de notre civilisation !

S'il doit en être ainsi de tous les documents dont il s'agit, pour maintenir, dans les siècles qui viendront bien après leur apparition, la connaissance complète des temps, il faudra renouveler les éditions actuelles.

Le fera-t-on ? Qui peut le savoir ? Et n'est-il point permis d'en douter ?

Et si on ne le fait pas, si on ne peut le faire, pour des raisons que je me réserve de développer largement en un ouvrage subséquent, sous le titre de : *Napoléon en l'an 5000,* dont celui-ci est, en quelque manière, le préambule, l'Histoire du « Tondu » ne sera plus qu'une chose traditionnelle, une légende.

Et l'on sait ce que ce genre d'histoire peut avoir de défaillances. Le Calcul des Probabilités répondra pour nous en montrant ce que redit le discours, l'histoire orale, après la sixième génération.

Le Haut Moyen-Age n'est guère peuplé, la plupart du temps, que d'erreurs historiques, de lacunes, d'inventions, de sophistications, que nous avons prises, que nous avons dû prendre comme argent comptant.

Mais ce n'est pas seulement de l'histoire du Haut Moyen-Age dont il faut se défier ; le temps antérieur aux Croisades et, en partie, celui qui lui est immédiatement postérieur, comme le temps des Paladins, n'est-il pas obscur, plein de contradictions et même d'impossibilités, qu'il a fallu arranger pour les rendre compréhensibles, quoique moins de mille ans nous en séparent et que les grandes invasions des Barbares eussent déjà cessé ? Il s'agit ici des contrées les plus civilisées de ces temps. Quant aux autres, la Scandinavie, l'Orient de l'Europe, c'est encore bien autre chose. Ténèbres sur ténèbres, entre quelques éclaircies.

Les temps antérieurs à ces deux périodes, c'est-à-dire ceux qui précèdent la chûte de l'Empire Romain, quoique plus éloignés, nous sont de beaucoup mieux connus que ceux qui viennent d'être nommés. Du moins, nous le croyons.

Car, je ne sais s'il faut, entre bien d'autres, ajouter toute foi à la Cyropédie de Xénophon, à l'histoire d'Alexandre-le-Grand. De même qu'à l'histoire des conquêtes de Jules-César, qui, tout imbu du « moi » écrivait lui-même son œuvre, l'écrivant sans doute avec toute vérité, toute sévérité, lorsqu'il ne s'agissait pas de sa propre personnalité, mais avec quelque indulgence, lorsqu'il s'agissait de son œuvre personnelle, parce qu'il avait intérêt à s'élever, afin de conquérir et de tenir par plus de prestige le pouvoir à Rome.

Les œuvres de Plutarque et de Tacite sont-elles plus véridiques? Qui peut le savoir? Et comment pourrait-on certifier qu'elles le soient de façon absolue, puisque la contrepartie n'existe guère et qu'en ces temps il n'était pas, comme de nos jours, une presse aux millions de voix et que, comme de nos jours, leurs œuvres n'avaient point passé par le crible de la critique de leurs contemporains?

Et qui pourrait certifier que ces œuvres n'aient pas été sophistiquées, augmentées ou diminuées par des auteurs subséquents, comme il se pourrait peut-être qu'il en fût pour maintes œuvres de la bibliothèque Napoléonienne et, notamment — à tort ou à raison — pour les *Mémoires* de Constant, premier valet de chambre de l'Empereur et pour les *Cahiers du Capitaine Coignet?* Comme les œuvres d'art l'ont été et le sont, chaque jour, par des ajoutes ou des retouches. Tel, parmi d'innombrables exemples, un des plus célèbres tableaux de Rembrandt, embelli, il y a cent ans environ, par Pieneman, dont les embellissements (*sic*) ont fait corps avec l'œuvre, sans que celle-ci puisse en être jamais délivrée.

Mais poursuivons, en nous demandant comment nous ne douterions pas, lorsque, dans les temps modernes, nous voyons l'histoire de Guillaume Tell, l'histoire de Jeanne d'Arc et de maintes autres personnalités célèbres se modifier fréquemment et l'existence de Shakspeare et celle du Masque de fer, ainsi que la fin de celle de Louis XVII, prêter à tant de controverses ?

Tandis que, si souvent, nous voyons des aventuriers et même des aventurières, sous la direction d'un Barnum de l'affiche et du livre, raconter et écrire des histoires qui semblent au-dessus de la possibilité. Je ne dis pas cela pour les vilains *Naufragés des Iles Auckland,* ni surtout pour la *charmante Miss Arabella Trucky.* Pas plus que pour les *classiques* du genre, les *Naufragés de la Méduse.* Qu'elle et ils veulent bien le croire !

Cela n'arrivera pas pour Napoléon, s'écriera-t-on.

C'est une manière comme une autre d'apprécier.

En ce qui me concerne, j'en doute. J'en doute d'autant plus que les livres d'histoire Napoléonienne diffèrent souvent entre eux dans l'exposé des événements et dans leur interprétation. J'en doute plus encore lorsque je vois les traits de Napoléon et les principaux actes de sa vie retracés presque tous différents les uns des autres. Autant d'artistes, autant de conceptions de l'homme et de ses actes, allant entre elles jusqu'à la dissemblance absolue. A telles enseignes que, en ce qui se rapporte à son iconographie personnelle, l'uniforme et le geste, seuls, font souvent reconnaître l'homme, que ce soit de Raffet, de Charlet ou de Vernet ; que ce soit de Paul Delaroche ou de Meissonier ; de Houdon ou de Vela. Meissonier, qui a tant étudié et si admirablement compris l'âme de l'homme, diffère lui-même, selon l'œuvre qu'il crée. Le Napoléon d'Iéna diffère de celui de Friedland, quoiqu'il n'y ait qu'un an d'intervalle entre ces deux évènements. Chez d'autres créateurs de son image, il en est parfois qui varient, quant à la corpulence, jusqu'à l'absolue dissemblance, allant de l'arête au tonneau, pour une même époque de sa vie !

Créateurs parmi lesquels il s'en trouvait qui l'avaient vu, devant lesquels il avait posé !

Lequel est le plus vrai ? Le vrai ?

Pour donner une idée de la légèreté avec laquelle certains imagiers traitent les événements de l'histoire, je vois, en deux des livres de la guerre de 1870-1871, l'épisode si connu de l'entrevue de Napoléon III et de Guillaume Ier, après la bataille de Sedan, interprété de manière tout-à-fait différente. Dans l'un, l'Empereur des Français remet son épée au Roi de Prusse, à la porte du castel de Belle-Vue ; dans l'autre, dans une des salles de ce même castel !

S'il est fut ainsi pour son temps, comme il en est pour le temps présent, que sera-ce plus tard ? Poser la question, c'est la résoudre, en faisant, de façon incidente, remarquer subsidiairement que la photographie même, quoiqu'elle soit la reproduction durable d'une forme dans un miroir, par un procédé purement mécanique, brutal, est également trompeuse. En examinant la série des portraits de l'Empereur d'Allemagne, Guillaume II, il y a presque toujours différence entre eux et, le changement de costume aidant, elle va jusqu'à être complète.

Si, encore, on était arrivé à la vérité absolue en tout ce qui concerne l'histoire de Napoléon Ier, mais, non seulement on n'y est pas arrivé, mais on varie sans cesse et on variera encore longtemps pour certaines parties. Ainsi, pour une seule des phases les plus connues de son histoire militaire — 1815 — que de versions pour certaines parties de l'avant-dernier acte du drame ! Telle la question de savoir si, la veille de Waterloo, il a logé au « Vieux-Manant » ou à la « Ferme du Caillou » ; telle l'authenticité ou la non-authenticité des « papiers » de cette Ferme ; telle l'abstention de Grouchy ; telle l'attitude des Hollando-Belges, deux jours avant Waterloo, dans les Plaines de Quatre-Bras. Sur ce point, la vérité est établie aujourd'hui d'une façon complète, définitive, irréfutable, et la légende qui avait déclaré nos ancêtres sans honneur, pendant la campagne de 1815 aux Pays-Bas, a été mise à néant. Une légende tenace, qu'Alison, Siborne, Thackeray et Lord Glengall avaient propagée en Angleterre et que les paroles du grand Walter Scott et de l'illustre Palmerston avaient été impuissantes à effacer ! Et ce n'est que d'hier seulement que cette vérité a jailli grâce à l'œuvre collective de F. de Bas, Colonel de Hussards e. r. Directeur de la Section historique de l'État-Major général de l'armée des Pays-Bas et du Comte J. de t'Serclaes de Wommersom, naguère Colonel d'État-Major, actuellement Général-Major de l'Armée belge.

Œuvre magistrale, appuyée de plans et de documents officiels, dont le Tome III vient de paraître.

Une vérité à laquelle il a fallu près d'un siècle pour éclore et qui fût restée dans le néant, si les documents du temps, nécessaires pour l'établir, avaient été détruits, égarés, dispersés ou sophistiqués !

La vérité, réellement ne tient qu'à un fil !

Et, dans d'autres cas, que de divergences pour une même question !

Effet de mille appréciations différentes ! D'un passage par le crible de mille auteurs et d'un examen à la loupe de mille savants !

Que dire du « trucage » qui s'infiltre de jour en jour, de plus en plus, dans les mœurs ; qui devient un des besoins du temps et dont les effets ultérieurs rendront si difficile la distinction des choses anciennes des choses simili-anciennes !

Si encore les fantaisistes ne se livraient pas à de petits jeux déroutants !

Ne sera-t-on point perplexe, plus tard, lorsqu'on apprendra, par certains livres traitant de Napoléon, qu'il se rattachait à la Maison de Bourbon par ... le Masque de Fer !

“ Quelques-uns (des auteurs) le (Bonaparte) font descendre des „ Bourbons; pour cela ils imaginent que le mystérieux personnage, „ désigné sous le nom du “ Masque de Fer „, aurait épousé secrètement „ la fille de M. Bompart, son gouverneur, et en aurait eu des enfants „ qui, italianisant le nom de leur mère, se seraient appelés Bonaparte.

„ Or, comme le “ Masque de Fer „ passe généralement pour être le „ frère de Louis XIV, il s'ensuit que les Bonaparte se trouveraient faire „ partie de la race de Henri IV. „

Que devra-t-on croire lorsqu'on lira ce qui suit? Une chose étourdissante publiée gravement dans une foule de journaux, colportée et reproduite dans des livres, sans indiquer que c'est … « pour rire »!

“ Napoléon serait-il d'origine allemande? C'est ce qu'affirme l'auteur allemand Franz de Strantz, qui, on s'en rappelle, réclama jadis l'annexion à l'Empire de la Franche-Comté, de la Lorraine et de diverses autres contrées.

Bonaparte est un faux nom; le vrai est Theilgat. Voici d'ailleurs la légende qui circule en Allemagne et à laquelle de Strantz redonne vie.

Il y avait en Prusse un petit homme. Ce petit homme se nommait Pohl. Comme il avait une taille exiguë, on l'appelait Pohlchen. Chaque fois qu'on le rencontrait, on lui demandait d'un ton où il entrait autant de commisération que d'ironie: “ Na, Pohlchen, wie geht's? „ Ce qui veut dire : “ Eh bien! petit Pohl, comment vas-tu? „ De ces “ Na Pohlchen „ le petit homme en eut assez à la fin. Il devint furieux de ce que l'on se moquât continuellement de son air chétif. De la fureur il passa même à la menace. Il affirma une fois : “ Je vous ferai payer cher vos Na, Pohlchen! „

Comment le fit-il? La légende allemande, prodigue de détails, nous l'explique. Le petit homme prit par bravade le nom de Napolchen et s'en fut en Corse. Les naturels de l'île firent Napoléon de Nopolchen. Napoléon se maria et eut, entre autres enfants, un fils qu'il éleva dans la haine de l'Allemagne.

Si bien que, en fin de compte, c'est uniquement pour faire expier à sa patrie d'origine, la Prusse, les rancunes de son père que l'illustre Corse, aux cheveux plats, eut l'extraordinaire carrière que l'on sait.

Napoléon Allemand! Prussien!

Boutade simplement! dira-t-on. Sans doute! Mais plus tard?

Et, si boutade il y a, ne sommes-nous pas autorisés à croire que boutades furent bien des interprétations d'évènements dans les temps antiques et modernes?

C'est qu'il suffirait qu'un loustic fît graver sur quelques solides bronzes une pareille histoire et qu'il les semât habilement, discrètement, savamment, en Allemagne, en Egypte, dans les Deux Néerlandes, en Russie, en Espagne, en Italie, pour faire s'écrouler tout l'échafaudage des historiens; pour faire supposer et admettre qu'il y eut deux Napoléons, entre lesquels devront se partager les amoncellements de faits accomplis par le vrai!

Il me prend presque l'envie de le faire!

On souriera! Tout doux! Ne sourions pas trop tôt! Rappelons-nous l'histoire d'un buste préhistorique, taillé avec une véritable science, dans un bloc de pierre blanche, buste dont la découverte dans un sol préparé à cet effet, avec non moins de science, émut maints historiens de la préhistoire et troubla l'un d'entre eux, le savant professeur D..., de l'Université de Liège, qui, enfin possesseur de la précieuse pièce, se plongea gravement dans une dissertation scientifiquement échafaudée pour démontrer son origine, contemporaine de « l'âge du silex taillé ». « Connaissez-vous mon buste? » dit-il un jour triomphalement à Renier Chalon, très célèbre par ses spirituelles farces, dont la plus connue fut l'éclosion du fameux catalogue de la vente du Baron de Fortsas. « Je le crois bien », repartit l'auteur de la mystification, avec un sourire taquin. « C'est moi qui l'ai fait ». Un mot, sans lequel auraient pu naître d'innombrables dissertations sur ce sujet.

Cet exemple, comme preuve de la possibilité de faire éclore des bronzes trompeurs et de la prudence dont il faut s'armer, lorsqu'il s'agit de prononcer un oracle décrétant que Napoléon, dans son histoire, restera toujours intangible!...

Si encore, et ceci est plus grave, les Ordonnances de Louis XVIII, celles qui paraissent après l'abdication, par exemple, n'étaient datées de la 19me année de son avènement, supprimant, sur des parchemins et des vélins solides, toute l'époque Napoléonienne de 1795 à 1814, c'est-à-dire depuis la disparition de Louis XVII jusqu'à la première Restauration!

Avec l'appui des « histoires », de l' « Histoire de Loriquet ».

. . . .

Mais il est un autre aspect de la question à envisager; un aspect purement philosophique. Celui du doute issu de l'amoncellement des faits sous le pas ou, pour être plus correct, sous la main, dans la main d'un seul homme, puisque c'est lui qui peut en être considéré comme le créateur.

La vie de Napoléon est tellement extraordinaire, que, si nous n'avions l'affirmation de ses contemporains et celle de leurs papiers, nous pourrions crier à l'exagération, à l'impossibilité pour un être humain d'avoir réalisé tant et de si grandes choses en un laps aussi restreint. A peine un quart de siècle! Dans les deux cent quarante-quatre quarts de siècle qui semblent former la masse de temps de l'histoire universelle! Dans les purement hypothétiques neuf cent nonante-neuf mille ans d'histoire des Chinois!! Et d'avoir concentré dans sa personnalité, en des proportions presque formidables, ce que la nature a de plus admirable! En une vie de quelques décades qui est un roman, qu'un auteur, fût-il doué de l'imagination la plus exubérante, serait presque impuissant à créer! Une vie qui n'est guère autre chose que la réalisation du rêve d'un détraqué!

De ce cri à la perplexité; de la perplexité au doute; du doute à la négation, il n'y a guère d'obstacles!

Je le répète, tout ce qui le touche ne doit plus être, avec les siècles, que légende!

L'auteur anonyme anglais avait émis le doute et l'auteur anonyme français, la négation. Sur l'heure, sans donner de raison! Faisant de leur œuvre respective une simple boutade!

Cela ne peut suffire. Il faut préciser. En quel temps, alors? Pour quelle raison, alors? C'est ce que je me réserve de faire connaître dans l'ouvrage, dont j'ai parlé au début de ces pages, et dans cet ouvrage seulement, parce que ce serait sortir du cadre de celui-ci que d'aborder le fond de la question, entendant simplement dire pour le moment ce qu'il pourra être en un temps plus ou moins éloigné de l'heure présente.

Pour appuyer ma thèse, je puise dans une des œuvres de Salvandy.

Voici comment s'exprima jadis cet éminent historien :

« Napoléon, le héros des temps modernes, héros dans le sens antique du mot, héros à la façon de ces personnages épiques, demi-dieux de la terre, qui la remplissent de leurs exploits, laissent un nom ineffaçable dans l'esprit des hommes, prennent place dans toutes les traditions des peuples, grandissent de siècle en siècle, grâce aux actions surhumaines dont la Fable grossit leur histoire et finissent par laisser l'érudit incertain si ces Hercule, ces Sésostris, ces Romulus, dont les noms et les monuments sont partout, ont jamais vécu.

Qu'un jour la civilisation disparût de notre vieux continent ; qu'il restât des poésies, des chroniques, des médailles, des ruines ; qu'à travers les ravages du temps, l'historien lût le même nom inscrit sur la pierre de l'Escurial, sur le marbre du Capitole, sur le granit des Pyramides; qu'il le retrouvât dans les débris du Kremlin, de Potsdam, de Schönbrunn, comme sous le sable des déserts, ajouterait-il foi aux témoignages qui feraient de ce nom celui d'un seul conquérant, d'un même potentat, d'un monarque grand entre les législateurs aussi bien qu'entre les guerriers?

Comment croire à cet empire du monde avec un point de départ si lointain, à ce complet changement de la face de l'univers sous la main d'un seul homme ; à ces nations, à ces dynasties, faites ou défaites en dix ans? Comment croire surtout à ces victoires sans nombre, à ces conquêtes sans terme, avec toutes les créations des arts, les routes ouvertes, les temples restaurés, les ponts construits, les musées fondés ; avec Anvers creusé et les Alpes aplanies ?

Que dire de ces autres créations plus grandes, les institutions, les codes, une législation entière, qui embrasse à la fois la vie civile et politique des peuples, au lendemain d'une révolution dévorante, à travers les invasions et les guerres plus dévorantes peut-être?

Tant de génie! Tant de gloire!... Puis, dans l'abandon même, les terreurs des Rois et des Empereurs; l'Europe liguée pour se défendre d'un seul homme; l'Océan même préposé à sa garde, parce qu'un de ses pas pouvait encore ébranler le monde! Cet exil sur un écueil solitaire, en face du Géant Adamastos! Sa naissance! Sa fin! Tout cela tient de la mythologie plus que de l'histoire! „

Ainsi, en termes élevés, s'exprima l'historien Salvandy.

Parcourons à la hâte la vie du héros des temps modernes, son apparition, ses étapes, sa chûte, en un simple énoncé des faits, une table des matières, en un mot, si on le préfère.

Nous croyons pouvoir diviser la vie de Napoléon en trois périodes, dont une se subdivise en quatre fragments, comme nous croyons pouvoir diviser ses guerres en trois phases bien distinctes.

I. *Période d'incubation.* — 1769 à 1785.		État de réceptivité.
II. *Période d'action.* 1785 à 1815.	Action relative, 1785 à 1791.	État de stagnation.
	Action désordonnée, 1791 à 1795.	Action diffuse, avec son ambition pour moteur, par suite de l'état d'incohérence excessive des choses du temps, où nulle voie précise ne pouvait être suivie.
	Action pondérée, 1795 à 1807.	Épanouissement de toutes ses facultés dans une harmonie merveilleuse, jusqu'à Tilsit et aux guerres d'Espagne.
	Action à outrance, 1807 à 1815.	Despotisme avec suspension pendant l'exil à l'Ile d'Elbe.
III. *Période d'inaction.* — 1815 à 1821.		État de passivité.

PREMIÈRE PÉRIODE

Période d'Incubation.

1769. Ajaccio.
1775. Pensionnat de jeunes filles.
1778. Départ de la Corse. Collège d'Autun.
1779. Collège militaire de Brienne.
1784. Ecole militaire de Paris.

DEUXIÈME PÉRIODE

Période d'Action.

1785. Lieutenant en second à Valence.
1786. Corse.
1789. Auxonne. Corse.
1791. Lieutenant en premier.
1792. Lieutenant-Colonel de la Garde Nationale. Expédition en Sardaigne.
1793. Famille proscrite. Capitaine. Souper de Beaucaire. Chef de bataillon.
„ Batterie des Hommes sans peur.
1794. Général de brigade. Incarcération à Antibes.
1795. Commandant d'artillerie. Refus.
„ Commandant en second de l'armée de l'intérieur.
„ Général de division.
1796. Général en chef de l'Armée d'Italie. Mariage avec Joséphine Tascher de la Pagerie.
„ Campagne d'Italie.
„ Montenotte-Millesimo-Dego.
„ Mondovi. Lodi — Nommé caporal. Entrée à Milan.
„ Lonato-Castiglione-Roveredo.
„ Arcole.
1797. Rivoli. Traité de Tolentino.
1798. Campagne d'Egypte. Pyramides.
„ Bataille navale d'Aboukir.
1799. Jaffa. Mont-Thabor. Aboukir.
„ Débarquement à Fréjus.
„ 18 Brumaire. 1er Consul à terme.
1800. Passage du St-Bernard. Montebello. Marengo.
„ Conspiration d'Arena et Ceracchi.
1801. Concordat.
1802. Paix d'Amiens. Légion d'honneur. 1er Consul à vie.
1803. Occupation de Naples.
1804. Guerre avec l'Angleterre. Conspiration de Cadoudal. Exécution du duc d'Enghien. Empereur. Sacre.
1805. Roi d'Italie. Organisation de la Grande-Armée. Ulm-Trafalgar-Austerlitz.
1806. Iéna. Auerstadt.
1807. Eylau-Friedland-Tilsit.
1808. Erfurt. Sommo-Sierra. Soumission de Madrid.
1809. Eckmühl. Ratisbonne.
„ Excommunication. Enlèvement du Pape.
„ Lobau. Essling. Wagram. Divorce.
1810. Mariage. Réunion de la Hollande.
1811. Naissance du Roi de Rome.
1812. Guerre de Russie. Passage du Niémen.
„ Wilna. Mohilow. Witepsk. Smolensk.
„ La Moskowa. Moscou. La Bérésina.
1813. Coalition. Lützen. Würschen. Bautzen. Dresde. Wachau. Leipzig. Hanau.
1814. Invasion de la France.
„ St-Dizier. Brienne. La Rothière.
„ Montmirail. Montereau. Craonne.
„ Arcis-sur-Aube. Capitulation de Paris.
„ Abdication.
„ Ile d'Elbe.
1815. Débarquement au Golfe Juan. Charleroi. Ligny. Quatre-Bras. Waterloo.

TROISIÈME PÉRIODE

Période d'Inaction.

1815. Abdication. Départ.
„ Le Bellérophon.
1815. Le Northumberland.
1821. Ile Sainte-Hélène.

Voilà, en quelques mots secs, arides, disgracieux, mais plus éloquents que des discours, la vie de l'homme fantastique, qui remplit vingt-cinq ans de l'histoire universelle d'exploits comme on n'en avait jamais vu de semblables! Voilà la somme de travail produite par lui en un espace de cinquante et un ans trois quarts, dont il faut retrancher seize ans avant l'action, de 1769 à 1785, et six ans après l'action, de 1815 à 1821, soit trente ans d'activité, parmi lesquels vingt-quatre seulement pendant lesquels il donne l'action, par opposition à ceux pendant lesquels — période de passivité — il la reçoit dans une plus ou moins large mesure, avec suraction pendant douze ans. Patrimoine personnel de beaucoup plus considérable et plus difficilement conquis et maintenu que celui d'Alexandre-le-Grand, celui de César, de Charlemagne, de Charles-Quint, de Pierre-le-Grand ou de Frédéric-le-Grand.

Aussi, voilà que de nos temps, déjà, nous naissons au doute sur le rapport à lui seul de tout son œuvre. Déjà!

S'il en est ainsi, est-il dépourvu de sens commun de se demander ce que ce sera plus tard?

Point d'interrogation! Enigme! Rébus! Dont on cherche la clef! Voilà ce qu'on entend dire et redire. Déjà!

Sphinx! Œdipe! Dont on poursuit la solution avec âpreté, mais sans succès! Déjà!

Lord Rosebery, naguère « Premier », en Angleterre, et Président du County Council de Londres, dans son livre : *Napoléon. La dernière phase*, écrit :

« *Il est un problème et en sera toujours un. Les hommes cherchent mais toujours en vain à pénétrer le secret de cet être prodigieux. Mais ils ont beau chercher, creuser, analyser, le secret, si secret il y a, risque de leur échapper à jamais... Celui qui l'étudie sera de moins en moins en état de répondre à mesure qu'il pénètrera plus avant dans son sujet... Personnalité débordante, gigantesque, formidable.* »

Ces derniers mots veulent dire : Au-dessus de la puissance humaine. Surhumain! Surhomme! Ce que, dans l'antiquité grecque et romaine, on appelait un héros, un demi-dieu!

Les premiers signifient que : Problème il est et problème il restera; que plus on l'étudie et moins on le comprend. Un problème insoluble, alors? Chacun sait ce que c'est. C'est presque une négation.

Maintenant, déjà! Encore une fois, je le répète, est-il téméraire de se demander ce que ce sera plus tard?

Doute, aujourd'hui! Plus tard, confusion! Puis, négation! Confusion et négation que doit nécessairement faire naître la connaissance de la grandeur démesurée de l'homme, comme il vient d'être dit.

Mais passons. N'entrevoyons guère de sa vie que les choses extraordinaires, celles qui sembleraient surnaturelles si l'on pouvait admettre le surnaturel dans ce cas; si l'on était encore au temps de la Fable, des Héros, des Demi-Dieux de l'Olympe ou des portes de l'Olympe, qu'Athènes et Rome nous ont légués et que Chompré et Noël, il y a cent ans, ont si habilement rajeunis.

. . . .

II

Entrevoyons, dis-je! Presto! Prestissimo! Car pour faire plus que d'entr'ouvrir les rideaux et pousser la tête pour voir, dans un éclair d'instant, le spectacle de sa vie, il faudrait se mettre à une tâche que pourrait seul accomplir un homme, qui serait, à la fois et en de vastes proportions, militaire, diplomate, financier, administrateur, prêtre, jurisconsulte, poète, artiste, ingénieur et philosophe! Il faudrait être presqu'autant que... Napoléon!

. . . .

. . . .

J. J. Rousseau écrivait dans le *Contrat Social* qu'il avait un secret pressentiment que la Corse, un jour, étonnerait le monde.

Et, dans l'instant où il parle, Napoléon vient de naître.

J. J. Rousseau annonce une chose étonnante. Étonnante pour le monde!

En disant ce mot, dont il ne précise pas la nature, que vise-t-il? Est-ce un évènement? Est-ce un homme? Quel évènement la Corse peut-elle faire naître? Elle, si petite de dimension, si faible de population, inerte dans ses entrailles qu'aucun volcan ne trouble, comment pourrait-elle être l'agent provocateur d'une chose si étonnante? Évidemment, c'est un homme qu'il entrevoit.

Le XVIIIe siècle allait presque finir et, avec lui, la vieille Société Française, que sapaient sans relâche Voltaire, la pléiade des Encyclopédistes et J. J. Rousseau lui-même. Et même des membres du clergé et de la noblesse! Il était de bon ton d'être sceptique et railleur, en ce temps.

L'orage allait gronder et le torrent mugir et déborder. C'est alors que, par avance, sentant l'œuvre qui va s'accomplir et à laquelle il a tant contribué, sentant, peut-être, l'abîme qui se creuse sous les bases de la société, avec ses chûtes inéluctables, et la nécessité d'un médiateur, d'un restaurateur, d'un maître, il parle, comme si, par un remords de conscience, il l'appelait, le désirait.

S'il nomme la Corse, c'est que, si cette île sauvage est, certes, comme le dit Tite-Live, une terre âpre et montagneuse, presque partout impraticable, une île qui nourrit des hommes qui lui ressemblent, aussi indomptés que les bêtes sauvages, des hommes dont les Romains ne voulaient pas pour esclaves, ce qui signifiait que les Corses ne voulaient pas des Romains pour maîtres ; s'il la nomme, c'est que cette île recèle du sang de tous les plus grands peuples antiques de la Méditerranée et, par dessus tout, du sang italien.

Comment apparaît cette chose étonnante ? Se développe-t-elle ? Disparaît-elle ?

Maria Lœtitia, fille de Signor Ramolino, avait été mariée à l'âge de quatorze ans à Carlo-Maria Buonaparte, qui en avait dix-huit alors.

Après plusieurs fausses-couches qui s'expliquaient par son âge à peine nubile, elle mit au monde un enfant viable, Giuseppe, né en 1768.

Peu de temps après la naissance de ce fils, elle conçut celui qui allait être Napolione.

La conception se fit dans la tourmente. Une « tornada » Corse, toute à la manière Espagnole, sans règle, sans frein, dans des contractions de poings sur des poignards.

Grosse de sept mois, à l'époque de la bataille de Ponte-Novo, à la suite de cette affaire, elle doit fuir à cheval à travers tout, forêts, montagnes, gorges, torrents, suivant son époux et portant dans ses bras l'aîné de ses enfants, afin de chercher un asile dans les montagnes de la Ronda, pour se soustraire au souffle de la révolte auquel leur lieu de résidence était livré. Elle revient à Ajaccio, un certain temps après.

On sait comment Napoléon naquit le 15 août 1769.

Ce jour-là, jour de la Madonna, Maria-Lœtitia Buonaparte, ayant tenu, comme chaque année, à faire ses dévotions à la Cathédrale d'Ajaccio, en dépit de l'état avancé de sa grossesse, n'eut guère que le temps de rentrer chez elle, aidée de quelques gens, pour déposer, d'après les uns, sur un sopha, d'après d'autres, sur un tapis, celui qui devait être la chose étonnante dont J. J. Rousseau avait senti l'apparition. Un tapis, parait-il, plus vraisemblablement. Quoi qu'il en soit, on peut dire que le bambino fut conçu et vint au monde d'une façon tourmentée.

Les ennemis de Napoléon prétendirent qu'il était le fils de Paoli. Ses amis soutinrent la thèse contraire. Pour trancher le nœud gordien, Napoléon, à Sainte-Hélène, souleva la question mystérieuse et, pour l'éclaircir d'un coup et de façon péremptoire — argument *ad hominem* — il démontra l'impossibilité de cette intervention, pour une raison décisive, paraît-il, personnelle, dans ses arcanes, à Paoli même. Un mot sec comme un coup de trique.

S'appuyant sur ce que l'acte de son mariage avec Joséphine portait qu'il était de l'an 1768, ses ennemis, pour prouver qu'il n'était pas né Français, qu'il était né moins Français que ses amis ne l'affirmaient, prétendirent qu'il était l'aîné, ayant vu le jour en 1768, et qu'il avait été substitué à son frère Joseph pour diverses raisons. Cette prétention, non appuyée de preuves, resta sans plus de valeur que la première présomption. Il paraît qu'il faut définitivement écarter tous les doutes sur la date de sa naissance. C'est bien le 15 août 1769.

Le bambino était un garçon à grosse tête, qui, dès son apparition à la table du banquet de la vie, se mit à crier très fort et à se téter le pouce avec avidité.

Louis XIV avait eu plusieurs nourrices mises par lui hors d'usage, ce qui avait fait dire à Grotius, pour une raison plus réfléchie que celle du Camaldule, qu'il serait un grand homme. Napoléon Ier n'en fit pas autant, mais donna néanmoins maille à partir à sa mère nourricière et souvent ensuite à Loetitia Buonaparte, par la vivacité de ses espiégleries, toutes d'attaque, d'attaque de front.

En ce qui concerne son origine, il a dit à Sainte-Hélène qu'il avait été conçu Corse et qu'il était né Français.

Ce n'est que dans son intérêt et dans l'intérêt de sa dynastie qu'il a pu soutenir cette assertion, qui est en contradiction avec les faits.

Napoléon n'est pas Français. Je le démontre, non point pour les savants, ni même pour les étudiants de l'homme, mais pour la généralité, dont l'étude de l'homme a été insuffisante ou superficielle.

Conçu Corse, il naquit Corse. A sa naissance, sa patrie était à sang. Elle ne voulait plus être Gênoise, mais elle ne voulait pas devenir Française. Elle voulait être Corse, c'est-à-dire indépendante.

Trop faible pour repousser seule les Gênois, elle avait appelé à son aide les Français. Ceux-ci avaient envoyé un important corps de troupes dans l'île. Mais, après avoir forcé les Gênois à l'abandonner, ils avaient bientôt élevé des prétentions sur sa possession. Et pour soutenir ces prétentions injustes, ils combattaient, depuis des années, pour la soumettre, mais sans pouvoir arriver à sa soumission.

Pascal Paoli avait repris l'étendard de la révolte et, depuis ce temps, il luttait désespérément. Enfin, il fut vaincu à la bataille de Ponte-Novo et s'exila aux environs de Londres.

Ce fut seulement le 30 novembre 1789, c'est-à-dire plus de vingt ans après la naissance de Bonaparte, que la Corse, conquise et pacifiée complètement, devint, par un décret de l'Assemblée Constituante, partie intégrante de la France. Et, chose bizarre, ce ne fut qu'en 1814, sous la Restauration, qu'elle fut autorisée à être représentée à la dite assemblée, c'est-à-dire à devenir réellement française, ce que Napoléon n'avait pas jugé utile de faire.

On sait qu'en 1768 Gênes avait cédé ses droits sur l'île à la France. Mais, de ce que, par un traité, il en avait été ainsi, sans avoir pris l'avis des Corses, et que, le 19 Mai de la même année, le drapeau blanc aux fleurs de lys avait été arboré à Bastia, dans une petite ville de la côte, s'ensuit-il que la Corse était Française, qu'elle s'était inclinée devant le pouvoir de la France ? Sans doute, elle n'était plus Gênoise, le 15 Août 1769, mais elle n'était pas encore Française. Elle était donc Corse, pour le moment. Est-ce que l'Alsace était déjà Allemande, en 1870, après la bataille de Sarrebrück, après celle de Wörth ? Virtuellement, peut-être, mais non effectivement. Elle ne pouvait le devenir qu'après de nouvelles victoires, après Gravelotte et Sedan.

Peut-on dire que si la Corse était tombée au pouvoir de la Grande-Bretagne, Napoléon aurait été Anglais ? Nul ne le pourrait. Ce n'est que parce qu'il y a une apparence de similitude entre les Français et les Italiens, parce que, tous deux, ils appartiennent à la race latine, qu'on a pu dire qu'il était Français.

Une simple apparence, comme celle qui existe entre les Espagnols et les Italiens.

Il n'était pas plus Français qu'un Algérien, un Maltais et un Cypriote ne sont respectivement Français et Anglais et qu'un habitant indigène de Guernesey n'est Grand-Breton ou Anglo-Normand.

Eût-il même été conçu et fût-il né sous le Régime français, dans la pacification complète de l'île, ralliée sans réserve au Gouvernement de Versailles, en aurait-il été moins Corse ?

D'après le droit naturel, l'enfant appartient à la nationalité du père. L'enfant n'abandonne cette nationalité que par un séjour prolongé dans son pays de naissance, qui devient sa patrie. C'est en vertu de ce droit naturel que Napoléon est Corse. Le droit légal autorise cet enfant à opter pour son pays natal ou pour celui de son père.

C'est en vertu de ce droit que Napoléon aurait pu être Gênois. Toute différente aurait été sa condition s'il était né en Corse de parents français. En ce cas, pourrait-on dire qu'il aurait été Italien ? Évidemment, il aurait été Français. Il ne s'en fallut que de peu de chose que Victor Hugo ne naquît Italien, puisque, à peine né depuis cinq ou six semaines, il fut emmené à Porto-Ferrajo, où il resta jusqu'à l'âge de trois ans. Quoi qu'il en soit, ce fait n'aurait, sans nul doute, pu modifier sa qualité de Français.

Était-ce l'Italien ou le Français la langue maternelle de Napoléon ? L'Italien, n'est-ce pas ?

De ce que les sentiments de la famille Bonaparte s'étaient modifiés avec la marche des événements ; que Napoléon avait été admis à l'École de Brienne ; que sa famille avait été proscrite de l'île en 1793, par les partisans de Paoli et des Anglais et qu'elle s'était réfugiée en France, s'ensuit-il qu'il eût cessé d'être Corse ?

Monsieur de l'Eguille, son professeur d'histoire à Brienne, dans son Rapport, semble avoir exactement décrit l'âme de son élève ainsi que son origine : « Corse de nation et de caractère, il ira loin si les circonstances le favorisent ». Au surplus, il n'était pas considéré à Brienne comme un Français et les livres classiques de géographie du temps renseignaient la Corse parmi les pays étrangers et la rattachaient à l'Italie, comme la Sardaigne, ce qui, ethnographiquement et ethnologiquement est encore vrai. Ce qui est plus vrai, c'est que, si elle doit peut-être, comme la Sardaigne, se rattacher à quelqu'autre pays, c'est à la Sicile.

En réalité, au point de vue naturel, Napoléon est Corse, c'est-à-dire issu d'un mélange fortement italianisé de tous les peuples qui avaient passé par l'île, dont on jugera de la diversité en se rappelant que les Phéniciens, les Grecs, les Phocéens et les Etrusques y envoyèrent des colons ou des conquérants ; que, tour à tour, les Carthaginois, les Romains, les Goths, les Sarrasins et les Longobards ou Lombards y séjournèrent ! Puis Gênes ! Genoa la Superba !

Fortement italianisé, je le répète, ce qui veut dire, plus qu'aucun autre peuple susceptible de réception du souffle du génie de l'incomparable Péninsule Méditerranéenne, la seconde patrie de tout homme quelque peu accessible aux grandes émotions !

En lui, point de trace de sang français. Pas plus qu'en Paoli ou qu'en Pozzo di Borgo. Jamais, peut-être, sa famille, pas plus que celle de ses deux compatriotes, ne s'était alliée à des familles françaises.

Des causes et des conséquences, des circonstances et des effets, des évènements et des nécessités et, si l'on veut, le hasard, le rendirent sujet français. C'est tout. Voilà pour ce qui concerne le droit naturel, le seul que nous entendions envisager actuellement.

Si, au point de vue de ce droit, il est Corse, au point de vue légal, il est sans doute devenu Français. De même qu'au point de vue sentimental, bien qu'un Corse reste toujours Corse. A cet égard, il n'a pas été assez imprudent pour se prononcer.

En résumé, il sera plus simple de dire que Napoléon est Corse par l'origine et qu'il est devenu Français par la loi et par le cœur. *Quod erat demonstrandum.*

La famille des Buonaparte était d'illustre noblesse. Elle était inscrite au livre d'or de Bologne. Elle était patricienne à Florence et elle s'était alliée aux plus grandes maisons de la Toscane. Elle avait, de plus, donné des Souverains à Trévise. Au XVe siècle, lors des luttes interminables des Guelfes et des Gibelins, elle avait dû se réfugier en Corse. Dans sa nouvelle patrie, elle n'avait pas dérogé, car elle s'était alliée aux Colonna, qui avaient donné des Papes à Rome, et aux Durazzo, qui avaient donné des Doges à Gênes.

Napoléon, tout en étant essentiellement aristocrate, ne chercha jamais à se prévaloir de cette origine illustre. C'est ainsi que, lorsque François d'Autriche lui donna sa fille et que, afin de sauver les apparences et satisfaire aux traditions des Habsbourg, il lui avait fait parvenir une caisse contenant des papiers qui prouvaient l'antiquité des Bonaparte, il les repoussa et dit à ceux qui les lui remettaient : « Reprenez ces papiers. Ma noblesse date de Montenotte ».

Sa famille était originaire de Florence, comme il vient d'être dit. Mais ce n'est pas dans cette ville, au sein du pays des Etrusques, qu'il faut rechercher son origine primordiale, en tant que famille possédant une histoire ; c'est à Rome. Au cœur du pays des Romains, soit par les agnats, soit par les cognats.

Bonaparte avait le type romain dans toute sa pureté. Son profil était aussi merveilleux que les plus merveilleux que l'on retrouve sur les camées antiques de Rome. Son regard, comme celui des Trasteverini et de leurs majestueuses compagnes, semblait chercher dans le vague à retrouver des traces ancestrales. Quelque chose d'autrefois ! Et les caractéristiques du type romain s'étaient accentuées en lui avec le temps, par un empâtement des traits, qui est ordinaire aux Romains bien avant l'âge mûr.

Et, pour peu qu'on se laissât aller aux caprices de son imagination, il pouvait avoir dans les veines du sang d'un Patricien. Et qui sait ? peut-être de Marius, de Sylla, de César ou d'Auguste, si pas de tous les quatre à la fois, par des alliances.

C'est que... sous la coiffe de son bicorne, il avait autant de génie qu'eux quatre ensemble ! Synthèse des quatre !

. . . .

. . . .

La première enfance de Napoléon, c'est-à-dire, ses neuf premières années, ne fut marquée par aucun de ces prodiges dont on s'est plu à orner celle d'Alexandre-le-Grand ; par aucun fait extraordinaire qui pût faire entrevoir la carrière qu'il allait parcourir.

La plupart des anecdotes, que divers auteurs ont rapportées de ce temps, doivent être rejetées. Il doit en être ainsi, notamment et particulièrement, de l'avis de certains savants, de celles que l'on doit à un auteur obscur, qui, tantôt, prenait le nom de : « Comte Charles d'Og..., tantôt, celui de Baron de B... ».

Quoi qu'il en soit, ce qui est incontestable c'est que, dans son enfance, Napoléon fut particulièrement turbulent. Le plus turbulent de la bande de petits que procréa la Mamma Lœtitia. A tel point que celle-ci fut obligée de réserver, dans la grande et grave maison paternelle, une salle spéciale afin que tout ce jeune monde pût s'y livrer librement à ses jeux.

Ceux-ci variaient selon les goûts de chacun. Napoléon, après s'être bourré de confitures, dessinait sur les murs. Des soldats, toujours méthodiquement rangés en bataille. S'il était très turbulent, il n'était pas du tout coquet. « Il sortait dans les rues tout ébouriffé, ses bas sur ses gros souliers ; en raison de quoi les gamins l'appelaient la mi-chaussette. » Ce dernier mot amène un doute sur la seconde phrase de l'entre-guillemets. C'est que l'on était à Ajaccio.

A Sainte-Hélène, à diverses reprises, il a lui-même décrit son enfance. Comme on pourra le voir, il a été modeste dans sa description.

Une fois, il a dit qu'il n'avait été qu' « un enfant obstiné et curieux ».

Une autre fois, il s'exprima ainsi : « Rien ne m'imposait, je ne » craignais personne. Je battais l'un, j'égratignais l'autre, je me » rendais redoutable à tous. Mon frère Joseph était battu, mordu, » et j'avais porté plainte contre lui, quand il commençait à peine » à se reconnaître. Bien m'en prenait d'être alerte ; maman Loetitia » eût réprimé mon humeur belliqueuse ; elle n'eût pas souffert mes » algarades ; sa tendresse était sévère. Mon père, homme éclairé, » mais trop ami du plaisir pour s'occuper de mon enfance, cherchait » quelquefois à excuser nos fautes. »

A part cela, il n'a guère plus rappelé de cette époque, comme il l'a raconté à Antomarchi, que, lorsqu'on l'avait mis vers l'âge de cinq ans dans une pension de petites filles et qu'il s'y était pris d'une grande passion pour une enfant de son âge, nommée Giacominetta, sa passion avait excité la jalousie des autres petites filles et que, comme il était fort négligé en sa toilette et avait toujours les bas traînants, elles le poursuivaient, d'après certains auteurs, d'une espèce de chanson, qui l'exaspérait :

" Napoleone di mezza calzetta
Fa l'amore a Giacominetta „.

dont voici la traduction :

" Napoléon à demi-chaussé
Fait la cour à Jacquelinette. „

Lire sur tout ce temps l'œuvre si intéressante à tous les points de vue de Frédéric Masson, *Napoléon inconnu.*

Si le pouvoir paternel ne s'exerçait pas sur lui, il n'en était pas de même du pouvoir maternel, celui de la *mater familias.* Comme il l'a dit, la tendresse de sa mère était sévère. Elle se fit sentir pendant toute sa vie dans une certaine mesure, mais, dans son enfance et même son adolescence, ce fut *ad hominem,* c'est-à-dire par une vulgaire fessée qu'elle se manifesta. Sa dernière daterait, paraît-il, du temps où il était déjà sous-lieutenant. Une fessée due par lui d'auparavant à la Signora Madre, mais non soldée. Une fessée distribuée subrepticement, bien entendu, tout à fois *ex abrupto* et *ab irato,* au moment précis où, dans sa chambre à coucher, vêtu seulement de sa chemise, il allait mettre son " inexprimable „. La signora n'en dormait plus.

. . . .

. . . .

Avant d'être admis au collège d'Autun, tout en courant la montagne et la plaine des environs d'Ajaccio, il avait appris la lecture par les soins de Fesch, son oncle, plus âgé que lui de six ans seulement, et le catéchisme, par les soins de son grand oncle Lucien. Il avait également appris un peu d'italien littéraire, mais pas de latin.

Ce fut avec ce bagage que, grâce au gouverneur de la Corse, le comte de Marbeuf, qui lui avait fait accorder une bourse d'études, ainsi qu'à son frère Joseph et au jeune Fesch, il quitta l'île, le 15 décembre 1778, conduit par son père, pour se rendre au collège d'Autun. En trois mois, il y apprit assez de français pour commencer à l'écrire, mais moins que peu de scolastique grammaticale et d'orthographe. Sa prononciation y révélait fortement son origine italienne et il en fut ainsi bien des temps après.

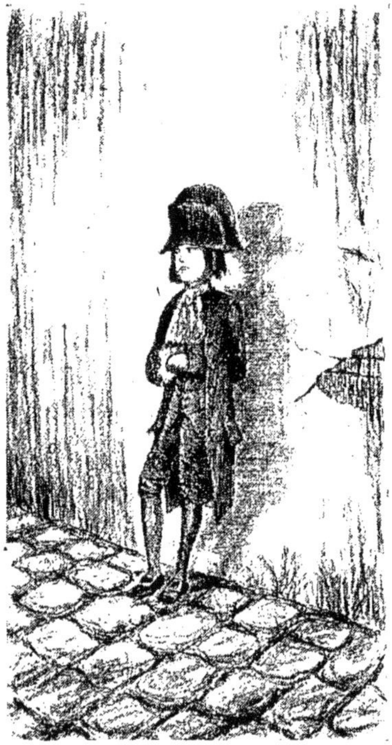

Le 23 mars 1779, il fut admis au collège militaire de Brienne.

Il est notoire que son apparition y excita la curiosité générale et fut accueillie par des sourires et des lazzis de ses camarades, qui étaient riches, tandis qu'il était pauvre, ce qui était une première faute, sinon une tare.

Mais il y avait davantage. Son visage, bistré singulièrement, était encadré d'une chevelure retombant en ficelles sur les mâchoires, comme des oreilles d'épagneul ou de « King-Charles. » Le Corse aux cheveux plats! Qui devait être plus tard le « Tondu ». Et son accoutrement était bizarre. Des souliers trop vastes pour ses petits pieds; des bas non tendus et à plis désordonnés sur ses maigrelettes jambes; un gilet à basques descendant jusqu'aux aines; un habit à pans descendant jusqu'aux mollets et, enfin, un bicorne volumineux, le tout presque rapé.

Tel il était arrivé d'Autun à Brienne, comme il était arrivé auparavant d'Ajaccio à Autun.

Les premiers temps, il resta silencieux, farouche, et se montra fier et hautain. C'était pour lui une satisfaction de fuir le contact de ses camarades et de s'isoler.

Comme à Autun, il y eut de violents accès de nostalgie, qui se manifestèrent, soit par une profonde mélancolie, soit par une véritable exaspération.

Enfin, il s'adoucit et se lia avec quelques-uns des pensionnaires de Brienne.

Un épisode, moins connu que l'épisode classique qui le décrivait et le dessinait commandant des combats de neige, dépeindra le caractère de l'enfant qui deviendra l'homme que l'on connaît. Chaque élève avait reçu, dans une partie spéciale du jardin du collège, une parcelle à cultiver, afin de prendre goût à la culture et de se distraire ainsi autrement que par les jeux ordinaires des heures de récréation. Bonaparte commença par s'approprier *manu militare* la parcelle de deux de ses voisins, qui n'en faisaient, sans doute, à son avis, rien qui valût. Puis il entoura son bien propre et celui qu'il avait conquis d'une forte palissade, un retranchement. Quand il eut achevé son œuvre, avec soin et méthode, et orné son empire à sa manière, il s'y installa, au centre, et passa son temps de récréation à lire! Particulièrement la vie des grands hommes de l'Antiquité, par Plutarque! son auteur par excellence. Que si l'on touchait à son bien, si on le taquinait ou si on l'appelait « La paille au nez », il exécutait une sortie et tapait! Dru ou dur, mais toujours sec et fort.

Ses capacités se montrèrent là rapidement très remarquables dans les mathématiques qu'il affectionnait particulièrement, dédaignant le grec et le latin et l'orthographe française, avec laquelle il fut, d'ailleurs, toute sa vie, presque outrageusement en désaccord, entassant les pataquès les uns sur les autres avec une superbe indifférence, dont j'ai eu en mains, non sans certaine émotion, quelques-uns des témoins. C'est hilarant! C'est désopilant! Et les ouvrages, qu'il publia, avaient dû, certes, avoir de sérieux correcteurs, avant de paraître, pour ne pas soulever, en dépit de la grandeur du sujet et l'élévation du style, un éclat de rire général.

En voici un spécimen :

Qu'importe à des *guerrié* ces frivoles avantages
Que font tous ces *trésor* sans celui du courage
A ce prix *fucier* vous aussi beau qu'*a*donis
Du Dieu même du *peon* (¹) *eusiez* vous *l'élocance*
Que *son* tous ces dons ? sans celui de l'*avallance*.

Ce qui suit a plus de saveur. C'est une lettre adressée à Tissot, qui en fit fort peu de cas. Il paraît, en effet, que, sur l'original, on peut lire l'apostille suivante écrite de la main de Tissot même : « Lettre non répondue peu intéressante ».

Quel butor que ce savantasse de Lausanne, qui ignorait que toute question, poliment formulée par un honnête homme, appelle une réponse, comme toute lettre libellée de la même façon par un homme honnête mérite pour le moins un accusé de réception et une finale décente! La politesse telle que la comprenait Wellington, qui répondit toujours avec un soin méticuleux à toute lettre, qui lui était adressée, fût-elle aussi banale et d'aussi mince origine que possible.

(¹) du Pinde.
Extrait d'une lettre de Napoléon Iᵉʳ à son oncle le 25 juin 1784.

Ajaccio, en Corse, le 1er avril 1787.

MONSIEUR,

" Vous avez passé vos jours *a* instruire l'humanité et votre réputation a percé, jusque dans les montagnes de Corse, où l'on se sert *peut* de médecin, il est vrai que l'éloge court mais glorieux que vous avez fait *des leurs aimé général* est un titre bien *souffisant* pour les pénétrer d'une reconnaissance, que je suis charmé me trouver par la circonstance dans le cas de vous témoygner au *non* de tous nos compatriotes.

„ Sans avoir l'honneur d'être connu de vous, n'ayant d'autre titre, que l'estime que j'ai *conçu* pour vos ouvrages, j'ose vous importuner et demander vos *conseilles* pour un de mes oncles qui a la *goute*.

„ Ce sera un mauvais *préembule* pour ma consultation, lorsque vous *saurai* que le malade en question *à* (70 ans) soixante et dix ans mais, *Monsieurs,* considérez que l'on *vis* jusqu'à cent ans et plus et mon oncle par sa constitution devoit être du petit nombre de ces privélégiés, d'une taille moyenne, n'ayant fait aucune espèce de débauche, ni trop sedentaire, ni trop peu, n'ayant été agité d'aucune de ces passions violentes qui dérangent l'économie *animal,* n'ayant presque point eu de maladie dans *tous* le *cous* de sa vie je ne dirai pas comme Fontenelle qu'il avait les deux grandes qualités pour vivre, bon corps et mauvais cœur, cependant je crois qu'ayant eu du penchant à l'égoïsme il s'est trouvé dans une *sitoytion* heureuse, qui ne l'a pas mis dans le cas d'en développer toute la *forse.*

„ Un vieux *gouteux* génois lui prédit dans le *temp* qu'il était encore jeune, qu'il serait *affligés* de cette incommodité, prétention qu'il fondait sur ce que mon oncle a des mains et des pieds extrêmement petits et la tête grosse. Je crois que vous *jugerai* que cette prédiction accomplie n'est qu'un effet du *hazard.*

„ Sa *goute,* en effet, lui prit à l'âge de 32 ans les pieds et les genoux en furent toujours le *téâtre* il s'est écoulé quelquefois jusqu'*à* 14 ans sans qu'elle *revins :* un ou deux mois étaient la durée des accès il y a dix ans entre autres qu'elle lui revint et l'accès dura 9 mois il y aura deux ans au mois de *Juins* que la *goute lataqua* aux pieds; depuis ce temps *la* il garde toujours le lit des pieds la *goute* se communiqua aux genoux, les genoux enflèrent considérablement depuis cette époque tout usage du *genoux* lui a été interdit.

„ Des douleurs cruelles s'en suivirent dans les genoux et les pieds, la tête s'en *ressenti,* et dans des crises continuelles il passa les 2 premiers mois de son séjour *aux* lit, *peut à peut* sans aucun remède les genoux se désenflèrent et les pieds se *guairirent* et le malade n'eut plus d'autre infirmité *que une inflixibilité* de genoux occasionnée par la *fixassion* de la *goute au jarrets,* c'est à dire aux nerfs et aux artères qui servent au mouvement. S'il *esseie* de remuer le *genoux* des *douleurs égus* lui font cesser son *accion.*

„ Il dort sans aucune espèce de mouvement, son lit ne s'est jamais *refai,* simplement l'on *décore* les *madelas* et l'on *rémue* la laine et les plumes. Il mange bien, digère bien, parle, lit, dort, et ses jours se *coulais* mais sans mouvement mais sans pouvoir *joui* des douceurs du soleil, il implore le secours de votre science, sinon pour le *gairir,* du moins pour fixer dans une autre partie ce mal génant.

„ L'humanité, Monsieur, me fait espérer que vous daignerez *réponde* a une consultation si mal digeré moi-même depuis un mois je suis *turmanté* d'une fièvre tierce ce qui fait que je doute que vous puissiez lire ce griffonnage — *Jé* finis, *monsieu* en vous exprimant la parfaite estime que *m'a* inspiré la lecture de vos *ouvrage* et la sincère *reconoicence* que j'espère vous devoir.

„ Monsieur, je suis avec le plus profond respect votre très humble et três obéissant serviteur.

„ BUONAPARTE,
„ Officier d'artillerie au régiment de la Fère. „

Une lettre qui est un modèle de style, d'orthographe et... d'attachement à un parent, dont la guérison ou le soulagement serait pour lui un bonheur.

Ab duo disce omnes! Et, avec le temps, il n'en saura pas davantage! Moins, peut-être!

Pourquoi ne se distinguait-il que dans les mathématiques! Parce que les règles de cette science sont des vérités divines, tandis que les règles de l'orthographe ne sont que des mensonges humains; que les premières sont éternelles, tandis que les secondes sont éphémères.

La lecture est pour lui une passion. Elle restera toujours vive en lui et se manifeste dès son enfance. A Brienne, déjà, ainsi que nous l'apprend un de ses maîtres, il dévore les livres, des livres d'histoire, et Plutarque, comme il vient d'être dit, et Tacite sont ses auteurs favoris, en traduction, bien entendu, car il ne sait pas plus mordre au grec et au latin, qu'il ne saura mordre à l'anglais à

Sainte-Hélène, en dépit de très louables efforts pour y parvenir. C'est, en réalité, à Brienne qu'il doit presque tout apprendre, car, à l'École militaire de Paris, il ne fait guère plus qu'une apparition.

Qu'a-t-il appris dans ces deux écoles? Simplement à parler français. Ce qui est étonnant, puisqu'il n'avait su apprendre ni latin ni grec, ni plus tard, anglais. Mais, en dehors de cela? Rien! Quoique, parmi ses maîtres, il s'en trouvât de fort éminents. Rien! A peine quelques principes d'orthographe, comme on l'a vu! Pas même les plus élémentaires notions de la calligraphie! Rien! Absolument rien! Il a, en germe, dans son cerveau, tout ce qu'il saura plus tard. Et il semble que ce doive être vrai, puisqu'il affirma qu'à sa dernière bataille, il n'en savait pas plus qu'à la première, comme César. Il apprendra de soi-même tout ce qu'il saura... Même l'équitation. S'il avait dû avoir un maître, disait-il, il n'aurait jamais pu se tenir en selle.

En réalité, il n'a rien appris ni sur les bancs de l'école ni ailleurs.

Ainsi en fut-il de Newton, qui savait ce qu'il savait par sa propre puissance; qui résolvait, à seize ans, lorsqu'il sortit de la solitude de son château seigneurial, les problèmes les plus ardus d'Euclide, rien qu'à leur énoncé! Et qui, à dix-huit ans, donnait naissance à des œuvres prodigieuses de sa propre inspiration, qui étonneront toujours!

Autre exemple. « La Patti, » qui, dans son genre, a été un charmant prodige et qui a poussé l'art de vocaliser et de chanter à sa borne extrême de perfection, ne put jamais, paraît-il, apprendre à lire convenablement les notes et, pour connaître sa chanson, dut avoir recours à son oncle Strakosch, qui la lui jouait sur son violon ou sur son piano. Indépendante comme le rossignol. On connaît le « mot » de Rossini à ce sujet.

Parce que les véritables génies n'apprennent rien de leurs semblables. Ils sont originaux et ne puisent qu'à leurs propres sources toute leur puissance! Et qu'en apprenant ils n'apprennent guère qu'à ne pas faire comme les autres.

A quinze ans, Napoléon quitte Brienne et entre à l'École militaire de Paris.

Le 1er septembre 1785, à l'âge de seize ans, il est nommé sous-lieutenant ou lieutenant en second au Régiment de la Fère — artillerie — en garnison à Valence.

C'est à partir de cette date qu'il entre dans la carrière qui doit le mener plus haut que Paoli n'eût osé l'entrevoir, mais aussi haut, sinon moins haut, qu'il se l'était entrevu, qu'il se l'était assigné, dans une succession d'étapes, dont la rapide énumération vient d'être faite.

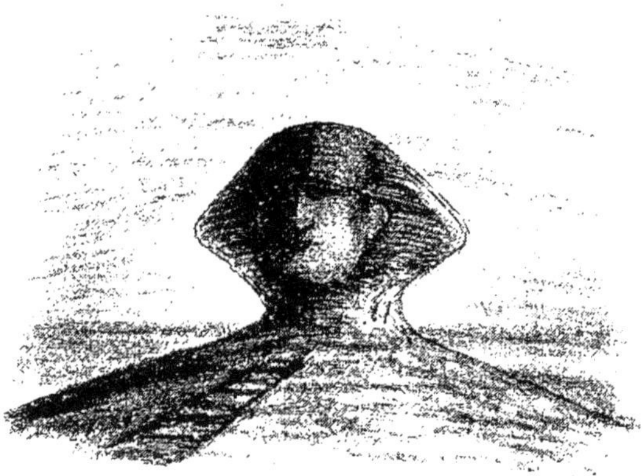

III

. . . .

. . . .

Chaque homme est un monument, depuis le mannequin de sable, dont chaque grain s'envole sans laisser de vestige, jusqu'au Sphinx d'Égypte, qui de sa masse compacte défie les siècles et les hommes.

Tel que ce dernier fut Napoléon! L'Harmachis! Le Sphinx des temps actuels et futurs! C'est comprendre l'être d'une façon absolument superficielle et incomplète et, en conséquence, inexacte et injuste, que de ne voir en lui que le guerrier, l'homme de guerre ambitieux et, par conséquent, égoïste, mettant la guerre à son service pour satisfaire son ambition et son égoïsme. Un sacrificateur d'hommes! Un « Saigneur » d'Humanité!

A côté du chef incomparable, il y a l'homme d'État, le financier, le législateur aussi incomparable, et, en tous cas, dans son ensemble, l'homme merveilleux que Salvandy appelait le héros des temps modernes. Homme imprévu et neuf dans l'Histoire.

Je dis merveilleux, j'allais dire presque miraculeux, car il faut croire qu'il l'est réellement, puisque tant de gens, plus nombreux que ses détracteurs, même chez les peuples gallophobes, se sont tant émerveillés dans le passé et s'émerveillent tant encore dans le présent en y songeant. A moins de supposer que ces légions d'admirateurs n'ayent été et ne soient que des troupeaux de très vulgaires imbéciles.

Dire qu'il voulait la guerre pour la guerre et pour son ambition, c'est trancher d'un coup de Jarnac une question complexe, que l'étude de l'homme et celle de son temps, inséparables de l'homme, peuvent seules faire comprendre, parce qu'elles permettent d'analyser les raisons qui lui firent entreprendre et poursuivre la guerre jusqu'en 1800, après 1800 jusqu'en 1812 et, après 1812, jusqu'en 1815. Les trois phases de sa carrière militaire.

Quand il cesse de subir l'action; lorsqu'il n'est plus un être passif; lorsqu'en 1785 il devient lieutenant en second, il ne va se passer que quelques années jusqu'au moment où, pour une cause dont il n'est point l'auteur et à laquelle il ne participe pas, la France va se livrer à des excès, à des débordements, à des orgies de sang dont l'histoire des peuples civilisés n'offre guère de semblables. La France, d'abord! L'Europe, ensuite! La guerre civile devant amener la guerre internationale.

Si, depuis 1791, il est entré dans l'action, ce n'est en réalité qu'en 1793 seulement qu'il devient « quelque chose »; autre chose qu'un de ces officiers subalternes ignorés et souvent ignorants, dont le souci de l'augmentation de la solde et le plaisir sont presque l'unique occupation intellectuelle.

En effet, c'est en cette année qu'il prend part à une expédition dirigée de Toulon contre la Sardaigne, expédition qui comprenait deux bataillons Corses, qui s'emparèrent du fort de San-Stephano et des îles de la Madalena. C'est le premier combat auquel il assiste, avec des Anglais pour adversaires, combat au cours duquel il se distingua particulièrement et fut légèrement blessé, dit-on.

Puis, c'est le temps de la « Batterie des hommes sans peur », qui, en lui faisant risquer sa peau sous les boulets anglais de l'Amiral Hood et sa tête sous le couperet français de Sanson, l'amène, *illico et ipso facto*, à un poste important, celui de Général de brigade, puis à celui de Commandant en second de l'Armée de l'intérieur et à la Journée de Vendémiaire, le 5 octobre 1795, lorsque, à la tête des troupes de la Convention, il dirige l'écrasement des Sectionnaires, massés sur les degrés de l'église Saint-Roch. Une journée qui fut brillante pour lui, car il s'y acquitta de sa mission, sans avoir fait couler le sang inutilement. Six mois plus tard le voient Commandant en chef de la même armée et, enfin, le 2 mars 1796, Général en chef de l'armée d'Italie, sans avoir, par une circonstance heureuse pour lui, touché à la « Terreur », n'ayant eu qu'un rapport, plutôt éloigné, de fait, et, en tous cas, répulsif de sa part, avec Maximilien Robespierre, en dépit des avances faites par ce tyran, qui, comprenant la valeur du jeune officier, voulait l'entraîner dans son orbite, c'est-à-dire, dans le tourbillon férin, dont était ravagée la France, ce qui aura valu, néanmoins, à Bonaparte, après la chûte du monstre, sous l'accusation d'avoir conspiré en sa faveur, neuf jours de détention, à Antibes, sur l'ordre des Commissaires de la Convention, parmi lesquels Salicetti, détention du 12 août au 20 août 1794, avec presque l'envoi à la guillotine, faisant de lui une unité de plus que les cent mille victimes de la Révolution. Accusation qui semble absolument injuste. Il ne pouvait, en effet, être l'ami d'un tyran tel que Robespierre, lorsqu'il s'était tant révolté à la vue du massacre des Suisses, le 10 août 1792.

Dès ce moment, ce sont victoires sur victoires, dans une guerre dont il n'est pas le promoteur ; dont il n'est même pas l'inspirateur.

Ces victoires le mènent en Égypte, qu'il quitte après une absence d'un an et six mois, pendant lesquels la France n'a cessé de déchoir, sous Schérer, sous Jourdan, sous le Directoire, sous l'intrigue, perdant, en ce court espace de temps, tous les fruits des succès du vainqueur de Montenotte.

Brumaire survient quand Sieyès, exprimant en quelques mots le sentiment général, s'est écrié : « Assez d'avocats ! Assez de bavards ! Il faut une tête et une épée ».

D'un coup, presque d'un coup, celui qui sera Napoléon Ier a jailli du sein d'une pléiade d'hommes prodigieux, dont un seul, aujourd'hui, serait l'honneur et le point d'appui de cette pauvre France, vide d'hommes comme jamais dans son histoire tant de fois séculaire !

La pondération de l'être est parfaite en lui. En lui règne un équilibre stable des facultés physiques et mentales. L'enthousiasme réfléchi de la jeunesse a déjà fait place à l'audace prudente de la virilité, sans que l'ambiance d'un temps, qui fait vieillir avant l'âge, l'ait atteint.

Sa face de bronze est grave, son geste est olympien et rien en lui ne révèle plus guère les fougues du Pont d'Arcole ou les éclats de ses proclamations.

Il a mis son épée au service de la Révolution. Et par l'emploi résolu d'une sage et énergique intervention, il refrène la Révolution même. Le monde a été étonné de ses victoires ; il se calmera de ses craintes par l'exemple de l'homme plus que par ses traités.

La Convention, assemblée brillante mais désordonnée, a constitué administrativement le désordre, le plus immense des désordres. Lui seul, sous le poids de son gant de velours, qui cache un gantelet de fer, il constitue militairement l'ordre. Il écarte les renommées parleuses ou il leur impose le silence. Il endigue le flot des basses appétences, des grossiers élans. Désormais les prisons, qui, sous la licence effrénée de la république des Marat, des Danton, des Fouquier-Tinville, des Carrier, des Robespierre, n'étaient plus peuplées que d'innocents, seront de nouveau vouées à la faute et la guillotine, qui, sous cette république monstrueuse, n'avait plus abattu que des têtes de martyrs, sera de nouveau la justicière suprême du crime !

Restaurateur de l'ordre social, a-t-on dit, il disciplinera la rénovation des choses dans la famille, dans la société, dans l'État. Il a amnistié. Il conciliera ensuite les partis, tous les partis... sauf les partis démagogiques. Il s'est établi le point d'appui de tous les intérêts, de toutes les opinions, de toutes les aspirations... sauf des partis démagogiques. Et il deviendra une nécessité pour tous..., sauf pour les partis démagogiques.

Son pouvoir sera liberticide pour la plume, pour la parole, pour l'individualité même. Soit ! Mais, je le demande, en ce temps, la liberté n'était-elle pas dégoûtante, dans la presse, à la tribune, dans les mœurs, dans la foule, dans la famille même ! Une liberté licencieuse, dont ne profitaient que les folliculaires, les énergumènes, les libertins. L'excès de liberté a toujours enfanté ces hontes. Elle les enfantera toujours. Que la Providence nous délivre de son retour !

Il aura établi le pouvoir absolu ! Il sera tout ! Comme Charles-Quint, soit ! Mais, grâce à ce pouvoir, qui est un levier, le plus puissant des leviers, s'il est entre les mains d'un grand homme, il créera un tout qui étonnera la France et le monde par sa splendeur !

D'ailleurs, au moment où il établira son despotisme, un despotisme à la manière d'Auguste, qui ne sera jamais une tyrannie à la manière de Néron, aucune liberté ne sera plus compatible avec les nécessités du temps, non seulement en France, mais en dehors de la France.

Tout pliera devant lui ! Et s'il rencontre des obstacles, ils se transformeront sous sa main en instruments. Tout s'abaissera devant ses pas !

— On le verra s'établir l'homme de tous les partis... excepté du parti démagogique ! Dont l'ochlocratie, qui lui fait horreur, est fatalement la conséquence. Aux hommes de l'ancien régime il donnera la religion et l'ordre, avec le droit d'acquérir ! Aux hommes du nouveau régime, la liberté de conscience et l'ordre, avec le droit de garder les biens acquis ! A la France tout entière, la confiance et la gloire ! —

Voilà ce que la journée du 18 Brumaire fera naître !

Après que, d'un coup, il aura abattu un gouvernement, issu d'une révolution qui avait établi les Droits de l'homme et les avait ensuite noyés dans le sang ! Un gouvernement personnifié par Gohier, le géronte irrascible, le vétillard impuissant, et Barras, le sybarite cynique, le sceptique gouailleur ! Et, de ce coup, il aura écarté la tourbe des fantoches, qui prétendent diriger les destinées de la France et les mènent aux abîmes !

C'est dans le soulagement général que le Consul entre à Paris.

Dans le soulagement général et dans le spectacle des membres du Conseil des Anciens et du Conseil des Cinq-Cents, venant acclamer l'homme nouveau. Presque tous ! Sauf Gohier, qui ne décolère pas ! Barras, qui ne s'en embarrasse pas ! Carnot, qui ne pardonne pas ! Et Siéyès, qui n'en revient pas ! Et de quelques autres de moindre envergure !

De ses deux premières œuvres, l'une est la collocation, à l'asile des fous de Charenton, de Sade, dont la littérature inondait la France. Jules Janin a décrit de façon magistrale cette littérature, son auteur et leur action sur les masses. Quelques temps avant le Consulat, le monstre avait fait paraître un nouvel ouvrage où il entendait démontrer que les lois de la nature...! Un ouvrage qu'il avait lui-même illustré ! Et il avait eu l'audacieux cynisme d'en envoyer un exemplaire, superbement relié, avec dédicace sur la première page, à chacun des membres du Gouvernement du Directoire ! Phénomène honteux ! Chose inconcevable ! Signe du temps ! Chacun des membres de ce Gouvernement, avait adressé à son auteur ses chaleureux remercîments pour l'hommage ! Chaque matin des premiers jours qui suivirent le 18 Brumaire, un exemplaire de ce même ouvrage, superbement relié aussi, avait été déposé, bien en évidence, sur la table de travail du Premier Consul, par une collusion mystérieuse. Les premières fois, Bonaparte avait repoussé avec horreur l'œuvre immonde, sans plus. Comme l'envoi se continuait, afin de le faire cesser et de purger la France de son auteur, il résolut d'ordonner l'incarcération du pornographe abject, pour l'empêcher de nuire encore. Telle fut la première des œuvres du Consul.

La seconde, ce fut la répression des atrocités commises par les « Chauffeurs » ou « Garrotteurs ». Il ne sera pasinuti le d'en rappeler en quelques mots l'importance.

En ce moment, une partie très importante de la France était livrée à des bandes organisées militairement pour le brigandage. Leur pouvoir s'étendait des bouches du Rhône à Paris et de Paris à Francfort-sur-Mein, en passant par Coblence, avec de nombreuses ramifications dans tous les sens, notamment en Vendée, d'une part, et, d'autre part, jusqu'à la forêt d'Hertogenwald et la forêt de Soignes, en ce temps de beaucoup plus étendue qu'aujourd'hui ; par conséquent jusqu'à Waterloo. Ces bandes étaient constituées des plus vils individus des jours les plus sombres de la Terreur, successivement grossies par suite du licenciement de quelques corps particuliers, plus redoutables dans l'intérieur qu'utiles contre l'ennemi; par la réduction des forces militaires en vertu du traité de paix de Campo-Formio; par la désertion et la désorganisation de deux armées battues en Allemagne et en Italie, sous Jourdan et Schérer, tandis que Bonaparte était en Égypte; par la démoralisation de la population, conséquence des mœurs révolutionnaires.

Le livre très curieux de Sevelinges, publié en 1804, fait connaître, en ses détails, l'organisation et les atrocités monstrueuses de ces bandes de scélérats, qui jetaient dans toutes les contrées où ils opéraient et bien au delà une épouvante justifiée.

Le Gouvernement indécis et indécent du Directoire, qui, de l'an III à l'an VIII, avait régi la France, avait vainement tenté d'en purger les campagnes. Sa faiblesse et son ineptie n'avaient fait qu'augmenter l'audace de ces bandes, dont une, sous les ordres d'un bâtard, conçu et né dans une maison de passe et endossé au Duc de Choiseul, s'avança jusqu'aux premières maisons de Paris!

L'œuvre que, pendant des années, le Directoire avait été impuissant à réaliser, sinon par la destruction, au moins par l'affaiblissement du pouvoir de ces bandes, le Premier Consul devait l'accomplir en peu de temps. Pour y parvenir, il forma un corps spécial de troupes chargé de traquer les bandits, comme du gibier, dans les forêts. L'association prit fin par la fusillade et la pendaison et, dès lors, il fut permis aux campagnards de respirer et de besogner.

La France pacifiée, Bonaparte bondit de Paris sur l'Italie! L'Italie! C'est Marengo où, battu à midi, le soir, il voit les Autrichiens, pris d'une terreur panique inexplicable. Vainqueur et dispensateur de la paix ou de la guerre.

C'est le Concordat! C'est le Code! C'est la paix d'Amiens, qui eût pu être durable, sans doute, si l'Angleterre eût mis moins de raideur et de hauteur à traiter avec la France; si elle n'eût froissé la personnalité même de Bonaparte; si William Pitt n'eût été irréductible dans son animosité pour le « Parvenu »; si le sentiment d'exécration que lui avait voué Pozzo di Borgo n'eût déjà de son frisson parcouru l'Europe.

Le Consulat à vie surgit bien vite, se substituant au Consulat à terme qui n'avait pu être qu'éphémère et qui ne pouvait perdurer tel qu'il avait été établi, parce que Bonaparte ne pouvait subir les entraves d'un ardélion tel que Siéyès, dont son collègue, Roger Ducos, était une simple doublure. Il ne pouvait avoir comme collègues dans ses nouvelles fonctions que des soliveaux, instruments qu'il trouva dans la personne de Cambacères et dans celle de Lebrun.

C'était déjà l'Empire. Car, ainsi qu'on l'a dit, « quoiqu'il y eût trois Consuls, la République n'existait plus que de nom ; l'institution s'absorbait dans l'homme, qui, sous la fiction d'une magistrature romaine, exerçait, en fait, la plénitude des pouvoirs de la dictature ».

L'Europe se coalise sous le souffle de Pitt et de Pozzo di Borgo contre le « Parvenu ». Il faut l'abattre à coup d'argent et d'hommes. Le continent a des soldats mais n'a pas d'argent. L'Angleterre a de l'argent mais pas de soldats ! Un pacte se conclut. L'Angleterre fournira le métal et le continent, le sang ! C'est donc la guerre. Et la guerre, c'est Austerlitz, qui tue William Pitt ! C'est Iéna, qui tue la Reine Louise ! C'est Friedland, qui asservit Alexandre Ier ! Et, comme couronnement à cette première partie de l'œuvre, c'est Tilsit ! Le 7 juillet 1807 ! Quel chemin parcouru en dix ans ! Et que loin est-il de celui que Robespierre avait pollué de ses escarpins !

On reconnaîtra que, jusqu'à cette date, Napoléon n'a pas été, seul, l'auteur des guerres qui, annuellement, bouleversent le monde. Car si le Blocus Continental est l'œuvre de son inspiration personnelle et, avec cette œuvre, les guerres de la Péninsule, c'est qu'il n'a pas eu un Nelson pour lui mener ses flottes à la victoire et à la conquête d'Albion et qu'il ne peut atteindre l'Angleterre qu'en imposant au continent le système de la prohibition despotique des produits anglais. Il devra vaincre ainsi son ennemie par la ruine de ses marchands, puisque, plus que la tempête, l'incapacité de ses amiraux ne lui laisse pas d'autre moyen.

Les faits, qui ont amené l'application de ce système, sont la conséquence de la victoire de l'Angleterre, le 21 octobre 1805, devant le Cap Trafalgar. En effet, puisant dans cette victoire étonnante, qui a amené la destruction complète et définitive des Escadres Françaises et Espagnoles, le Cabinet Britannique avait promulgué, le 16 mai 1806, une déclaration, qui abolissait la liberté des mers, en soumettant tous les pavillons aux lois anglaises et en détruisant les droits ou le commerce des neutres. Cette déclaration visait la France seule, puisque, en ce temps, les navires français seuls ou presque seuls du Continent sillonnaient les océans. C'est pour user de représailles contre l'abolition absolue et officielle de la liberté des mers par l'Angleterre, que Bonaparte a frappé de blocus les îles Britanniques et l'Empire Britannique tout entier, lui-même, substituant au blocus réel le blocus fictif, dont le succès ne pouvait être qu'à la condition d'être universel, ce qui devient la cause de la plupart des guerres depuis 1806.

L'Angleterre a entendu être la seule maîtresse des Océans. Elle entend le rester et le restera. Vingt milliards de francs seront semés par elle sur tous les coins de l'Europe, qui ne sont pas d'origine française ou étroitement réunis à la France, pour y parvenir.

Jusqu'alors les guerres ont été inéluctables, naissant par la puissance d'un fluide irrésistible. La paix est impossible, on le sent. Le passage des temps anciens aux temps contemporains ne peut se faire qu'à travers des torrents de sang. Toute l'Europe est en armes. Elle entend le rester. Il lui faut la déchéance de l'homme nouveau. Celui-ci maintiendra son épée nue, l'alumelle avec soin aiguisée. Il le faudra. Il ne pourrait la remettre au côté. S'il le faisait, ce serait la rendre à Pozzo di Borgo.

Un coup de tonnerre retentit soudain. Wagram! La paix surgit! Et, pour prouver au « Parvenu » qu'il l'accepte sincèrement, François change de numéro, cesse d'être Empereur d'Allemagne pour devenir Empereur d'Autriche et, pour sourire au Petit Caporal, lui donne sa fille! Une belle Viennoise aux appétissantes rotondités et aux abandons lascifs!

Presque au même moment, où une armée anglaise, bien plus nombreuse que celle de Wellington, engagée dans la plus grande expédition maritime du siècle, se couvrait de honte et de ridicule, dans l'île de Walcheren, à l'embouchure de l'Escaut, par l'incapacité de Lord Chatam.

Cette expédition n'a pu émouvoir la France. Pas plus que l'échec des généraux français en Espagne. Elle est toute à Wagram.

Un an et dix jours après la surprise de Compiègne, la poudre parle aux Invalides. Est-ce une victoire nouvelle ? Oui! Quoique le César soit dans la capitale de ses états impériaux. Une victoire sur la nature! Un enfant vient de naître! Le vingt-deuxième coup de canon, dans une clameur immense qui s'élève de Paris, couvrant, paraît-il, la voix de la poudre, annonce un fils! La Fortune entend sourire sans lassitude à l'homme. Ne serait-ce qu'un sourire passager? Non! Car sans souffle d'abord, après l'absorption d'un réconfortant, cet enfant respire. Un mâle!... Pauvre être chétif de sève, débile d'esprit! Né pour être, un jour, un aigle nouveau! Né Aiglon! Aiglon? Jamais! Tout au plus oison! Le fruit d'un grand homme! Un fruit qui n'a jamais entendu mûrir pour la France! Un être qui a bien trop peu de sang dans les veines pour en donner une goutte à sa terre natale!

Napoléon, depuis Wagram jusqu'à la naissance du Roi de Rome, est au sommet de sa gloire! C'est l'empyrée! L'apothéose!

La semi-déification! Dans le délire de la France et l'admiration du monde! Jusqu'à ce jour, il fut calme! Très calme! Toujours plus calme! Mais il se trouble; le vertige le prend. Ce n'est qu'un éclair! Mais cet éclair sera suivi d'un coup de tonnerre formidable! Napoléon n'entend plus avoir comme ami Alexandre, parce que celui-ci le gêne. Et il lève une armée innombrable afin d'envahir ses États. La Guerre de Russie! Son œuvre! Son œuvre personnelle, en dehors de toute influence étrangère à la sienne, de tout contact extérieur, et dont il doit être tenu comme l'auteur exclusivement responsable. C'est un rêve monstrueux, dont il n'est tiré que lorsque la neige s'épaissit, se congèle; que lorsqu'il va franchir la Bérésina; lorsqu'il expédie le 29e bulletin, qui fait savoir à la France que, si la Grande-Armée n'existe plus, Napoléon est en parfaite santé; que, si un demi-million d'hommes sommeillent, lui, il veille... et surveille.

Cent vingt et un coups de canon apprennent soudain à Paris, dans l'aube sombre, glaciale, d'un jour de Décembre, qu'il est là.

Coups de canon sur coups de tonnerre! Dans une fulgurance aveuglante qui bientôt va se perdre dans une nuée de Cosaques et un tourbillon de Uhlans!

Il est là! Et chacun tremble. C'est que la conspiration Malet a compromis chacun, car personne n'a songé que, si le maître n'était plus, son fils avait été créé par ce maître pour lui succéder. Le matin même, le Conseil des Ministres est assemblé par lui et reçoit les ordres nécessaires pour une levée d'hommes bien plus gigantesque que toutes ses devancières. Et cette journée se termine dans un soulagement général. Car, si chacun a tremblé, le matin, et si chacun respire le soir, c'est que, pour toute punition à la faute générale, il envoie Frochot en exil, Savary épargné, le plus coupable, parce qu'il a été ridicule dans sa culpabilité. Le maître courroucé d'infidèles sujets entend ainsi leur donner un exemple... de douceur.

La série des guerres qui vont suivre est la conséquence de la guerre de Russie, son œuvre personnelle, mais il ne peut les éviter, sous peine de déchéance, jusqu'à l'abdication. Perdre son empire ou faire la guerre.

Le 20 Avril 1814 l'a vu partir pour l'Ile d'Elbe. Le 1er Mars suivant le voit débarquer au Golfe Juan, au moment où les années du Terrorisme vont renaître. Cent et dix jours après, Waterloo donne son nom à l'Histoire. Dernier acte du drame dont l'épilogue, conséquence de Waterloo, se joue à Sainte-Hélène.

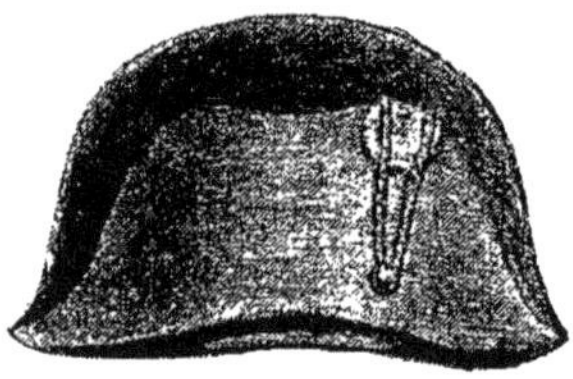

IV

Telles semblent être les trois divisions de son Épopée militaire.

A-t-il fait la guerre, afin de voir couler le sang? Fut-il un Attila, un Tamerlan, un Genkiskhan, un Ivan-le-Terrible?

Non! Il réprouvait la cruauté et Henri VIII d'Angleterre, épousant Jane Seymour le lendemain de l'exécution par ses ordres d'Anne de Boleyn, lui faisait horreur.

S'il a fait enlever Louis Antoine de Bourbon, duc d'Enghien, sans égard pour les droits internationaux, puisque l'enlèvement s'est opéré par les troupes consulaires sur le territoire d'un pays étranger avec lequel il n'est pas en guerre, et s'il a fait fusiller le dernier Condé après un jugement sommaire, devant une cour militaire prévenue, c'est pour effrayer la Maison de France, qui laisse conspirer contre lui. Et pour montrer à la France même qu'il est le maître.

S'il a fait exécuter le libraire Palm et le major Schill, c'est pour atteindre les Tugend-Bund qui vont soulever l'Allemagne contre lui. Les sociétés secrètes en pleine action qu'il sait cent fois plus redoutables que celles de l'Italie.

S'il a fait exécuter, de même, Andreas Höfer, c'est pour briser le soulèvement du Tyrol, qui menace son pouvoir dans le Nord de l'Italie.

Tandis que, avec une inexplicable indifférence, il laisse la vie, même la liberté à Fouché et à Talleyrand, bien plus à craindre pour lui que ces quatre victimes, dont le sang des trois dernières devait engendrer des miracles.

Mais, quelle que soit la nature du but qu'il poursuivait en ordonnant ces quatre exécutions, elles n'en devront pas moins être considérées comme de criminelles atteintes au droit des gens. Quatre crimes! Quatre fautes! Dont les nécessités d'état n'atténueront point la portée.

Fait digne de remarque, quoiqu'il eût assisté à soixante batailles, d'après le dénombrement qu'il en avait fait lui-même, de sa propre main il ne versa jamais le sang, dans un contact étroit avec un ennemi. Chaque fois qu'il tira son épée, ce ne fut qu'en signe de commandement, de défense ou de désespoir.

Au siège de Toulon, il monte le premier à l'assaut des derniers retranchements anglais, l'épée nue, pour indiquer l'ennemi à ses hommes. A Brienne, enveloppé d'un hurra de Cosaques, son poing est armé, sans doute, mais c'est Gourgand qui abat le Kalmouck. A Waterloo, c'est pour se faire tuer.

Un physiognomoniste, qui, sans doute, devait appartenir à l'école du phrénologisme, a poussé le respect de sa science jusqu'à démontrer qu'il avait toutes les bosses de la douceur, de l'éloignement de la rigueur et qu'il avait l'amour de la paix! Avec un homme comme Napoléon et un savant comme ce physiognomoniste, il ne faut s'étonner de rien.

En réalité, s'il a dû laisser ouvert, sans répit, le temple de Janus, c'est par soif de conquêtes, c'est-à-dire par ambition, d'une part, et, d'autre part, dans une mesure peut-être plus considérable, pour des causes occasionnelles auxquelles il lui eût été matériellement impossible ou, tout au moins, difficile de se soustraire. Mais, je le répète, ce ne fut jamais par joie de faire et de voir couler le sang, avec la réserve que la vue de celui-ci ne put jamais l'émouvoir, car il est permis de douter qu'à Eylau il se fût ému, comme on a cru le remarquer, comme on le certifie.

Mais il est d'autres horizons à percer pour découvrir les secrets de son histoire militaire.

A côté des causes internationales, externes, qui engendrent la guerre, sont des causes nationales, internes, dont il est parlé plus loin.

. . . .

Napoléon a dit à Sainte-Hélène, en parlant de la couronne de France : « Je l'ai trouvée dans le ruisseau et je l'ai ramassée avec la pointe de mon épée. »

Est-ce la couronne ou est-ce la France ? N'est-ce pas simplement une figure de rhétorique, dont il s'est servi en parlant du signe de la monarchie ?

C'est évidemment la France. La couronne de la monarchie douze fois séculaire de la France, qui avait été purifié jadis par Louis IX, venait de l'être de nouveau par Louis XVI, le premier, saint sans avoir été martyr, le second, martyr en attendant le canon de l'Église qui le sanctifiera.

Depuis les Massacres de septembre, qui avaient vu une boucherie humaine de beaucoup plus longue, plus sanglante, plus criminelle que celle de la Saint-Barthélemy et qui furent le prélude du « Régime de la Terreur », et de ses conséquences, la France ressemblait à un torrent de boues ensanglantées dont les flots tumultueux n'avaient pas tardé à déborder.

La Révolution, de 1789 à 1792, avait fait surgir de partout des nuées d'hommes avides, qui avaient abandonné la charrue et le marteau pour se livrer à l'agitation de la rue, à l'émeute. C'était explicable.

Mais 1792 avait fait sortir, se mêlant à ces hommes, des foules de rufiens, sortes d'Allobroges ou d'Apaches, issus des bouges où l'on crapule et des carrefours où l'on étrangle. Les Septembriseurs! Une des hontes de la Révolution Française. Ceux-ci n'avaient jamais manié ni le marteau ni la charrue. Ils n'avaient jamais exercé que de honteux métiers et accompli de viles besognes, que Jules Janin qualifia justement.

Les premiers n'entendaient plus reprendre le travail. Les armes, la vie des camps, les émotions des batailles, seules, pouvaient encore leur convenir. Comment ces hommes, pleins de sève et de passion, auraient-ils pu redevenir de paisibles cultivateurs ou de modestes artisans, après avoir participé aux évènements passés?

Les seconds, qui s'étaient enrôlés pour la guerre dans les pays les plus riches de l'Europe, n'avaient entendu porter un semblant d'uniforme et se soumettre à des chefs improvisés que par l'appât du butin et de la chair fraîche, fatigués qu'ils étaient de Paris et de Nantes, de l'échafaud et des déportations verticales, des tricoteuses et des furies de la guillotine, des crises hystériques de Théroigne de Méricourt, du sempiternel tribunal révolutionnaire, du non moins sempiternel mot de Fouquier-Tinville, du tout aussi sempiternel appel du matin à la Conciergerie et... de l'archi-éternel manque de pain. C'était devenu monotone, monochrome, monosyllabique. Il leur fallait de l'or et des vierges.

Mais ce n'est pas tout. La France était, en ce moment, livrée à une orgie que Thermidor, loin de refréner, n'avait fait qu'élargir. Pendant la compression, ceux qui savaient qu'ils allaient être raccourcis, avaient voulu « vivre » vite, parce qu'ils ne connaissaient guère plus que leur lendemain. Et ceux qui raccourcissaient, se doutant qu'il leur viendrait un lendemain où ils devraient aller éternuer dans le sac, comme leurs victimes, entendaient s'en donner plus que jusque-là. Après la compression, dans la joie de connaître son sort, le besoin de « vivre » était devenu démesuré. De là, les saloperies du Directoire, des Merveilleuses, des Incroyables! Immoralité! Impudicité! Cynisme! Dans une congestion au point d'éclater.

Inc-oyable! Mon ché.! Mais non mé.veilleux! Ma petite pa-ole d'honneu.!

Bonaparte paraît. Homme austère. Il saigne. Il absterge. Et en étouffant le Jacobinisme, il empêche le Terrorisme de rênaître.

Jusqu'où ira la saignée? Jusqu'à l'anémasie?

Nullement! Car la saignée fera de la France une femme au thorax puissant, aux poumons large ouverts, dégagés de purulence; une femme crainte, respectée, adulée, enviée!

S'il a fallu verser du sang français, pour dégorger, il faut que ce soit par la guerre. De là, certaines expéditions presque inexplicables. Telle l'expédition de Saint-Domingue, qui ne pouvait, comme celle de l'Égypte, qu'être stérile, parce que l'Angleterre était maîtresse des mers.

On n'avait pu traiter certaines demi-brigades ultra-turbulentes comme des Mameluks, des Janissaires ou des Strélitz.

La guerre fit son œuvre. Les hommes avaient cru trouver des trésors, des houris et, par dessus le marché, des lauriers. La fièvre jaune et le soleil d'à-plomb dans les « Mornes, » d'une part, le soleil de Syrie et la peste, d'autre part, firent leur besogne, accomplirent leur œuvre. Et ce fut tout.

Il en revint en France exactement assez pour faire connaître le résultat de l'expédition.

Leurs frères, qui n'avaient pas quitté le sol de l'Europe, n'avaient rien appris de cette leçon, pas plus que de l'autre. Ils aspiraient maintenant au galon! A l'épaulette! Au bâton de Maréchal! Au sceptre!

Eh! Eh! C'est que l'on avait vu des fils de perruquiers, de gargotiers, de postillons, que sais-je? des rien du tout, devenir ducs, princes, rois!

Et dame! On ne pouvait pas savoir! Aussi, dans les campagnes, la plupart des mères lui offraient-elles leur fils, presque sans un soupir! Si ce n'est avec un sourire! Les pères aussi! C'est que le paysan et sa compagne labouraient et semaient leur glèbe sans autre souci que celui de savoir si le « gamin » n'était pas encore roi ou, tout au moins, prince, maréchal, voire même général. Et que « l'Autre » leur avait donné la paix en portant la guerre chez les voisins. Et sans faire de dettes!

C'est qu'aucun peuple au monde n'aimait la gloire autant que les Français! Et que la gloire venait à foison! Qu'après Austerlitz, Iéna, Friedland, Wagram, il allait y avoir à Paris mille quatre cent vingt-huit drapeaux pris à l'ennemi! Et qu'on n'allait plus savoir où les accrocher! Qu'une colonne avait été faite du bronze des canons conquis dans une seule bataille! Qu'outre les trophées de guerre, arrivaient, sans cesse aucune, les trophées de paix! Les dépouilles opimes de la plupart des capitales et d'une foule de musées de l'Europe, rejoignant le Lion de Saint-Marc et les Chevaux antiques de Corinthe! Que Tilsit et Erfurt avaient vu l'apothéose de l'idole et, par conséquent, de la France! Que l'Empereur d'Autriche lui avait donné sa fille! A lui! C'est-à-dire à la France! C'est que l'Empire Français avait quatre-vingt-quatre millions, puis cent vingt millions d'habitants, paraît-il, chiffre colossal pour le temps; qu'il s'étendait depuis l'Elbe jusqu'aux bouches du Cattaro, à côté des terres du Grand-Turc! A la porte de l'Orient! Que Hambourg était port français et Rome, chef-lieu de province; le Souverain-Pontife, sujet de l'Empereur, et Pie VII, captif! Ce qui, d'une part, laissait presque indifférents les paysans, préoccupés seulement et plus que jamais d'apprendre si « l'Autre » allait toujours et si « le Petiot » n'allait pas encore; ce qui, d'autre part, réjouissait le cœur des fils des Girondins et, surtout, des bourreaux de ces derniers, les Jacobins, occupés exclusivement de savoir si le tyran embêtait toujours le Pape !

Tandis que les bourgeois les plus patauds, eux-mêmes, ne pouvaient résister à l'emballement général ! Et se laissaient aller à la frénésie ! Au délire !

Tandis que les ex-sans-culotte de l'épée, de la tribune, de la plume ou de la robe tendaient les mains pour être arrosés de quelques gouttes de la pluie d'honneurs et de richesses qu'il répandait sur ses sujets, en général, et sur chacun d'eux en particulier, lorsqu'ils le méritaient.

Tandis que, signe du temps, le rigide Carnot avait désarmé ! Après avoir prononcé un mot à l'antique, qui restera toujours comme la vérité du temps et qui résumait les sentiments de son âme, de son cœur, de son patriotisme, de sa raison et de son honnêteté. Toutefois, avec une confusion du sens exact des mots « tyrannie » et « despotisme », excusable chez un soldat.

Aboukir et Trafalgar ; les sordidités de la guerre de la Péninsule ; les canons pris par Wellington, — plus de trois mille en 1814, sans qu'un seul des siens n'eût été tenu par les Français, — n'étaient que des épisodes ou des faits, sans portée sur les masses, qui voulaient les ignorer. D'ailleurs, n'étaient-ce pas ses lieutenants et rien qu'eux, auxquels l'ennemi avait pris des villes, des flottes, des canons, des drapeaux, leur gloire, en un mot ! C'était affaire particulière, dont nul n'avait à s'occuper. Trafalgar, si grand dans ses conséquences, des conséquences qui devaient sans trêve sourdre sous le roc impérial et le saper, tourna lui-même à l'avantage de Napoléon ! A son apothéose ! Le peuple remarquait qu'il n'y avait de défaites qu'où il n'était pas et il était convaincu opiniâtrement que, si le Petit Caporal avait commandé la flotte française, Nelson aurait été battu. Ce qui est probable. Et même certain. La réponse à l'Aboukir naval fut l'Aboukir continental ! La réponse à Trafalgar fut Austerlitz et l'entrée à Vienne ! Et aux défaites d'Espagne de Lapisse et de Dupont, Sommo-Sierra, le présomptueux Palafox en fuite, saisi de souleur et l'entrée à Madrid. La ville de Charles-Quint à ses pieds !

Sommo-Sierra, en particulier, peut-être, à cause d'échecs continuels, arriva comme une consécration de la foi populaire en son héros, demi-dieu ! Après Erfurt, où le « Parvenu » s'était établi le dispensateur de toutes choses sur le Continent, et, même, des estomacs affamés des insulaires d'Angleterre !

Les acclamations frénétiques des foules résonnaient à ses oreilles comme l'approbation de ses actes, comme un encouragement à persévérer ! Encore des victoires ! Encore des canons ! Encore des drapeaux ! C'est-à-dire la Guerre ! Tandis qu'après Wagram ses soldats l'acclamaient au cri de « Vive l'Empereur d'Occident » ! Et que ses lieutenants poussaient à la guerre. C'est que certains d'entr'eux rêvaient plus que des bâtons de Maréchal d'Empire. Les yeux de Soult louchaient singulièrement au trône de Lusitanie ! Songez donc ! Nicolas Ier, Roi de Portugal et des Algarves ! Combien plus redondant que Duc de Dalmatie ou que simplement S-o-u-l-t ! Nicolas, Jean de Dieu !

L'image de Murat, qui jouait sérieusement son rôle à Naples et celle de Bernadotte, Prince-Héritier de Suède, qui n'allait pas tarder à le jouer à Stockholm, lui jouaient dans la caboche. Mais ceci devenait abracadabrant. Bernadotte lui-même soufflait la discorde, afin de devenir... Empereur des Français ! Jean-Baptiste Ier !

Quel aimable fauteuil pour s'asseoir que le trône de France ! Et ainsi de haut en bas, depuis le maréchalat jusqu'au caporalat !

Au milieu de ces flots de peuples et de leurs frénétiques acclamations ; de ces armées de soldats et de leurs idolâtres élans ; dans un débordement de gloire inconnu dans les Fastes, deux personnalités seules restaient calmes, très calmes, toujours plus calmes. Un fils et sa mère ! Napolione et Maria Loetitia Buonaparte !

Lui ! Comme l'Apollon vainqueur ! Sa face restait imperturbable. Seuls, un léger froncement des sourcils et un faible mouvement de la lèvre inférieure, repoussant la lèvre supérieure, marquaient l'excès de sa puissance et de son autoritarisme. La narine n'était pas dilatée, le front restait de bronze et le geste olympien, dans l'image de la confiance.

Elle ! Comme la mère d'Apollon ! Impassible ! Mais sceptique ! Et, dans son scepticisme, ennemie du faste et des dépenses inutiles, elle thésaurisait tranquillement, afin de se réserver sur la planche une brioche pour la faim et une poire pour la soif. En hochant de la tête, cette brave femme disait : « Cela ne va pas durer ». « Qui sait si je ne serai pas obligée, un jour, de donner à manger à tous ces rois ».

L'une de ces deux personnalités n'y croyait pas assez et l'autre y croyait trop ! Mais si le stétoscope avait interrogé leur pouls respectif, il aurait appris que l'un et l'autre étaient à 18 au quart !... Le plus parfait état ! Deux fatalistes.

Était-il le seul coupable ? Je le demande. Et, dans la réprobation du sang versé, ne faut-il pas englober avec lui, son armée, la France ? Ne voit-on pas qu'il se trouvait dans un cercle vicieux ; qu'un dilemme se posait pour lui ? La Guerre ou la Déchéance. La Paix à tout prix n'aurait pas désarmé ses ennemis personnels et les nations. Cesser la guerre c'était la soumission à Pozzo di Borgo et la marche sur Paris. Licencier une partie de ses troupes, c'était bien plus qu'après le traité de Campo-Formio, par les proportions du licenciement, la diffusion sur la France d'éléments turgescents et dissolus par la vie des camps ; inaptes au travail ; trop jeunes pour être devenus sages ou trop vieux pour l'être jamais. Ne disait-il pas, en parlant de ses soldats, qu'en temps de paix ils ne savaient que boire et faire l'amour? Et ne fallait-il pas la main de fer de Napoléon pour les tenir en respect? Non seulement les soldats, mais les chefs, qui donnèrent trop souvent le spectacle de la jalousie qui existait entre eux et que le chef suprême seul savait mettre à la raison.

Quels excès ne virent pas se commettre les guerres d'Espagne et de Portugal, loin du regard du maître !

Dans une démoralisation générale, qui se manifesta notamment à Vittoria où les Français furent pris d'une terreur panique aussi inexplicable que celle des Autrichiens à Marengo.

Ces guerres, en particulier, où la femme et le vin jouèrent un rôle mystérieux si important. La femme tragiquement amoureuse et le vin perfidement enivrant! Puis, le couteau éventreur! Entre des scènes de pillage scandaleuses!... Mais aussi quels yeux ! Quels vins ! Et... quels couteaux ! Il y aurait un livre à écrire sur ce seul chapitre, auquel s'en ajouterait nécessairement un autre, celui de la lâcheté. Pour celui-ci, consulter l'Histoire de Wellington, par Arthur Brialmont, le célèbre ingénieur militaire, le réformateur de l'art de fortifier, le Vauban ou le Cormontaigne moderne, qui a honoré notre armée de sa science, l'auteur du projet de fortifications des Dardanelles, qui va s'exécuter dans un délai, paraît-il, rapproché.

. . . .

On a dit et ceci est un mot, rien qu'un mot, qu'après Wagram il aurait dû s'arrêter et remettre l'épée au côté, c'est-à-dire imposer la paix au monde. Le pouvait-il? Et le monde la voulait-il? Il était déjà sur le plateau supérieur du mont qu'il avait franchi et dont il allait bientôt descendre le versant opposé, où son char allait rouler, sans frein, à l'allure de chevaux emportés, en vertu de la puissance même du mouvement acquis. C'était loin d'être le commencement de la fin, sans doute. Mais il y avait des indices de fatigue et de trahison, non moins que certains germes de désaffection, que la Légitimité entretenait et que l'Europe s'apprêtait à mettre à profit.

L'arrêt, c'était la fin de son règne et l'évanouissement de son rêve d'avoir fondé une nouvelle dynastie en France.

Était-il humainement possible de demander à un ambitieux, de le prier d'aller vivre comme un bon bourgeois, comme un gentilhomme campagnard, aux environs d'une bonne petite bourgade de province et d'y planter ses choux? Comme Cincinnatus? Et, s'il eût entendu les planter, lui eût-on laissé le temps de les récolter et de les préparer? Et surtout celui de les manger?

Et pour preuve, son attitude pacifique, en 1815, au retour de l'île d'Elbe. Il est avéré qu'il voulait alors sincèrement la paix, une paix qu'il croyait possible, convaincu que l'Europe, témoin des fautes accumulées pendant quelques mois par la Restauration, admettrait le fait accompli, tout en pouvant prendre des mesures de sauvegarde générale. Et il n'armait pas.

Mais le Congrès de Vienne, dissous, *illico*, dans la plus vive agitation, avait indiqué l'état de panique que le retour de Napoléon avait fait naître en Europe. Et le monde entier armait. Et comme il en était ainsi, il entendit armer également. On connaît son plan de campagne, son irruption dans le nord avec une armée formidable, dont les puissances soupçonnaient à peine l'existence; qu'elles croyaient seulement en voie de formation. Puis Ligny et Quatre-Bras, et, enfin, Waterloo.

. . . .

En réalité, au point de vue militaire, Napoléon fut une nécessité. Il avait surgi à son heure pour l'œuvre qu'il devait accomplir.

Si la guerre Européenne coûta beaucoup de sang à la France, la guerre civile ne lui en eût peut-être pas coûté beaucoup moins et cette guerre eût ruiné ses finances et avili son âme. Et aujourd'hui, au lieu d'un arc-de-triomphe, resplendissant de grandeur, illuminant avec prodigalité Paris de sa majesté et la France de ses rayons généreux, échauffant encore les cœurs déjà sceptiques de tant de Français, ne seraient que des vides, que des plaies ouvertes pour ne plus se cicatriser! Les plaies de 1871 et d'un temps communiste, qui ne jeta dans Paris que des solutions de continuité et qui creusa dans son cœur un abîme plus grand que tous, comme un acte d'accusation éternel! La place où furent les Tuileries! Une plaie sur laquelle on a mis une tache! La statue de l'homme qui, d'abord, volontairement, par obstination et par aveuglement, fit perdre à la France cinquante mille de ses enfants les plus robustes et lui fit arracher une de ses plus superbes provinces, la Lorraine, et ensuite, involontairement, par un sectarisme, que rien ne pouvait convertir, et par une imprévoyance, dont Bismarck avait vu les conséquences, fit perdre à Paris quelques-uns de ses plus précieux joyaux! Un homme, qui accumula plusieurs fautes sur une faute, la guerre de 1870!... Gambetta! Pourquoi pas alors la statue du grand Jules Favre. S'il en fallait une en cet endroit! Pour plaire à des foules ignorantes!

Cette courte digression m'a écarté de la donnée de cet ouvrage. Quoi qu'il en soit, elle n'était pas superflue.

Si Napoléon fit la guerre, ce fut, peut-être, parfois, parce qu'il s'émouvait tellement en entendant les cris de ce qu'il appelait, sans esprit de dénigrement, la « canaille », qu'on ne confondra pas avec la canaille pour laquelle il faut que la canne aille, parce que ces cris lui rappelaient les temps du « Coupeur de têtes », de « Tape-dur », des « Frères rouges de Danton » et de leur grand chef Robespierre et faisaient renaître à ses yeux le 10 août 1792, le massacre des Suisses, qu'il avait contemplé en silence du haut de la terrasse des Feuillants, une des scènes les plus honteuses de la Révolution Française; une scène, qui avait jeté pour toujours en lui, avec l'épouvante d'un retour au temps de leurs excès, le dégoût de la populace et qui lui avait fait dire qu'il regrettait de n'avoir pas vu balayer toute cette canaille.

. . . .

. . . .

Après Wagram, tandis qu'il commence à bedonner, il vacille dans son équilibre mental. Aux environs de ce temps de pouvoir excessif, on voit les fautes surgir et se suivre. La première, c'est la « Surprise de Bayonne » et la relégation à Valençay, dont l'ordre s'exécute par Savary, chef de sa police. La seconde, c'est « l'enlèvement du Pape » et la relégation à Fontainebleau, dont l'ordre s'exécute par Radet, chef de sa gendarmerie, sous les ordres de Miollis. Comme s'il s'agissait de criminels! Deux fautes dont il paiera plus tard la rançon, lorsque, aux prises avec toute l'Europe et même avec la France, il voudra se débarrasser de ses détenus avec un geste de dignité qu'ils s'opposeront à lui laisser faire.

Mais, après la naissance du Roi de Rome, quand il est débordé par les biens de la fortune, il va perdre cet équilibre et, comme Charles-Quint, il cessera d'être logique pour devenir déraisonnable. Un seul instant! Qui va lui faire commettre la troisième faute, la campagne de Russie. La fête qu'il va donner pour célébrer la naissance de son fils! Les cent vingt-et-un coups de canon, partis de l'Esplanade des Invalides, ont annoncé la naissance d'un héritier de son empire et, en même temps, la réalisation prochaine d'un rêve caressé par le père de cet enfant, celui de faire de toute l'Europe la vassale de la France, ce qui veut dire du fils de Napoléon Ier.

La guerre de Russie est une campagne dont la conception est l'œuvre d'un égaré, d'un fou, non pour l'œuvre en elle-même, mais pour la façon dont elle va se poursuivre. *Quos vult perdere Jupiter dementat.* Qu'on en juge.

Distance de Paris au cœur de la Russie, à vol-d'oiseau, plusieurs milliers de kilomètres. En parcourant aujourd'hui cette distance, commodément assis sur les moëlleux ressorts d'un *sleeping-car*, on peut mesurer et comprendre la vastitude de l'effort à vaincre pour parvenir au but.

Entre ces deux points, en passant par Berlin, Varsovie et Wilna, échelonnement d'une armée cosmopolite et surtout disparate par la multiplicité des races qu'elle comprenait, assemblées au hasard, sans cohésion, ne sachant plus quels étaient leurs chefs et ne connaissant Napoléon que comme un oppresseur de leur patrie; ne se comprenant pas entre elles, mais se haïssant d'instinct; obstacles sans nombre pour connaître les mouvements des troupes; ignorance ou connaissance insuffisante des pays à conquérir; difficultés des transports; enfin, obstacles incessants à la marche des armées, par les proportions colossales des armées elles-mêmes. Pour s'en rendre compte, que l'on se rappelle que, d'une armée allemande de cent mille hommes seulement, massée à Mayence, puis en marche vers la frontière au pas régulier, sans arrêt, la tête serait déjà parvenue à Strasbourg que la queue serait encore à Mayence, en raison d'*impedimenta* de toute nature; puis, hostilité fanatique des peuples; préparation insuffisante à l'ouverture de la campagne et but imprécis; et, chose que le chef suprême de cette cohue d'hommes n'ignorait pas, jalousie de ses lieutenants entr'eux. — En un mot, conception monstrueuse! Œuvre d'un aventurier, comme celle de Charles XII, mais dans des proportions colossales.

Avant de franchir la frontière russe, Napoléon tient à Dresde un « Salon. » Le « Salon des Rois. » Ce n'est plus Erfurt. Mais c'est encore puissamment somptueux. Le dernier sourire de la fortune.

La « Grande Armée » passe le Niémen, le 24 août, dans une horrible confusion; dans une démoralisation anticipée, qui indique déjà la désorganisation ou qui la met à nu. Pour mettre un peu d'ordre, il faut faire des exemples et l'on fusille les pillards ou les récalcitrants, par bandes, à quelque nationalité qu'ils appartiennent, fussent-ils Français. Lire, sur tout ce temps, Coignet, curieux dans ses pittoresques récits, de *visu* et de *auditu*.

Le 6 septembre seulement, on atteint l'ennemi et on lui inflige une défaite monstrueuse.

Mais les nuits sont déjà longues et fraîches. Tout à coup, le froid apparaît avec une précocité et une rigueur dépassant celles de jamais. Lorsque la Retraite commença, le thermomètre indiquait — 28° Réaumur, c'est-à-dire — 35° centigrades, presque la congélation du mercure! Un froid redoutable, qui n'allait pas tarder à faire reculer les Cosaques les plus rebelles aux atteintes de la froidure, les plus insensibles à la frigidité. Le système de temporisation des Russes a réussi. Et si Kutusoff n'avait pas été un présomptueux, c'est-à-dire un imbécile, il n'y aurait pas eu de bataille. L'histoire n'aurait pas connu le Prince de la Moskowa. Ney n'aurait pu être que le sublime soldat au dernier rang de l'arrière-garde des débris de la Grande Armée.

Une immensité d'hommes, presque sans avoir vu l'ennemi, couvre la steppe, aux confins du Cercle Polaire. C'est tout! Ou presque tout.

Quatre causes à conséquences immenses, ont amené ces faits. La confiance aveugle de l'Empereur dans sa destinée intangible; une confiance, presqu'aussi aveugle, dans son ascendant sur Alexandre Ier; le refus à la Pologne de son indépendance et l'ouverture tardive des hostilités! Afin de ménager les Russes et de se réserver l'amitié du Tsar, il n'a pas écouté la voix des boyards qui lui demandent la reconstitution du Royaume de Pologne en État indépendant. S'il avait entendu cette voix, il aurait créé une puissance, qui lui aurait permis de se ressaisir et aurait, peut-être, fait naître un nouveau Sobiesky. Et surtout, avant tout, il a ouvert la campagne trop tard. Le Niémen franchi quatre mois plus tôt et l'œuvre n'aurait pas été celle d'un aventurier. Car, dès le mois de juillet, il aurait atteint Saint-Pétersbourg et dicté la paix. Leipzig et Waterloo n'auraient pas apparu comme le châtiment de sa témérité et celui de son ambition et de celle de la France. La fin de la Guerre!

. . . .

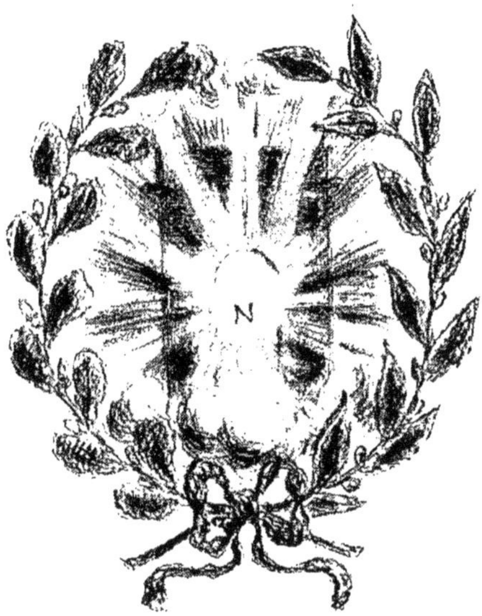

V

On a vu l'homme à la tâche dans les œuvres de guerre. Quelle que soit l'opinion que l'on nourrisse à cet égard, si on l'en critique, pour être logique et juste, il faudra voir l'homme à la tâche dans les œuvres de paix. Où sa puissance apparaît, c'est lorsque, tandis qu'il guerroye sans relâche, il administre et légifère avec une étourdissante puissance d'assimilation de questions qui ne sont nullement du ressort de ses aptitudes spéciales. Pour faire de bonne politique, il faut faire de bonnes finances. C'est un mot que Napoléon a mis en pratique avant qu'il n'eût été articulé en un aphorisme éternellement vrai.

Le Directoire, qu'on épreindrait en vain pour en faire jaillir quelque chose de grand, n'avait su que semer de nouvelles ruines sur celles que la Révolution avait amoncelées, qu'enfanter des vides dans le Trésor de la France, jeter du doute dans l'esprit de la Nation et créer partout la confusion.

Le Consulat change, sur l'instant, la situation. Il donne la confiance. Le crédit public, qui allait à une banqueroute nouvelle, se relève, la fortune individuelle, qui allait à la dérive, se reconstitue et les transactions s'opèrent de nouveau, normalement. Après plus de dix ans d'un margouillis financier, dont l'ère des assignats à outrance n'avait été qu'un des périodes.

Cet état de choses perdure. Il ne cesse de s'améliorer pour s'épanouir, jusqu'à la chûte de l'Empire, en 1814, en une radieuse abondance de capitaux ! S'il n'y a plus de café de Java, de sucre de Chandernagor, il n'y a plus de famine, plus de misère !

La bonne administration des finances est l'objet constant des soins de l'Empereur. Il ne cesse d'y veiller avec une sollicitude, dont il ne se départira jamais, même pendant les jours les plus sombres de sa décadence. Qu'on en juge.

« Plus de cent millions avaient été consacrés aux embellisse-
» ments de Paris. Le Louvre et Versailles sortaient de leurs
» ruines. Plus de soixante millions étaient employés à restaurer
» les résidences de l'Empereur ; plus de trente millions à ses
» meubles. Les « Diamants de la France », engagés aux temps de
» troubles, étaient dégagés ; de nouveaux y étaient ajoutés.

» Les musées étaient enrichis, non seulement des trophées de
» guerre, mais encore de tous les objets acquis légitimement ou
» par l'argent ou par des conditions de traités de paix connus de

» chacun, en vertu desquels ils furent donnés en commutation de » cession de territoires ou de contributions. Plusieurs centaines » de millions avaient ainsi porté la splendeur de la France au plus » haut degré et, chose remarquable, ces dépenses de luxe » n'avaient pas été comprises dans celles des budgets, mais » acquittées sur les fonds particuliers de l'Empereur, tandis qu'une » dotation, imposée sur le domaine extraordinaire, permettait » l'achèvement du Louvre et la réparation de Versailles. De » nombreux millions avaient été répandus en Vendée pour cauté- » riser les plaies que la guerre civile avait ouvertes et plus de » douze millions avaient été consacrés à construire des asiles et » des refuges pour les pauvres. »

Après la campagne de Russie, il prendra les trois cents millions qui se trouvent dans les sous-sols du Louvre et donnera de sa cassette la plus grosse partie de sa fortune personnelle, soit quarante millions de francs. Si l'on tient compte de la valeur de l'argent à cette époque on se figurera sans effort l'importance des sommes dépensées, ainsi qu'il vient d'être dit. A ce propos, je citerai encore Lord Rosebery, parce que l'appréciation de cet éminent homme d'État aura plus particulièrement de valeur et de saveur en raison de sa qualité d'étranger à la France, d'une part et d'autre part, en sa qualité d'Anglais, ce qui signifie rien qu'Anglais. Il dit : *Sa politique financière est une merveille et un mystère. Il avait su maintenir un immense empire dans la puissance et la splendeur et sans faire une seule dette*. Tandis que l'Europe financière était presque aux abois et que, pour soutenir la lutte du monde contre un seul homme, l'Angleterre devait dépenser pour sa flotte et son armée 928 millions de livres sterlings et que sa dette nationale s'élevait, en vingt ans, de 16 millions de livres sterlings à près de 800 millions! Correspondant à près de 50 milliards de notre monnaie sans contrevaleur ! Tandis que la misère, sinon la famine, y était à l'état aigu, des suites de ces dépenses monstrueuses et du Blocus Continental.

Conséquence du système financier de Napoléon, le crédit public est fondé sur des bases solides, l'échange des valeurs mobilières est réglé avec minutie et la Bourse de Paris est construite.

Si la puissance de l'homme s'est révélée dans les œuvres d'argent comme dans les œuvres de guerre, avec une intensité qui n'a pas été égalée ou du moins surpassée, elle ne se révélera pas dans une mesure moindre dans toutes les œuvres de paix.

Parmi les œuvres les plus généreuses qu'il ait fondées sont le Concordat et le Code.

Considérant la nécessité pour la France de rentrer dans le giron de l'Église, il ouvre des négociations avec le Pape, que représente le cardinal Consalvi, une des plus justement célèbres figures ecclésiastiques du temps.

Il les ouvre au moment où les Français sont disposés à se donner à tous les cultes, excepté au culte catholique, fût-ce même à l'Islamisme, s'ils doivent se donner à un culte quelconque.

Il y a encore de nos jours et dans tous les coins des gens qui crient : « Plutôt Turcs que Papistes »! On le voit, c'est un mot collant. Très collant.

Avant 1789, l'exemple du scepticisme avait été donné non seulement par tous ceux qui se réclamaient des Encyclopédistes, mais encore par de nombreux membres de la vieille noblesse française, devenus athées et surtout gouailleurs et affichant de dédaigner leurs titres; allant jusqu'à demander l'abolition du privilège du titre nobiliaire; voyant, dans leur propre caste, l'un des leurs, le duc de la Rochefoucault-Liancourt, particulièrement se signaler tel, celui-là même qui avait jugé de bon goût de renvoyer au comte de Provence sa distinction, pour s'en aller faire plus tard sa soumission à Louis XVIII, qui ne le lui pardonna pas. Cet exemple de scepticisme n'avait pas seulement été donné par des nobles, mais même par des membres du clergé.

Il va sans dire que les camarades de Bonaparte avaient rompu avec Rome de façon brutale et ne ménageaient point les épithètes dissonantes, insolentes, injuriantes, à l'adresse du Vatican, assaisonnées de tous les noms les plus blasphématoires du ciel et de la terre.

En dépit de leurs sarcasmes et de ceux de la majeure partie de la population des villes, Bonaparte signe le Concordat. Il laisse la religion dans ses dogmes et même dans ses points de doctrine secondaire. Il la modernise seulement et la rend moins farouche, plus facile à observer, plus en rapport avec les nécessités du travail, comme il diffusera les idées de la révolution en les dégageant des abusives, des excessives rigueurs de la démagogie.

Dans un état de mentalité, que le valeureux général Delmas avait caractérisé d'un mot bref mais précis, lors du rétablissement du « Te Deum ».

On voudra reconnaître que sans lui le Catholicisme, qui est une nécessité pour le monde, aurait pu s'effondrer ou du moins aurait pu être singulièrement rétréci dans son aire de puissance, comme il l'avait été, plusieurs siècles auparavant, sous la Réformation. Et c'est après l'éclosion des Théogonies embrouillées du Terrorisme et la Théophilanthropie de La Revellière-Lépaux, presque du temps de la Déesse Raison, lorsqu'on avait perdu toutes les formes de la raison même, qu'il a le courage, l'audace de signer le Concordat.

Bien plus, il force ses camarades à aller à la messe sans tenir note que beaucoup d'entr'eux tournent avec ostentation le dos à l'autel.

Il fait le Pape prisonnier, sans doute, mais il se laisse excommunier par lui, sans le renier et il ne s'empare pas du Vatican, ne fait pas de celui-ci une de ses résidences et ne se proclame pas le maître spirituel de ses États, comme le fit en Angleterre Henri VIII et comme manqua de le faire François Ier en France, pour des raisons sans décence, tous deux. Il entend être chef d'armée et non chef de religion. Et il le proclame.

Il n'entre pas dans la Ville-Éternelle en conquérant pas plus qu'à Jérusalem. Et ce n'est pas le Forum ni la Mosquée d'Omar qui l'en détournent, mais bien la Basilique de Saint-Pierre et le Mont Golgotha. Alors qu'il eût été au Temple de Jupiter-Ammon et à la Kasba de La Mecque.

Pour marquer que tous les cultes sont l'objet de sa sollicitude, tandis qu'en 1799, la main dans la main du Pacha du Caire, il a juré sur le Coran de respecter la religion musulmane, à la fin de 1806, il autorise les communautés catholiques; il rassemble, à Paris, un Sanhédrin, qui réforme l'état-civil des Israélites et les dispose à se fondre de plus en plus dans la famille française et il réglemente le clergé protestant. La liberté de chaque culte, assujettie à des lois sages.

A côté du Concordat est le Code, la vie religieuse, d'une part, et d'autre part, la vie civile.

Le Code est l'œuvre de Napoléon. Il porte à juste titre le nom de celui qui le créa. Ce Code va régler le droit de chacun. Ce ne sera plus le recueil des Droits de l'homme, mais bien celui du Droit de l'individu dans la société.

Quelle idée le guida-t-il ? Quelle part lui revient-il dans sa confection ? C'est ce que, avec science, un avocat au Conseil d'État et à la Cour de Cassation, M. Maurice Sabatier, expliqua naguère en une Conférence. Le Code Napoléon est, en réalité, la seule des œuvres de l'Empereur qui, jusqu'à présent, ait résisté à l'action du temps et à la poussée de passions nouvelles.

Fontanes, Président du Corps-Législatif, avait dit : « Le Code Justinien a fait régner mille ans les lois romaines sur les nations civilisées. Le Code de Bonaparte aura une influence plus durable. » Tandis que Napoléon, lui-même, dit à Sainte-Hélène : « Ma vraie gloire n'est pas d'avoir gagné quarante batailles. Waterloo effacera le souvenir de tant de victoires... Ce que rien n'effacera, ce qui vivra, éternellement, c'est mon code civil... »

Éternellement ? dit l'auteur de la conférence.

Non ! L'avenir n'est à personne,
Sire. L'avenir est à Dieu.
Et, chaque fois que l'heure sonne,
Tout ici-bas lui dit adieu !

Car voici qu'une société nouvelle semble vouloir revenir sur son œuvre et la modifier de fond en comble.

Quoi qu'il en soit de ses destinées, la part de Napoléon à l'élaboration du Code fut réelle et prépondérante.

Son œuvre personnelle ce fut d'opérer la fusion entre les lois de l'ancien régime et les lois de la révolution. Une œuvre que, seul, il pouvait réaliser, grâce à son pouvoir, alors déjà, presqu'absolu.

Comme le Corps-Législatif ne pouvait travailler à cette œuvre, il créa un organisme spécial, le Conseil d'État.

Le Premier Consul remplit avec une scrupuleuse exactitude sa mission. Pendant deux ans, il assista à toutes les séances du Conseil, prenant la parole jusque seize fois dans la même séance ; parlant, quatre-vingt-quatre fois, dans la discussion d'un seul titre : Du divorce.

L'œuvre et l'organisation, qui y présida, furent réglées par lui presque militairement.

Il disait, en 1812, à M. de Narbonne : « Ne vous y trompez pas, je suis un empereur romain. Je suis de la meilleure race des Césars, celle qui fonde... Vous, qui savez si bien l'histoire, est-ce que vous n'êtes pas frappé des ressemblances de mon gouvernement avec celui de Dioclétien, de ce réseau ferré que j'étends si loin, de ces yeux de l'empereur, qui sont partout et de cette autorité civile que j'ai su maintenir toute-puissante dans un empire guerrier ? »

La propriété fut fixée par lui. C'est à propos de ce titre du code qu'il émit cette définition admirable : « La propriété, c'est l'inviolabilité dans la personne de celui qui la possède. Moi-même, avec les nombreuses armées qui sont à ma disposition, je ne pourrais m'emparer d'un champ, car violer le droit de propriété d'un seul, c'est le violer dans tous. »

Frédéric-le-Grand ne fut pas toujours aussi rigide sur ce point, quoiqu'il eût dû céder devant le meunier de Sans-Souci. « Il y a des juges à Berlin ! »

La force prima le droit dans maint cas. Le droit prima la force dans celui-ci.

En conciliant le droit ancien et le droit coutumier avec le droit révolutionnaire, il se fit traiter par les émigrés de pur Jacobin et par les Jacobins de pur émigré. Pour y répondre, il dit au Conseil d'Etat qu'il ne pouvait détruire le passé : « Les Français ne sont point changés par dix ans de révolution ».

" Des lois claires, simples, pleines de bon sens et de dignité naturelle; une société bien ordonnée, bien disciplinée à l'image d'une armée en marche; les idées d'autorité prises pour fondement de la famille et de l'Etat; un système social analogue au système du monde, dans lequel les astres suivent leur orbite, sans s'en écarter jamais. "

Voilà l'œuvre.

La psychologie juridique de Napoléon! Une merveille!

Le Code de procédure civile s'ajoute à toute la législation de la société nouvelle ainsi que le Code de commerce.

Tout est codifié, en un mot, dans ses moindres détails, mais avec grandeur.

A côté de la vie religieuse et de la vie civile est la vie artistique et scientifique.

L'Art fut l'objet constant de ses soucis et de ses admirations. Il le comprenait à la façon d'un Italien de la Renaissance, comme un Grand-Duc Florentin, un Doge Vénitien ou Gênois ou comme un Pape.

Il voudrait que la capitale de son Empire fût le centre de tout ce qui est beau ; le centre incommensurable de toutes les choses de l'intelligence du globe ; qu'il y eût des palais pour tous les princes vassaux de l'Europe, autour de son palais.

Chacune de ses conquêtes fait affluer à Paris des chefs-d'œuvre des plus grands maîtres. Le Louvre en regorge à tel point que ses greniers en sont encombrés, en attendant que ces objets puissent être exposés. Des files de chariots, que rien n'arrête, se suivent et se suivent encore; après le traité de paix de Tolentino, particulièrement. Et de véritables prodiges ou du moins d'étonnants tours de force sont accomplis alors. Tel le transport de Venise à Paris de l'immense toile des « Noces de Cana », par Paul Véronèse, qui aura su venir au Louvre mais ne saura pas s'en retourner au Palais des Doges, lors de la reddition des trésors d'art, en 1815, à cause de son immensité et, comme conséquence, de difficultés, qu'en ce temps on ne savait guère surmonter.

Les sans-culotte avaient pillé, vendu, lacéré, détruit, en dépit du droit des gens, détruit à la manière d'un nommé Jean Godart, autrefois domestique, chassé d'une ferme pour paresse, dont je connus l'odyssée par le fils de son ancien maître. Le misérable se vantait d'avoir éventré à coups de sabre *tous* les tableaux qu'il avait rencontrés sur sa route et d'avoir coupé les tétines de *toutes* les vaches qui s'étaient trouvées sur son passage. Tout en hurlant : *Liberté! Égalité ! Fraternité ! Vive la République ! A bas les tyrans!* Ou en faisant retentir les airs des accents de la Marseillaise et de la Carmagnole! Tout ce que ce hideux claque-dent, digne de la Chiourme, avait rencontré sur sa route était inexorablement et scandaleusement souillé. Ah ! Les femmes et les filles de nos ancêtres avaient appris à le connaître ! Et leur vin aussi.

Si c'est possible, je reparlerai, sous le titre de « Waterloo-Poussières d'histoire », de cet ennemi des tyrans, qui entendait mettre en pratique à sa façon le mot de Pascal : « L'Homme est né pour le plaisir ». Mais revenons au tyran Bonaparte.

C'est lui qui acquiert de plus, contre espèces, des statues antiques, notamment à Rome, presque de force, celles qui formaient la partie la plus précieuse de la collection du Prince Borghèse, son allié, qu'il avait doté par mariage de sa sœur Pauline.

C'est lui, enfin, qui ouvre les Galeries du Louvre à peu près dans les conditions qui ont été maintenues jusqu'à présent et qui donne aux expositions d'art une forme nouvelle et une extension considérable.

Ses travaux d'architecture sont dignes d'attention. L'Arc-de-Triomphe de l'Étoile est une de ses conceptions et un des plus merveilleux monuments de Paris, dans un site merveilleusement choisi.

Le style dénommé « Empire » restera toujours un art original marquant bien nettement une époque. On l'admira de son temps et l'on n'en voulait point d'autre, que ce fût dans l'art industriel ou dans le costume.

Puis on le méprisa, pour de nouveau l'admirer aujourd'hui jusqu'à l'engouement. Actuellement, c'est un art classé; il a passé par la période du rebut, qui dure d'ordinaire de cinquante à septante-cinq ans et auquel n'a pu échapper l'art d'aucune époque.

La musique n'a été, de son temps, que médiocrement favorisée d'hommes illustres; en France, bien entendu, car l'Allemagne voyait s'épanouir en ce moment les œuvres de van Beethoven, originaire de Louvain, de Weber, de Mendelsohn et de bien d'autres.

Etait-ce l'harmonie des batailles et la voix du canon qui en étaient la cause? C'est très plausible.

L'éloquence, qui se rattache à la musique plus que ne le supposent la plupart des gens, n'a guère brillé alors. Les temps Napoléoniens ne pouvaient pas être propices à cet art. Les jours de Mirabeau et des hommes de 1789 n'étaient plus et ne pouvaient plus être et ceux de Berryer et des hommes de la Restauration n'étaient pas encore et ne pouvaient point l'être déjà.

Fontanes semble avoir été le type de l'orateur d'alors; l'orateur officiel, officiellement engoncé dans un col chargé de broderies officielles, pontifiant des hauteurs d'une tribune officielle.

D'ailleurs, l'éloquence devait se borner nécessairement à des discours et à des tirades dont l'unique sujet devait être la chanson des gloires de Napoléon, qui n'eût guère été d'humeur à en tolérer d'autre.

Toutefois nous devons à l'éloquence militaire quelques superbes discours.

Quelques-uns de Napoléon même seront remarqués, depuis le : « Soldats ! Quarante siècles vous contemplent ! » jusqu'au : « Allons Bonaparte, sauve Napoléon ! » et ses sublimes mots en montant sur le « Bellérophon ». Et devant le Cap de la Hogue.

A mon avis, fort à remarquer celui du Général Malet au moment d'être exécuté avec ses camarades de conspiration en 1812, tandis que Napoléon était en Russie, un discours très typique. Il y avait quatorze conspirateurs à fusiller, par ordre du Général Savary et quatorze pelotons d'exécution. Malet demanda à commander lui-même, ce qu'il fit comme s'il eût été question d'une parade, le tout bien orné et aussi bien agrémenté de nombreux N.. de D... ! Comme son peloton l'avait raté, il recommença tranquillement, toujours avec des N.. de D... ! Cette fois il obtint satisfaction.

Ney a prononcé quelques discours remarquables. Après la campagne de Russie, lorsque le Maréchal Davoust cherchait à expliquer les motifs pour lesquels il n'avait pas donné toute son aide au Prince de la Moskowa, celui-ci lui répondit tranquillement : « Moi, Monsieur le Maréchal, je ne vous dis rien. Dieu est entre nous pour nous juger. » Plus tard, à Quatre-Bras, à propos de boulets qu'il aurait voulu voir lui entrer dans le ventre. Puis à Waterloo : « Si nous en sortons, nous serons pendus ! » Quelques mois après, lors de son jugement et enfin son dernier mot au moment d'être fusillé.

Cambronne, a été également d'une éloquence célèbre, très célèbre. Son mot a sottement effarouché le monde. Dans un boudoir, il serait ignominieusement bas. Sur un champ de bataille, il est glorieusement haut.

Modèles d'un genre ultra-laconique d'orateurs qui entendaient parler pour dire quelque chose, dans les moments ultra-psychologiques, où la parole appartenait, de droit, à la poudre. Nelson, de Moltke et Togo ont prisé ce genre d'éloquence.

La littérature, qui est l'éloquence écrite, n'a pas non plus brillé particulièrement de son temps. Elle n'est pas sortie d'une moyenne honorable, peut-être même faible. Tandis que l'Allemagne s'ornait des chefs-d'œuvre de Goëthe, de Schiller, de Wieland et d'une foule d'autres écrivains distingués. Tandis que sa philosophie s'établissait prépondérante dans le monde. Mais il donne à l'Institut et à tous les établissements de haute science de son empire la plus généreuse protection.

Si l'ortographe est indifférente à Napoléon et si, toute sa vie, il reste superbement brouillé avec les règles de la grammaire française ; si l'on peut collectionner ses outrages à celle-ci, il sait néanmoins s'improviser écrivain. Et écrivain de large envergure, que ce soit en prose ou en vers. Parmi les œuvres purement littéraires qu'on lui doit, citons une fable, fort bien tournée, qu'il écrivit lorsqu'il était lieutenant d'artillerie, à Valence. Cette fable a pour titre : « Le Chien, le Lapin et le Chasseur ». Le Lapin y a raison de ses deux ennemis. Et il paraît que la représentation du « Cid » avait fait sur lui une si profonde impression, qu'il résolut d'écrire une œuvre tragique, sous le nom d' « Hector ». Il venait d'en achever les quatre premiers actes, lorsqu'il fut nommé Général de brigade. L'œuvre resta inachevée et fut reléguée dans un secrétaire. Onze ans plus tard, en 1805, ayant retrouvé, par hasard, son œuvre de jeunesse, il chargea Luce de Lancival de l'achever. Il en fut ainsi. Hélas ! Lorsqu'elle fut présentée à la Comédie française, elle fut refusée, par le comité de lecture qui en ignorait l'origine impériale. On devrait la jouer maintenant. Il admire les auteurs classiques français du grand siècle, Corneille et Racine particulièrement, et les auteurs classiques de l'antiquité.

Il admire aussi l'interprétation des œuvres des auteurs les plus brillants de la France et ne dédaigne pas de continuer à Talma l'amitié qu'il lui avait vouée dans sa jeunesse, Talma dont, parait-il, il aurait pris des leçons, à moins qu'il... ne lui en eût donné.

Pouvait-il en être autrement qu'il admirât et protégeât la Tragédie! Lui! le plus grand auteur tragique, le plus grand acteur tragique et le plus merveilleux metteur en scène de tragédie! Que pauvres à côté de lui sont Corneille, Racine et Talma !

Par un singulier contraste, lorsque, en 1814, son empire va s'effondrer et, après Waterloo, quand il n'en reste guère plus qu'un souvenir, à Fontainebleau, où il a tenu, de longues années, Pie VII captif et où, par un caprice de la fortune, il s'est à son tour relégué, il lit... ce que l'on appela plus tard des romans! Comme ensuite à Longwood! C'est bizarre! En ce moment, la Pastorale et l'Eglogue! Pas même l'Élégie!... Prisonnier de lui-même, ce n'est plus Plutarque comme à Brienne.

Auteur et acteur — soit *commediante* ou *tragediante* — il ne peut être indifférent à son costume. Un costume tel que personne n'en porta jamais. On le connait trop pour qu'il soit nécessaire d'en rappeler le détail. Ce costume est très simple, mais étudié à fond pour l'effet et particulièrement original par la coupe et l'harmonie des couleurs. Dès le premier jour de l'Empire, il l'adopte tel qu'il ne variera plus. Le chapeau, qui a toujours été posé sur son chef les cornes sur les épaules, est devenu plus puissant par la forme. Il semble être une réminiscence de la coiffure du sphinx, pour peu que l'on veuille observer. Le chapeau haut de forme, n'a été utilisé que très rarement par lui. Le chapeau plat l'a été à Sainte-Hélène; chapeau de jardin.

Si le costume du chef, du maître, brille par sa simplicité, par contre celui de ses généraux et surtout de ses maréchaux se distingue par une qualité tout à fait opposée.

L'or reluit sur toutes les coutures. Pour faire ressortir sans doute que le maître n'a pas besoin d'or pour briller. Et, du fait, ils sont genre « parvenu » tandis que, lui, il est genre « ci-devant ». Afin de ne rien laisser à l'imprévu dans ces petites choses, il charge des artistes de dessiner, Isabey entre autres et particulièrement, sous sa surveillance et selon ses instructions. C'est bien là que se retrouve le caractère de l'homme. L'organisation dans les moindres replis du formidable organisme qu'il a créé.

Il ne se bornera pas à les orner d'or, ne pouvant faire d'eux des gentilshommes, puisqu'il faut un nombre requis de quartiers pour le devenir, et qu'il ne peut changer la loi du blason que Louis XIV lui-même aurait été impuissant à assujettir à sa volonté, il cherchera à leur faire acquérir quelque teinture de bon ton.

Après avoir érigé des fiefs pour leur en donner les noms et formé des majorats, il crée un formulaire de cérémonies dont il a vu le moindre détail et où rien n'a été laissé au hasard. Il échoue, paraît-il.

Ils entendent être drapés et ne restent qu'outrageusement soldatesques. L'homme de bonne maison jouit sur eux d'une supériorité incontestée, grâce à son éducation et à la tradition du monde.

Le « Faubourg », c'est-à-dire le Faubourg Saint-Germain, s'en faisait de bon sang et se vengeait ainsi de son abandon.

Il eût peut-être mieux valu de les laisser se draper dans leur gloire, n'importe comme. Et même leurs femmes, dans les manteaux de gloire de leurs époux, fût-ce même à la manière de la Duchesse de Dantzig, Catherine Upscher, l'ex-blanchisseuse, qui avait jadis eu en main le linge du jeune sous-lieutenant Bonaparte, ex-cantinière ou vivandière, épouse du Garde-Française Lefebvre, Madame « Sans Gêne », dont les mots et les gestes, pleins d'une originale saveur, ont été, particulièrement de son temps, un sujet de distraction inépuisable pour chacun. Une femme plus courageuse que les autres de son rang !

Plus tard, après 1814, lorsqu'ils ne seront plus sous les yeux du maître, la scène changera d'aspect. De ridicules, ils deviendront grotesques. Il ne redresseront pas avec hauteur son mot lorsqu'un Émigré de Coblence dira avec un sourire sarcastique aux lèvres : « C'est dommage que vous ne soyez pas gentilshommes. » Et, en l'apprenant à Sainte-Hélène, celui qui fut à Brienne plus aristocrate que ses plus aristocratiques camarades ; qui restera aristocrate sous la démagogie et sous la démocratie, comme il entendra qu'on le soit sous son empire, sera vengé de l'ingratitude que tous ces anoblis par lui montreront au dispensateur de la dorure qui les revêt.

Vengé sans qu'il ait sur les lèvres un mot de moquerie, un sourire de pitié ou un signe de dédain pour ces anciens régicides, ces anciens sans-culotte, ces anciens terroristes, lorsqu'il saura le pitoyable échec qu'ils auront subi à l'assaut du noble Faubourg, en voulant être plus talon-rouge que les « ci-devant ». Et parmi eux Cambronne, devenu Vicomte de Cambronne! par la grâce du Roy de France. Il est, d'ailleurs, loin de son caractère de faire sentir, par gloriole, sa supériorité intellectuelle ou sa puissance.

Un seul mot encore à ce sujet. Sa haute domesticité a reçu des uniformes d'une variété considérable ; sa basse domesticité est également l'objet de ses attentions. Quoique, en vertu de la règle, la couleur de sa livrée eût dû être bleue, il l'adopte verte, la couleur bleue étant celle de la Maison de Bourbon.

J'allais oublier de dire que la guerre resta, de toute son époque, un art. On en a fait aujourd'hui une science et, du coup, l'on a abattu un passé de glorieux et chevaleresques exploits, les hauts-faits, les traditions, la poésie de la guerre en un mot. La transformation des uniformes réduits à un complet « jus de chique », que l'on doit à l'Angleterre, va la rendre encore plus scientifique.

Pour terminer ce qui a rapport à l'art, un mot au sujet du drapeau. En 1804, il adopta, comme drapeau impérial, les couleurs de la Révolution, le bleu, le blanc et le rouge; le bleu et le rouge, celles de la ville de Paris, et le blanc, celle de la France monarchique. Ces couleurs s'étaient, sans doute, couvertes d'éclaboussures pendant la Révolution. Et Lamartine, en 1848, ne s'en était pas rappelé, lorsqu'il repoussa avec raison le drapeau rouge, qu'on lui présentait, parce qu'il n'avait fait que le tour du Champ de Mars, dans le sang, tandis que le drapeau tricolore avait fait le tour de l'Europe, dans la gloire. Mais, quoi qu'il en fût de ces éclaboussures républicaines, Napoléon l'adopta et l'on sait l'usage qu'il en devait faire. Un historien dit, à ce propos, qu'un Conseiller avait proposé d'y placer « un lion de la gueule duquel sortît un essaim d'abeilles, le symbole de la force unie à la douceur. » Napoléon, n'avait ni approuvé ni improuvé cette idée. Mais un autre Conseiller ayant proposé d'y mettre, comme symbole de la vigilance, le coq, qui faisait allusion aux Gaulois par son nom comme par ses qualités, il dit : « Les coqs vivent sur le fumier, les renards les mangent. Prenons l'aigle. »

A côté de l'art, la science. La science a été certes encouragée par lui. Toutefois, il n'a pas entrevu l'essor qu'elle allait prendre quelques années après son règne. Il n'a pas compris, parait-il, la puissance de la vapeur, dont il aurait été entretenu mais dont il aurait repoussé l'idée. Il ne s'est pas davantage préoccupé de la découverte du fluide électrique, même comme science purement spéculative. Les deux grands agents de transformation de la face du monde. Grands aujourd'hui, en attendant la découverte d'un agent de beaucoup plus puissant, l'agent des variations atmosphériques, du vent, et du moyen pratique de les endiguer, d'en assujettir le cours à la volonté de l'homme.

De son temps, la vapeur et l'électricité ne sont pas sorties des bornes de la théorie pure.

Deux inventions très utiles ont été faites, grâce à lui ; d'une part, celle du café de chicorée et, d'autre part, celle du sucre de betterave. Invention issue du Blocus Continental.

La première exposition d'industrie a été organisée à Paris sur ses indications.

Les grands travaux publics, exécutés par ses ordres, en dehors de ceux qui avaient un caractère artistique, tels que ceux qui s'exécutèrent au Louvre, à Versailles, à Fontainebleau, étonnent encore aujourd'hui par la hardiesse de leur conception et la beauté de leur exécution! Ce sont des ports et, entre autres, les bassins d'Anvers, que l'amiral Martin demanda plus tard au Congrès de Vienne de faire démolir et que le Duc de Wellington sauva quoiqu'il eût été de l'intérêt de l'Angleterre de détruire le ressort « du pistolet braqué sur son cœur » ; le port de Cherbourg et bien d'autres de moindre importance, et, chose bizarre, il avait conçu le projet d'établir, aux environs de la baie de Gravosa, à la porte des États du Grand-Turc, un vaste port militaire et marchand, que le Gouvernement actuel de l'Autriche se propose de réaliser! Ce sont des ponts hardiment jetés sur des fleuves ou sur des précipices. Ce sont des canaux de navigation rattachant au centre les parties les plus lointaines de l'Empire. Ce sont des canaux d'irrigation, assainissant et fertilisant d'immenses étendues de terres. Ce sont des routes presque dignes des Romains, passant à travers les vallées et les monts, franchissant les cîmes des Alpes avec une audace merveilleuse.

A côté des grands travaux publics de cette espèce, qui ont fait bénir le nom de Napoléon, sont des travaux de moindre importance et, notamment, des travaux d'assainissement, en un nombre presque incalculable.

Entretemps, il donne aux bagnes, aux prisons et aux asiles d'aliénés une organisation plus en rapport avec les nécessités de son époque. Il en est de même des maisons de jeu et de joie.

En résumé, quoique son siècle doive rester bien caractéristique à tous les points de vue ci-dessus esquissés, ni les arts plastiques, ni les arts industriels, ni l'art musical, ni la littérature, ni la science n'ont donné, en France, des hommes transcendants.

Son souffle resta impuissant à faire éclore quelques génies tels que ceux que la Renaissance avait fait naître à foison. Il ne peut en être tenu responsable. Son siècle se donne presqu'exclusivement à l'Art de la guerre, à la Diplomatique et au Droit.

Telles ont été ses œuvres de Guerre et ses œuvres de Paix.

Hélas ! Pour les moralistes éminents et généreux par l'esprit et par le cœur, ceux qui rêvent la concorde éternelle entre les hommes ! L'âge d'or ! Car il faudra constater que, quelque prodigieuses que soient les œuvres pacificatrices et pacifiques de Napoléon, ce sont ses œuvres guerrières, presque seules, qui éblouissent, qui passionnent, qui transportent, en vertu de ce phénomène psychique, inéluctablement persistant, qui fera contempler, avec avidité, sinon férocité, la table sur laquelle, le 9 Thermidor, Robespierre, la mâchoire fracassée, étala sa hideur, en attendant l'échafaud, tandis que l'on passera indifférent devant la table qui vit s'élaborer le Code. C'est humain. Et l'on ne pourra jamais qu'adoucir les rigueurs de la guerre, tant qu'il y aura différence de race entre les peuples ! Et différence de caractère entre les hommes ! C'est-à-dire jusqu'aux derniers jours de l'humanité ! Et ne vitupérons pas trop contre le sabre. La plume et la parole ont enfanté des misères innombrables, créé et entretenu des haines atroces et le sabre n'a été très souvent que l'exécuteur de leurs œuvres.

Plus de soldats ne doivent pas faire peur... Et moins de bavards et de folliculaires, non plus !

. . . .

. . . .

Que ce soit dans la guerre, que ce soit dans la paix, Napoléon a une puissance étourdissante d'assimilation des choses, dans leurs moindres détails, comme dans leur ensemble.

Frédéric Ier, le premier Roi de Prusse, était, disait-on, grand dans les petites choses et petit dans les grandes. Napoléon ne peut être tel. Il reste toujours immense, même dans ce qui infime, comme le Dante, Shakspeare, Michel-Ange, Rubens, Palestrina, Beethoven, Vincent-de-Paule, le Père Damien. Et partout et toujours sa puissance d'action physique et mentale reste inlassable, infatigable, inabordable aux agents extérieurs.

Il ne connait pas de bornes à son travail. Pendant quinze ans, il est à la fois Ministre de la Guerre, des Affaires Étrangères, de l'Intérieur et de la Justice. Tout le ministère. Il faut qu'il le soit. L'organisme, qu'il a créé, ne pourrait marcher sans lui. Cet organisme ressemble à une horloge, qui, merveilleusement constituée et minutieusement réglée mais sans ressort, devrait, pour marquer le temps, avoir sans cesse l'aide de son constructeur.

.Tel l'empire d'Alexandre-le-Grand ; tel celui de Charlemagne ou de Charles-Quint.

Pendant quinze ans, il faut donc qu'il pense à tout. Et, pendant ce temps, seul, il veille ; seul, il surveille ; seul, il agit. En 1814, lors de l'invasion, seul il tient la campagne.

Henry Houssaye a supérieurement fait saisir la puissance de son action en cette année, dans sa magistrale histoire de 1814, de la série de ses œuvres des derniers temps de l'épopée, et, de son côté, Meissonier a rendu, avec autant de supériorité, dans son tableau intitulé : 1814, l'inébranlable volonté de l'homme, qui, semblable à une statue équestre de bronze, s'avance à la tête des officiers de son état-major, énervés, affaiblis, prêts à trahir afin de pouvoir dormir une nuit dans un lit de plumes, dans leurs hôtels de Paris.

Tel fut l'Empereur des Français, Roi d'Italie, Protecteur de la Confédération du Rhin, Médiateur de la Confédération Suisse, Régulateur sur le continent de toutes choses. Sans avoir jamais eu besoin, comme ses devanciers au trône de France, de recourir aux connaissances d'amés et féaux conseillers. Ce qui est beaucoup pour un seul homme. Mais ce qui n'est pas assez pour lui jusqu'au moment où ce sera trop. Tel fut Charles-Quint. Bien avant cinquante ans, il fut brisé. Napoléon le sera aussi à cet âge, l'âge critique de tout homme qui aura songé à d'autres choses qu'à de la betterave et à du jus de betterave.

VI

Si, en manière de digression, de l'œuvre nous allons à l'auteur de l'œuvre, l'étonnement persistera. L'auteur entrevu dans le point de vue physiologique et psychologique. L'esquisse de Napoléon intime. L'esquisse seulement, ce qui suit comme ce qui précède ne pouvant être qu'un aperçu rapide, une vue à vol d'oiseau.

L'homme privé est aussi curieux que l'homme public. Mais aborder l'homme privé, c'est rapetisser l'homme public. C'est entrer dans le détail de la vie intime, dans les faiblesses humaines du sujet. C'est rechercher la façon dont il mangeait, buvait, prenait sa prise, dormait, se réveillait et la nature des satisfactions matérielles, dont il se distrayait.

Les hommes de Plutarque sont particulièrement grands, parce que l'auteur de leur histoire n'a entendu les voir que grands. Et, peut-être ceux de Suétone n'auraient-ils pas été si petits si l'auteur n'en avait donné le détail le plus précis. La raison exactement pour laquelle Napoléon admirait tant Plutarque, comme il admirait les grands écrivains classiques, parce qu'ils n'avaient montré leurs sujets que sous la forme de héros appartenant plus à la fiction qu'à la réalité. Sans doute, s'il disait cela, c'est qu'il eût désiré que sa personnalité eût été entrevue de cette manière et soustraite au détail.

Après avoir été jadis étudié à la loupe, il l'est actuellement au microscope, en attendant que, avec l'éloignement du temps, il le soit au télescope, un télescope dont la puissance doit se réduire jusqu'à ne plus être que l'instrument du temps primitif de son invention.

Autant d'appréciateurs de sa vie intime, et presque autant d'appréciations différentes. C'est une étude qui autorise chacun à donner son opinion à sa manière.

Et c'est ce qui nous permet de le faire à notre façon. Cette digression ne sera pas sans utilité pour l'œuvre que nous poursuivons, Pro Waterloo, parce qu'elle viendra ajouter à la connaissance du caractère de l'homme, le montrer grand même dans ce qui est petit et faire voir que sa grandeur peut résister à un examen même minutieux.

Quoi qu'il en soit, il est fâcheux pour le monde que le seul écrivain qui, avec la vérité d'une chose presque vue, presque vécue, aurait pu et pourra jamais décrire l'homme des siècles et son histoire, dépouillée du fatras de dates et de noms de lieux et de personnages insignifiants, ne l'ait pas abordé de front! N'ait peut-être pas osé l'aborder; n'ait pas creusé et scruté la chose étonnante de Jean-Jacques Rousseau! Quoiqu'il fût un de ses admirateurs passionnés! Je veux dire le Chantre de Waterloo, le fils du Général Vicomte d'Empire Hugo! Pourquoi le seul? Parce que son enfance avait été nécessairement nourrie par son père et par ses contemporains de récits qui ne réapparaîtront plus jamais, puisque les contemporains de Napoléon n'existent plus. Que ne nous eût appris Victor Hugo? La poésie de Napoléon! La philosophie de Napoléon! Quel sujet sous la plume d'un grand maître des lettres! En un ouvrage illustré par Victor Hugo lui-même, dont le crayon, comme on le sait, merveilleux, eût retracé l'homme et ses actes dans toute leur puissance! A défaut du Dante pour l'écrire et de Rubens ou de Michel-Ange pour l'illustrer!... Et quel dommage qu'à seize ans il n'eût pas entrepris un pélerinage à Longwood! Afin de voir de ses yeux et d'entendre de ses oreilles l'être dont son enfance et son adolescence avaient dû nécessairement être bercées. Ou, qu'à défaut d'un pélerinage en ce temps de sa carrière, il ne l'eût accompli plus tard, fût-ce même en sa vieillesse !

Sainte-Hélène, par les loisirs que créait à Napoléon une oisiveté forcée a permis qu'il parlât à ses compagnons de captivité, c'est-à-dire à l'histoire. Ses conversations et ses sentences ont fait connaître bien des arcanes de sa vie que son activité à outrance de jadis ne lui avait pas permis de dévoiler.

Nous le devons à l'édit de proscription, qui l'a mis hors la loi et l'a immobilisé sur le roc que l'Angleterre, au nom du monde, lui a imposé. Comme nous devons à cette même loi d'avoir fait de sa personnalité un infortuné ! D'une infortune nimbée d'une auréole, qui manquait à sa gloire ; qui a fait oublier ses fautes et a fait de lui un patient.

L'Angleterre a eu pour elle, sinon le droit, au moins l'excuse, lorsqu'elle le relégua loin de l'univers, afin de l'empêcher de troubler encore cet univers, ne fût-ce que de son ombre.

Elle a eu raison, en son acte, pour elle, pour l'humanité et pour Napoléon même ! Quoiqu'il eût, peut-être, mieux valu pour lui que, selon son désir de l'instant et de plus tard, il tombât à Waterloo ! Au milieu de ses derniers compagnons de guerre et de gloire ! Au milieu du dernier carré de la Vieille-Garde ! Dans le dernier cri de « Vive l'Empereur » ! C'est peut-être dommage pour lui ; peut-être, seulement ; mais, sans nul doute, ce l'est bien certes pour Waterloo. Curieux physiologiquement et psychologiquement, Napoléon est un sujet d'étude incomparable pour le philosophe, auquel il apprendra plus qu'il n'apprendra à l'homme de guerre ; un sujet sans bornes de distraction pour chacun, fût-il presque obtus d'esprit ! Chose appréciable, que dis-je ? inappréciable, en un temps qui, de jour en jour, devient plus monotone, plus ennuyeux et menace l'embêtement, à force d'ennui de voir trop de gens singulièrement veules ! Et égoïstes ! Et rapaces ! Dans un besoin révoltant de piaffe !

Entretemps, les grands écrivains travaillent, ce qui est une source de grandes joies pour chacun. Tandis que, de leur côté, les petits, ce qui est une source de moindres satisfactions, s'arrogent le droit d'y aller de leur flacon de « teinture scripturante ». Dieu ! Que de sang jadis ! Et que d'encre aujourd'hui ! Et, comme l'histoire de Napoléon est une pyramide, dont la base s'élargit à mesure que l'on monte, que d'encre à verser encore en son nom !...

. . . .

Chacun sait que le Petit Caporal n'était pas grand de taille. De beaucoup inférieur à la moyenne. Pas plus grand qu'Alexandre-le-Grand. Moins grand que Louis-le-Grand, quatorzième du nom, qui n'était pas de haute stature, et qui, pour se grandir, avait imposé à la mode de son siècle la perruque monumentale et le talon de trois pouces.

De quelle hauteur était la taille de Napoléon ! Il y a inégalité dans les appréciations. Sauf erreur, au sortir de l'école, il n'a pas été toisé ! Ce qui a permis aux appréciateurs de varier de manière de voir et de discuter. L'histoire le renseigne comme ne dépassant pas $1^{m}60$. Mais, voyez où nous en sommes et combien cela rend perplexe, un auteur prétendit qu'il devait mesurer au moins ... $1^{m}82$! D'autres ajoutèrent que, en dépit de cette stature imposante, il paraissait petit, parce que son entourage et ses grognards étaient de beaucoup plus grands que lui. C'est ridicule. La mensuration, si l'on en a opéré une à l'école, ne peut tenir lieu de mesure fixe, puisqu'il n'était pas arrivé à la plénitude de sa croissance.

Dans sa jeunesse, il était maigre, très maigre, ce qui ne veut pas dire qu'il fût anguleux. A partir de Wagram, il s'épaissit. On le verra un jour, sinon obèse, au moins corpulent. Les imagiers du temps semblent avoir exagéré sa maigreur, comme ils exagéreront sa corpulence. Celle-ci aurait pu être dangereuse pour lui, car elle aurait pu facilement le rendre grotesque, le réduire à pot-à-tabac, si la tête, merveilleusement conformée par les traits et admirablement posée entre les épaules, n'eût sauvé triomphalement la situation, le regard aidant.

Ses pieds étaient petits. Il en était fier. Mais, voyez encore une fois où nous en sommes, certains imagiers les ont transformés en barquettes, d'autres, en pontons espagnols! Ces pieds supportaient des jambes puissamment moulées.

Le thorax était fort, les pectoraux proéminents et les épaules taillées pour porter un monde.

Les bras, bien déliés du tronc, se terminaient par de petites mains aristocratiques, dont il était très fier et qu'il soignait non sans quelque amour, sauf, parait-il, lorsqu'il s'oubliait à en attaquer les pointes à coups de dents, si la charge ne donnait pas à sa convenance.

Le cou était légèrement incliné vers l'avant, repoussé par l'épaississement du dos et par le travail.

Le facies, orné d'une couple d'yeux d'une couleur toute particulière, qui, allait du gris au bleu, est trop connu pour qu'il soit nécessaire d'en parler. Il ne sera pas inutile de dire que la mâchoire était fortement organisée et qu'il ne perdit qu'une seule dent, dont il eût pu, néanmoins, ne pas se séparer, car elle était, semble-t-il, parfaitement saine. Toutefois, il ne se passe guère de vente d'objets d'art, qui se respecte un peu, sans que le catalogue d'icelle ne renseigne imperturbablement, parmi les « divers », une dent de Napoléon. C'est devenu un genre et c'est plus à la mode que le couperet de la guillotine, qui fit choir le chef de son oncle, Louis XVI. On ne compte, en effet, de ce genre d'instruments que quatre douzaines, tandis que de l'autre il y en a plusieurs grosses, d'après le dernier recensement.

Le système musculaire de l'homme était particulièrement puissant. S'il n'eût été Empereur, il eût pu être athlète. Les Grecs et les Romains aimaient qu'ainsi fussent les hommes grands par l'intelligence. Une puissance extraordinaire! Sans qu'il voulût en abuser; tout au plus en user. S'il n'en donna que de rares preuves, lorsqu'il était devenu homme, deux ou trois, paraît-il, elles furent péremptoires. Ainsi, le jeune comte de Molé, ayant, un jour, fait une allusion favorable aux Bourbons, le Petit Caporal se jeta sur lui, sans se donner le temps de cracher dans ses mains, le terrassa et, pour toute réponse, lui distribua des coups de poing en une maîtresse volée! Tout Grand-Maître de la Justice qu'il fût! Le sémillant et éminent homme d'Etat se garda d'en porter plainte à ... l'Empereur! De crainte d'une réplique? Qui n'aurait pas été à la cantonnade! Dans son enfance, il n'avait pas été aussi patient, comme on a pu le voir.

Sa puissance musculaire et la générosité de son sang, unies à sa sobriété et à sa continence, relatives toutes deux, le mettront, jusqu'à Saint-Hélène, à l'abri des contacts de la maladie. Une inexplicable indisposition, caractérisée par de violents vomissements bilieux, l'atteindra, une seule fois, en sa vie.

Ce fut, non loin de Dresde, à Pirna, où il s'était arrêté avec sa garde. Il venait d'y déjeuner, lorsque, tout-à-coup, il fut pris de violents vomissements bilieux, dont on attribua la cause à un refroidissement issu du fait des pluies constantes de la veille.

A part ce cas, sa santé sera de fer.

Elle lui permettra, en dépit de ses lourdes occupations et de ses graves préoccupations de chef d'expédition, de traverser le désert, en plein été, et de subir les chaleurs de la Syrie, sans fatigue, sans affaissement musculaire, nerveux ou cérébral, alors que, derrière lui, les hommes exténués et les chevaux fourbus, poussifs, s'affaleront sur le sable, presque sans vie; elle lui permettra d'affronter sans effort le froid de la Russie, tandis que ses vétérans vacilleront sur leur base. En 1814, il tiendra seul la campagne, entouré d'un état-major affaibli physiquement et moralement, et il restera, presque seul, valide de tous les chefs, qui seront comme les soldats, atteints d'une espèce de grippe pernicieuse, dont les effets briseront les forces les plus robustes et à laquelle Blücher, lui-même, n'aura pu échapper. Et, bien mieux que ses compagnons d'exil, il supportera la traversée de Plymouth à Jamestown.

Il ne connaîtra pas la fatigue physique ou mentale, que ce soit sur les champs de bataille ou dans ses palais.

Lorsque ses lieutenants et ses soldats dorment, il travaille. Quand il poursuivait Alvinzy, il n'entendit pas sommeiller avant qu'il ne l'eût atteint et battu, restant cinq jours et cinq nuits sans se débotter. Alvinzy vaincu, il dormit trente-six heures sans désemparer. A deux heures du matin, dans une séance du Conseil des Ministres qu'il présidait, le chef du Département de la Marine dormait à poings fermés. L'Empereur dit doucement : « Allons, Messieurs, secouez-vous. Il n'est que deux heures. Il faut bien gagner l'argent que le pays nous donne ». Et il poursuivit. Et, quand les autres avaient fini et dormaient dans leurs hôtels, il recommençait ou, pour mieux dire, il continuait.

Le travail à outrance, c'est sa vie. Il le délasse. La vie des camps lui plaît plus que la vie de Paris, parce que c'est l'activité intellectuelle unie au mouvement. Et qu'il se plaît davantage au milieu de ses soldats qu'au milieu des « avocats », des bavards qui lui font presque peur. Il s'agit, bien entendu, des « avocats-bavards » seulement ! Et non de ceux qui sont les défenseurs du Droit ! Le Droit qu'il a établi dans son Code.

Si la puissance physique concentrée en cet homme porphyréen est immense, elle ne peut se comparer à sa puissance intellectuelle.

Par un particulier privilège, il sait ne réfléchir qu'à une seule chose à la fois, d'une façon continue et approfondie, sans être distrait en rien dans sa réflexion. Il compare son esprit à *une armoire à compartiments*. S'il veut s'occuper d'un sujet particulier, il ouvre le tiroir correspondant et ferme les autres. Ce privilège lui donne la faculté de dormir et de se réveiller quand il lui plaît. *Pour dormir, il ferme tous les tiroirs de son armoire!* Pour se réveiller, il les ouvre au complet.

Il sait se rappeler des choses dans leurs moindres détails avec une précision qui ne le trahit pas. Sa sagacité s'exerce avec promptitude, instantanément. Elle ne le trompe guère, qu'il soit à cheval ou à sa table de travail, et son esprit pénètre, *illico,* dans le cœur du sujet et en débrouille le sens, le côté faible ou fort.

En temps ordinaire, il travaille dix-huit heures par jour sans arrêt et sait dicter jusque quatorze heures sans discontinuation. Seul, résiste au travail de transcription de sa parole, pendant un temps aussi étendu, le Comte Daru, qui, pour parvenir à transcrire la rapide dictée de l'Empereur, invente des signes sténographiques, connus de lui seul. C'est ainsi qu'il fait sa fortune.

Napoléon doit nourrir son besoin d'activité par le travail à outrance. L'oisiveté le fatigue, l'énerve, le tue. L'Ile d'Elbe semble avoir donné le premier coup de sape à sa santé. La mécanique s'userait-elle ? Ce n'est qu'une apparence, car il n'est pas sitôt rendu à l'action, après son départ de Porto-Ferrajo, qu'il s'est ressaisi et qu'il conçoit son plan de campagne aux Pays-Bas avec toute la puissance, toute la fraîcheur de sa jeunesse. Si le séjour à l'Ile d'Elbe n'a pas été suffisamment prolongé pour altérer la santé de l'homme, l'oisiveté sans espoir de Sainte-Hélène l'abattra et en fera son jouet, par l'usure de la mécanique, sans la détraquer toutefois.

Avant de poursuivre, il importe de faire halte un instant sur le point très important de savoir si Napoléon, pendant la campagne de 1815 et particulièrement à Waterloo, était encore dans la plénitude de ses forces physiques et intellectuelles.

Lord Wolseley et Lord Rosebery ont, les premiers, soutenu qu'à Waterloo il n'avait plus tous ses moyens.

Un Congrès de savants s'est réuni, tout récemment à Paris, afin d'examiner la question.

Les savants français ont eu gain de cause. Ils ont démontré que, dans sa dernière campagne, la dernière bataille, Napoléon était encore dans toute la puissance de son génie.

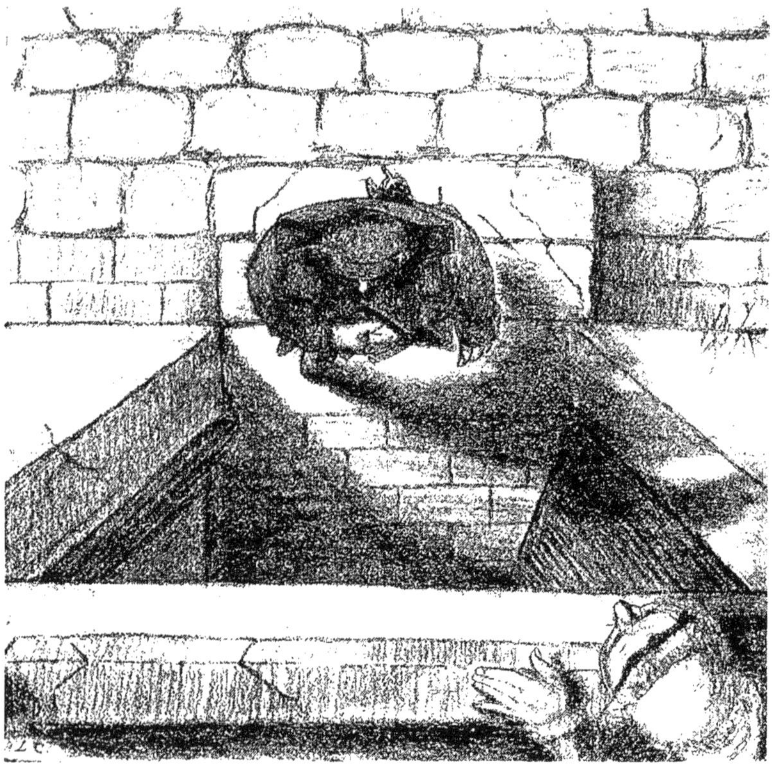

Napoléon entrant à la « Ferme du Caillou ».
VIEUX-GENAPPE-WATERLOO.

C'est aujourd'hui établi définitivement. Et ce doit être pour Lord Rosebery un sujet de joie d'avoir été battu, puisque sa défaite est une victoire pour les Anglais et pour celui qui s'intitulait le « Serviteur de l'Angleterre », pour Wellington. Comme c'est un sujet de profonde satisfaction pour nous, les descendants des alliés de l'Angleterre, de savoir que, le 18 juin 1815, ils ne combattirent pas un fantôme, comme c'en est un pareil de savoir que le Feld-Maréchal Wolseley s'est trompé en prétendant que Wellington n'avait pas les qualités d'un homme de guerre et que, par conséquent, nos ancêtres ne combattirent pas sous les ordres d'un fantoche. Si Arthur Wellesley, plus tard le « Duc de fer », fut un soldat heureux, ce que ne fut qu'une seule fois Blücher, le soir du 18 juin 1815; s'il est vrai qu'en choisissant des quatre positions de Blaton, d'Arquennes, de Mont-St-Jean et de Vleurgat, qu'il avait fait étudier, la troisième était superbe, en cas de victoire, dangereuse en cas de défaite, et s'il avait fallu la tranquillité de son âme et le flegme de son caractère pour l'avoir adoptée ; quoique ses études de jeunesse eussent été négligées et qu'à l'école militaire d'Angers il n'eût pas appris grand'chose; s'il n'avait pas le génie de l'homme d'État, il avait celui de l'homme de guerre. Une haute autorité, un illustre écrivain, Brialmont, l'affirme dans l'histoire de Wellington, Wellington qui, plus tard, sera pour les Anglais, un héros légendaire.

Cela dit incidemment et non sans à-propos.

Le Docteur Ravarit, médecin des Hôpitaux de Poitiers, a, sur ce point, donné, en une longue consultation, son avis en réponse à l'avis d'un de ses collègues, qui affirmait que, à Waterloo, Napoléon était malade physiquement et mentalement.

Pour le Dr Ravarit, jamais l'Empereur ne fut plus en possession de lui-même, jamais son génie ne fut plus complexe. Et, comme première preuve de ce qu'il affirme, il s'appuye sur l'avis de tous les historiens qui ont déclaré que jamais de plus merveilleuses dispositions stratégiques n'avaient été prises par lui.

La seconde preuve, il la développe dans une savante et intéressante étude où il démontre que Napoléon n'était pas amnésique ou en proie à des lésions d'artériosclérose, à de la claudication cérébrale, à des faux-pas de cerveau : que, contrairement à l'opinion de Corvisart — dont il faut d'ailleurs accueillir la parole avec défiance en raison de son inimitié pour Napoléon — il n'était pas atteint de la maladie de Stockes-Adam.

Son cri : « Grouchy! » est sans valeur pour prouver qu'il fût, en ce moment, amnésique. La méprise était très excusable en raison des résultats de l'avant-veille à Ligny.

Le Dr Ravarit démontre également que c'est à tort qu'on a fait de l'Empereur un hémorrhoïdaire en proie à une poussée aiguë, la veille et le matin de la bataille.

« C'est inadmissible, dit-il, car la veille, c'est-à-dire le 16 juin, il lui eût été impossible d'être à cheval, comme d'ailleurs le 17 et toute la journée du 18. » Il ajoute que tous les historiens reconnaissent qu'il passa la nuit sur ses cartes, la veille du 18 et qu'il monta deux ou trois fois à cheval pour reconnaître les positions.

Il dit ensuite que, s'il dormit pendant la matinée de la journée de Waterloo, ce fut après avoir donné ses derniers ordres comme, d'ailleurs, ce lui était arrivé maintes fois auparavant dans de semblables circonstances et même en d'autres, notamment à Tilsit, au spectacle d'Œdipe; comme il en avait été parfois au milieu d'une conversation.

Enfin, pour le Dr Ravarit, il n'était et ne pouvait pas être un comitial; il fut un impulsif et non un engourdi à la torpeur cérébrale. En résumé, Napoléon était en parfaite santé dans la seconde moitié de juin 1815 et fut battu dans un état de pleine lucidité.

C'est avec fruit qu'on peut lire la consultation médicale dont il s'agit.

Ce n'est pas dans Napoléon qu'il faut chercher les causes véritables de la défaite. Ce n'est pas davantage dans son armée. C'est dans le rouage intermédiaire qui se trouvait entre le chef et les soldats, un rouage qui était atteint d'usure incurable. C'est en Soult, Ney, Grouchy, Drouet d'Erlon, Bourmont ainsi qu'en quelques autres généraux.

Soult n'était nullement à la hauteur des lourdes fonctions de

Major-Général dont l'Empereur l'avait chargé. A Waterloo, il montra une incapacité réelle. Il n'y eut qu'un mot et l'esquisse d'un geste dont il eût peut-être bien fait de s'abstenir, quand il détourna Napoléon de son projet de se jeter dans les rangs Anglais et repoussa son cheval vers la Chaussée de Charleroi.

Ney, affaibli par des palinodies, des trahisons, des mots monstrueux, n'avait montré qu'une semblable incapacité doublée d'hésitation à Quatre-Bras. Son action à Waterloo fut telle qu'on peut lui attribuer en grande partie le résultat de la journée et Napoléon a pu dire : « L'armée a fait des prodiges mais une terreur panique l'a saisie. Tout a été perdu. Ney s'est conduit comme un insensé. Il m'a fait massacrer toute ma cavalerie. »

Grouchy, qui n'avait jamais été qu'un des moins capables parmi les maréchaux de l'empire, n'était pas plus que Soult à la hauteur de sa mission et montra son incapacité en se laissant distraire et en n'allant point au canon au pas de charge.

Incapacité? Oui. Trahison? Non. Comme en 1870. Trahison? Non. Incapacité? Oui. Sans entacher l'honneur.

La faute de Napoléon fut le choix de ces lieutenants.

Il en fut une autre, celle d'avoir vécu, pendant deux jours, depuis le soir de Ligny, dans une conviction profonde que les Prussiens avaient été réduits par lui à l'état de quantité absolument négligeable. Il ne s'était pas rappelé que, si, avant Iéna, la Prusse avait oublié les grandes leçons de Frédéric II, depuis cette journée elle en avait appris d'aussi grandes de Napoléon 1er ; que Blücher avait puisé, dans ses cinquante-neuf ans de service et ses nombreuses insuccès, une expérience qui lui permettait d'agir dans la défaite comme nul autre, afin de ramener les débris de son armée, de les concentrer, de rendre la confiance à ses soldats ; que celui qu'il appelait un « vieux renard » était un génie presqu'incomparable dans la défaite, qui n'était pour lui jamais une déroute.

Mais il fut une autre cause que toutes celles qui viennent d'être énumérées. Une cause issue d'un agent de la nature. La pluie. Car, si la bataille avait pu s'engager quelques heures avant midi, les armées alliées, quelles qu'eussent été leur bravoure et leur constance, auraient été détruites avant l'irruption de Bülow et de Blücher et ceux-ci ne seraient arrivés au pied du Mont-St-Jean que pour y subir un nouveau Ligny.

Un concours de circonstances qu'on a appelées des fatalités a amené la chute définitive de Napoléon qui en a pu dire : « Tout a été fatal dans cette campagne et prend la teinte d'une absurdité. »

Alors que, quelques instants avant le choc, quand il venait d'étudier les positions des Alliés, il avait dit à Soult, sur la hauteur de Rossomme : « Nous avons quatre-vingt-dix chances pour nous et pas dix contre. » Et, en désignant les Anglais : « Je les tiens. »

Une journée incompréhensible pour lui. « Singulière défaite où la gloire du vaincu n'a pas souffert ni celle du vainqueur augmenté », selon ses paroles.

Une journée où il aurait pu prendre les Anglais en flagrant délit. Comme les Russes à Friedland.

. . . .

. . . .

Deux des qualités primordiales de Napoléon étaient la sobriété et la continence, relatives toutes deux, bien entendu, la seconde surtout.

Avait-il le temps de dîner? Et ne devait-il pas se borner à manger, à dévorer à la hâte? A Sainte-Hélène, seulement, il se plut à rester à table, après le dessert. Après la bataille, après la victoire, il ne lui déplaisait point, parait-il, de boire un verre de vieux Bourgogne et de prendre... une bonne prise de vieux « Obourg », puisée à la tabatière, comme Menneval l'a affirmé, et non à même le gousset de son gilet, comme on l'a soutenu par erreur. Ce point d'une importance considérable, dans l'histoire de Napoléon-le-Grand, est définitivement tranché.

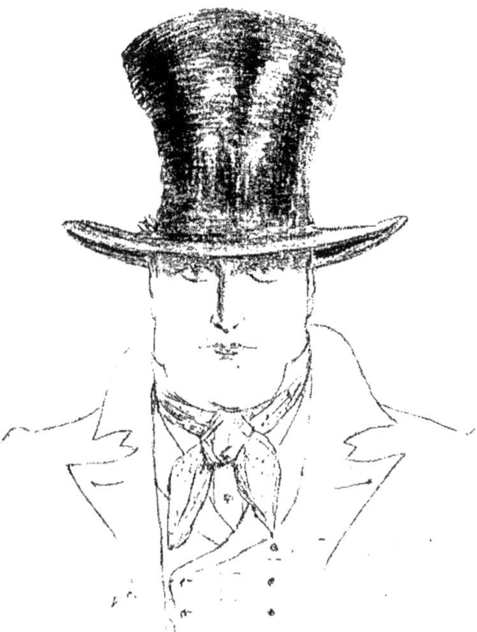

Ce qui est tranché également c'est que la saprée poudre à roupies lui donna souvent maille à partir. Des distractions, lorsqu'au Conseil d'État, au plus fort de la séance il empruntait à son voisin sa tabatière, sans se rappeler qu'il avait déjà emprunté la leur à plus de dix de ses voisins. Des distractions coûteuses, par suite d'envoi en échange, le lendemain, de bonbonnières de prix.

Le chapitre de l'amour, comme celui de l'estomac, n'occupait dans son livre de vie qu'une position peu importante.

A Valence, lorsqu'il était à la portion congrue et livré à une oisiveté relative, il lisait, tandis que, comme maints de ses camarades, il aurait pu s'abandonner à des joies bachiques et se faire amant de cœur. Ce métier-ci, auquel il aurait pu convenir, par sa beauté et son esprit, ne lui séait en nulle manière. Ainsi resta-t-il loin des cartes, du vin et presque loin des femmes, au sein du vice qui débordait en France, comme de la gadoue dans un égoût collecteur obstrué, au moment où les maisons de jeu et de joie pullulaient partout et que Paris n'était qu'un lupanar et un tripot. Au temps de Sade ! Il faut croire qu'il en fut ainsi, car, à Sainte-

Hélène, il a dit : « J'ai été pendant trois ans en garnison à Valence. Là, j'ai passé mon temps à lire et à relire tout ce que contenait la bibliothèque de la ville. »

Jusqu'à son élévation à l'empire, peut-être au consulat, il resta tel. Après... Mais avec une certaine modération dont on lui saura d'autant plus de gré que la chair féminine la plus fraîche, la plus succulente, la plus affriolante, devait, on le comprendra aisément, s'offrir à lui avec rutilence, persistance, insolence, impudence. Dame ! Le sourire d'un empereur !...

Ses élans étaient, paraît-il, dégagés des contours qu'engendre ce qu'on appelle la civilisation. Ils étaient sauvages. Tout-à-fait... Corses ! Sa puissance génératrice semble ne pas avoir été particulièrement généreuse, car son fils naît un an et dix jours après le mariage et ce fils reste unique et presque débile. Alors que la mère de Napoléon II était taillée pour en avoir autant et d'aussi solides que la mère de Napoléon Ier.

Le sexe faible ne pouvait avoir pour lui tant de charmes que celà. Pour lui, la femme était un être inférieur. Ses deux épouses légitimes et, sans doute, certaines de ses épouses d'un jour n'avaient pas été de nature à le faire changer d'avis à cet égard. Et, qui sait ? il eût applaudi à cette injuste parole : « La femme a été créée pour empêcher l'homme de faire de grandes choses ».

La femme, qui reproduisait la race le plus puissamment, surtout la race masculine, avait ses faveurs. Cela se comprend.

Il avait sur la compagne de l'homme des idées romaines. Il voulait que l'obéissance fût un de ses premiers devoirs. La mère de famille devait être la base du ménage, sous l'égide du père. La base du ménage et, par conséquent, de la Société. C'est lui qui, au Conseil d'État, insista, dans la discussion du titre du mariage, pour qu'on écrivît dans le code l'obéissance au nombre des devoirs que le mariage imposait à l'épouse.

La femme « bas-bleu » lui déplaîsait particulièrement. Toute la colère de Mme de Staël, qui fut une personne d'esprit, mais qui fut singulièrement fantasque, provient de sa réponse au sujet du rôle de la femme dans la Société. Mme de Staël n'avait pas compris qu'il n'avait pas le temps de sourire. Pas plus que de dîner.

Plus tard, à Sainte-Hélène, il reconnut qu'il avait eu tort de ne pas consacrer au beau sexe plus que quelques miettes de ses soirées. Que n'eût-il appris ? En parlant ainsi, il voulait sans doute dire que les exemplaires de ce sexe auraient dû être d'une autre envergure que ceux auxquels il avait accordé quelques-unes de ses faveurs.

Metternich n'appartint jamais à son école. Il passait par le cœur pour arriver aux secrets de la diplomatie, aux arcanes de Cabinet ! Mais il savait choisir ses sujets. L'amour dans la diplomatie et la diplomatie dans l'amour. La science des rapports entre les États et... entre les sexes ! Le rendez-vous scientifiquement amoureux ! Je ne sais si Napoléon prisait beaucoup ce genre de politique, que l'illustre Chancelier Autrichien avait instauré et pratiquait avec tant de succès, surtout lorsqu'il était Ambassadeur ; ce qui est notoire, c'est qu'il critiquait Henry IV, parce « qu'il courait, le soir, dans les rues de Paris, après les catins. »

Quoi qu'il en soit, il ramena en France la vertu ou du moins il endigua les flots de l'immoralité et de l'impudicité.

Son premier amour naquit à l'âge de cinq ans. Sa victime fut la petite Giacominetta, dont il a été parlé précédemment. Amour d'enfant, suivi, quelque douze ans après, d'un amour d'adolescent ou du moins d'un sentiment de profonde affection pour une jeune fille de Valence, avec laquelle il passa des instants heureux, dans le calme de la grande et aristocratique maison de Madame Grégoire du Colombier, qui leur laissait toute liberté. Un amour tout platonique ! Valence n'est pas très loin d'Avignon, célèbre par la belle Laure de Noves ! Il paraît qu'il dut se borner à manger des cerises avec Caroline, la fille de Madame du Colombier, et qu'il ne sut pas en conquérir la main parce qu'il était trop humble de fortune !

Voilà une bonne dame qui manqua son coche! « A...'n.' comprenait pas! » comme on dit à Tarascon.

Plus tard, Mademoiselle Joséphine Tascher de la Pagerie, épouse du Marquis de Beauharnais, guillotiné sous la Terreur. Il sera superflu de rappeler à la suite de quelles circonstances il s'en éprit à la folie, d'après ce qu'il a prétendu.

Puis Marie-Louise de Habsbourg, qu'il aima sincèrement, non sans doute, à la folie, mais presque paternellement, comme on peut aimer une jeune fille bien simple.

Voilà pour ses amours légitimes. Quant à celles qui ne le furent pas, après les avoir calculées sur ses doigts, il déclara, à Sainte-Hélène, avoir eu sept maîtresses. C'était beaucoup! disait-il. Ce qui signifiait, sans doute, que c'était trop. Ces maîtresses furent : MM^mes^ Walewskà, Grassini, Duchâtel, Gallieno, Pellaprat, Fourès et Mlle Georges.

Parmi ses amies diverses, fut, notamment, à Sainte-Hélène, Miss Balcombe, qu'il connut chez son père, en sa maison où il fut logé, avant d'aller à Longwood. Une folâtre enfant de 15 ans, qui se permettait, devant la petite cour scandalisée du proscrit, de lui prendre son épée et de l'attaquer, de tapoter sur les joues et même sur l'estomac de l'Empereur des Français, qui, ma foi! se laissait faire sans rire. Ce devait être bizarre. Ses gamineries lui avaient d'abord plu. Mais, dans la suite, que se produisit-il? Mystère. Ce qui n'en est pas un, c'est qu'il traita tous les membres de cette famille de canailles et de misérables.

En réalité, les amours de Napoléon ne paraissent pas avoir été très heureuses. Et c'est peut-être là une erreur ou une illusion, mais il nous semble que, si sa voie eût été autre, il eût été sans passion ; que son caractère le portait, comme Newton, vers le célibat plus que vers le mariage. Peut-être même vers le célibat religieux.

Pour terminer ce feuillet très sommaire, un seul mot. Les

amours légitimes de Napoléon sont sans doute connues. Les autres ? Que peut-on affirmer ? C'est qu'il ne faut se prononcer sur ce chapitre scabreux qu'avec réserve. Il faut surtout se défier des « inventions ». Certains documents n'ont dû leur succès commercial qu'à des révélations de secrets d'alcôve, dont nuls n'avaient été les témoins que les héros de l'aventure, si aventure il y avait eu. Certaines belles et honnestes dames ne l'ont dû également, dans le monde où l'on s'amuse, qu'aux mêmes causes. Exemple, après Sadowa, dans une avalanche de caricatures, une photographie, représentant très sérieusement Bismarck, en tête-à-tête avec la « Lucca », faisait fureur. Le Grand Chancelier avait alors d'autre gibier à poursuivre que la charmante Viennoise qui, en ce temps, faisait prime. Mais à un tarif que l'illustre homme d'État n'aurait pas été disposé à aborder, si tel avait été son désir. Et puis, est-il concevable qu'il se fût prêté au caprice de la belle ou d'un photographe ? Et, pourtant, la photographie était indiscutablement celle du Chancelier à la main de fer et de la Courtisane aux doigts de velours. Quand le succès de cette double effigie se fut calmé, en apparut une autre du même genre, en double partie, également. Guillaume Ier, en contact intime avec la même courtisane ! Ou Miss Adah Menke ! Je ne saurais plus préciser. C'était inepte mais cela s'achetait avec fureur et les braves gens étaient convaincus. Impossible de les dissuader. En présence de ce succès, l'affaire se généralisa. Tous les photographes furent de la partie, qui finit par lassitude du public et par découverte du truc. Ainsi pour Napoléon.

De fait, entre le « Napoléon amoureux » et le « Napoléon jurisconsulte », il y a l'espace qui sépare un gros succès de librairie, c'est-à-dire de vente, d'un sérieux insuccès, c'est-à-dire d'un fiasco.

. . . .

Dans tout son œuvre, qu'il fût pauvre ou riche, Napoléon resta honnête, à l'abri du soupçon de corruption. Ses expéditions ne servirent jamais à l'enrichir. En pourrait-on dire autant de certains de ses lieutenants, notamment pendant les guerres d'Espagne? On affirme qu'au temps où il était Général en chef il aurait refusé l'offre que lui faisait le Duc de Parme de lui verser, pour que le célèbre tableau dénommé « la Nuit du Corrège » ne fût pas enlevé de ses États, une somme considérable. Pour toute réponse, Bonaparte donna ordre d'envoyer à Paris le merveilleux tableau, pris en vertu d'un traité de paix, afin d'orner les Galeries du Louvre. Et, pourtant, Bonaparte, s'il n'était déjà plus humble de fortune, n'était pas encore riche.

Et il resta ennemi aussi loyal que citoyen incorruptible. S'il fit fusiller le Duc d'Enghien, c'est qu'il voulait effrayer les Bourbons, qui laissaient conspirer contre le Premier Consul. De son temps, on fit remonter au Prince de Talleyrand le poids de cette exécution certes illégale mais peut-être explicable. Alors qu'il eût pu se dégager de cet acte, en en laissant toute la responsabilité à l'illustre mais peu scrupuleux diplomate, il entendit à Sainte-Hélène s'en déclarer seul l'auteur, sans détour, quoiqu'il fût le neveu de Louis XVI, et, par conséquent, le cousin de la Maison de France.

L'exécution du libraire Palm et du Major Schill, dont il a déjà été parlé, s'explique par de graves raisons d'État. Il faut quelques exemples pour détruire le pouvoir mystérieux des Tugend-bund, que ces exécutions ne feront que grandir et qui y trouveront des moyens et des armes pour faire sortir l'Allemagne des vieilles formules, dont Iéna avait montré l'inanité, et pour jeter les bases de l'unité Germanique, qui devait, cinquante-sept ans après Leipzig, amener la fondation de l'Empire Allemand dans la Grande Galerie des glaces du Château de Versailles. La rigueur de Napoléon et les excès de ses soldats n'avaient servi qu'à ébranler le particularisme étroit de cette époque, que Bismarck devait briser définitivement après Sadowa.

Quoi qu'il en soit, dans ces trois circonstances, de la rigueur de sa politique, il n'entendit pas se servir d'un affidé, sous la forme ou d'un sbire ou d'un spadassin, pour se défaire de ses ennemis personnels et, quoique Corse, en vertu des usages corses, au nom de la « Vendetta », faire poignarder son rival de la montagne, Pozzo di Borgo. Il s'en vengea seulement en le déclarant un sujet rebelle et en accumulant des victoires sur des conquêtes. Combattu sourdement par Bernadotte, un des membres de sa famille, il se défait de cet homme à obstacles et non à moyens en le faisant adopter par le dernier Wasa, afin de lui permettre de s'asseoir un jour sur le trône des Rois de Suède !

Il a eu une horreur, grandissante avec l'âge, des hommes qui avaient trempé dans le drame qui amena le martyre de Louis XVI et le supplice de Marie-Antoinette, et il attache étroitement à ses pas d'anciens conventionnels, plus redoutables avec soi que contre soi. Talleyrand et Fouché. Dont le premier devait, par les traditions de sa famille, avoir eu des tendances vers la Légitimité, quoiqu'il l'eût trahie, et dont le second, par la puissance de l'atavisme, avait dû en avoir vers la Révolution, quoiqu'il l'eût trahie également. Conspirateurs nés, par caractère et par besoin, sinon joie, de conspirer.

Il leur laisse la vie et même la liberté, après avoir pour eux érigé en fiefs, princier, Bénévent, et ducal, Otrante ! Faute dont il apprécia plus tard l'étendue en reconnaissant qu'il aurait dû les envoyer, dos-à-dos, à la guillotine !

On voudra reconnaître que, pour un homme qui n'entendit pas trouver d'obstacles sur sa route et qui vit sans émotion couler tant de sang sur les champs de bataille, c'est d'un sentiment généreux, à moins que ce ne soit de la faiblesse ou de la superstition.

Pas plus qu'Alexandre-le-Grand, que César, que Charlemagne, que Charles-Quint, que Charles XII ou que Frédéric-le-Grand, Napoléon n'est un « tigre altéré de sang ». Ce n'est pas un Néron, un Tibère, un Héliogabale, un Ivan-le-Terrible. Il n'a jamais été un tyran, c'est-à-dire un prince injuste et cruel. A-t-il été un despote, c'est-à-dire un souverain arbitraire et absolu? Sans doute! Mais son despotisme ne fut jamais atteint de bassesse de sentiment. L'Ogre de Corse de Mme de Staël est un mythe. La passion aveugle, seule, lui a pu faire inventer ce mot, qui a fait sa fortune. Comme elle a pu faire dire qu'après Waterloo, s'il avait vaincu, il aurait livré Bruxelles à ses soldats pendant quatre jours! Sans qu'il soit de preuve à une insinuation, que la raison seule et son passé condamnent! Comment, en effet, il était en un pays, qui, certes, avait cessé d'aimer les Français, s'il les avait jamais aimés, mais qui aimait encore Napoléon. Et celui-ci l'aurait livré au carnage! C'est déraisonnable! A-t-il jamais voulu revenir aux temps infâmes de Turenne et des Sans-Culotte? Leur avait-il livré Venise, après les « Pâques » de la Piazza San Marco? Rome, après des massacres de Français dans des gorges de la « Campagna »? Le Caire, après la révolte des Mameluks? Madrid, après les massacres de la Puerta del Sol?

Où et quand a-t-il abandonné une ville aux passions de ses soldats? Pas plus que Blücher! Pas plus que Wellington!

J'aimerai et je respecterai toujours le grand Walter Scott, parce qu'il fut toujours un ami sincère de la Belgique et qu'il rendit un majestueux hommage à ceux des nôtres qui combattirent en 1815 aux côtés des Anglais. Mais je ne pourrai jamais approuver l'illustre romancier écossais lorsqu'il étouffera la vérité sous la passion et qu'il ne dira pas ce qui est vrai d'un homme que rien ne m'oblige à aimer mais que tout me dicte d'admirer.

Avec cette réserve que, s'il s'émut, prétend-on, après la bataille d'Eylau, à la vue du carnage de la veille; s'il s'attendrit, prétend-on également, aux chevets de Lannes et de Duroc, ses fidèles amis, et, pendant la Retraite de Russie, lorsque supposant Ney perdu, il apprit son retour et en marqua sa joie, en s'écriant que, pour le revoir, il aurait donné les deux cents millions de sa réserve, il faut admettre qu'il devait être inaccessible à une véritable émotion, à la sensibilité. Ce n'était peut-être alors que ses nerfs qui parlaient. Ce qui ne prouve nullement pour cela qu'il fût enclin aux joies de la cruauté.

Pas plus qu'à celles de la colère. Sauf dans le cas Molé, dont il fut question précédemment, et, dans deux ou trois autres de ce genre, sa colère est feinte.

En 1814, lorsqu'il n'a plus guère d'attouts dans son jeu et que le Pape, son prisonnier, commence à l'embarrasser, dans une entrevue avec Pie VII, à Fontainebleau, pour en obtenir ce qu'il veut, il est d'abord de velours et il dit sa parole en sa douce langue maternelle. Il n'obtient qu'un mot de l'impassible vieillard : *Commediante*. Alors, devant son insuccès, il lui fait de grands yeux, une grosse voix et lui montre même, paraît-il, le poing. Après de vains efforts, il n'obtient qu'un seul mot : *tragediante*. Toujours acteur.

Ses grandes colères ne sont nullement vraies. » Elles ne montaient que jusque-là, » dit-il à Sainte-Hélène, en mettant l'index entre les narines et la lèvre supérieure. Ce qui voulait dire, en un mot, que la moutarde ne lui montait pas jusqu'au nez. La colère d'un acteur.

Bien que ses colères fussent telles qu'il les a lui-même définies, il n'était pas à l'abri d'accès d'irritabilité ou de mécontentement non dissimulés, qu'il traduisait avec brutalité. Ainsi en fut-il, notamment, lorsqu'au début du Blocus Continental il apostropha, dans un bal, une dame, parce que l'étoffe de sa robe était d'origine anglaise et entrée en France en contrebande. Ainsi en fut-il, lorsque, au cours de la présentation de François Arago, nommé membre de l'Académie, il dit des paroles brusques et offensantes à un des délégués de l'illustre assemblée, Lamarck, au moment où le vénérable savant lui présentait son dernier livre, selon les usages académiques.

Une sortie intempestive, car il y avait erreur de sa part. Il avait pris la « Philosophie Zoologique » du savant pour son « Traité de Météorologie ».

S'il en fut ainsi dans ces cas anodins, il en fut davantage lorsqu'il se trouva en présence de la Reine Louise de Prusse. Il fut alors inexorable, sans galanterie et sans commisération. La beauté de cette femme, ses accents émus, ses mains jointes ne purent adoucir sa rigueur. Pourquoi ? Lorsqu'elle l'implorait d'épargner sa patrie ? C'est qu'il avait épousé la haine de race du Gaulois pour le Germain, surtout pour le Borussien. Il fut puni de sa rigueur, car elle donna aux sociétés secrètes de l'Allemagne des armes puissantes et contribua largement à amener les trois journées de Leipzig.

L'Allemagne ne pouvait pardonner.

Il savait aussi parfois manier le sarcasme sans pitié. Il en fut ainsi, entr'autres, avec Berthier, qui redoutait particulièrement ses sorties. La dernière date de 1814. Le Prince de Wagram avait abandonné la cause de son maître pour devenir, dès le mois d'avril de cette année, Capitaine des Gardes-du-Corps de Louis XVIII. Au retour de l'île d'Elbe, Napoléon avait dit : « Je lui pardonne, mais à la condition qu'il vienne me voir dans son nouvel uniforme. » Comme il l'avait exigé du Duc de Tarente. Celui-ci était venu. Mais celui-là ne vint pas.

Le sarcasme pour ces deux. Pour celui-ci, le Général Becker, le mot fut sanglant. Son dernier mot sur la terre française, au moment de se rendre à bord du *Bellérophon* : « Retirez-vous, Général, je ne veux pas qu'on puisse croire qu'un Français soit venu me livrer à mes ennemis. »

S'il était difficilement accessible à la colère, c'est que son sang-froid ne l'abandonnait jamais. Trois ou quatre fois, seulement, dans sa vie, semble-t-il établi, perdit-il l'équilibre de son calme.

Il est certain que, le 18 brumaire, il fut hésitant, peu après son entrée dans la salle du Conseil des Cinq Cents. Tous les bavards qui l'entouraient et lui jetaient à la face leur colère, vraie ou feinte, lui troublaient les sens. Et si son frère Lucien, le héros de la journée, aidé dans sa tâche par Murat, ne l'eût tiré d'affaire par un brillant coup d'audace, si le Gouvernement du Directoire eût possédé quelque sens de la situation et quelque énergie, cette journée eût pu terminer la carrière du Général Bonaparte par l'envoi à une fusillade. Mais, dès qu'il se retrouva au milieu de ses soldats, il reprit le calme de son âme.

Il le perdit, de nouveau, plus tard, devant la puissance des événements et la vastitude de sa déchéance en deux circonstances.

D'abord, pendant la Retraite de Russie, à Wilna, quelques instants. Des spasmes épileptiformes soulevèrent alors sa poitrine tandis que des mots sans suite, entrecoupés d'un rire sec, s'échappaient de ses lèvres. Ensuite, après la Retraite de Waterloo, à Paris. « Tout est perdu! » s'écria Pasquier, en le voyant. « Excepté l'honneur! » répondit-il froidement. Mais, peu après, les mêmes spasmes et le même rire le surprennent, tandis qu'il répète : « Ah! mon Dieu!... Ah! mon Dieu!... » Plus effrayant en son trouble, cette fois, que la première. Puis, presqu'aussitôt, il se ressaisit et redevient maître de soi-même.

Si ce n'est dans ces trois cas, il maintient toujours sa présence d'esprit, son calme. Celui de Pozzo di Borgo. Le calme du fatalisme, que l'on ne confondra pas avec le calme du flegme de Wellington. Un calme, dont la nature se fixera pas ces exemples typiques. Lorsque le Général Espagnol Alava, qui avait suivi Wellington, trouva, à la fin de la bataille de Quatre-Bras, le Généralissime Anglais, lisant tranquillement ses journaux, assis sur le bord d'un chemin, et lui disant avec un sourire radieux aux lèvres, en l'apercevant : « Mon cher Monsieur, étiez-vous la nuit dernière de la partie de Madame de Richmond? » Afin de ne point laisser voir que la situation était des plus critique.

Ce qui est tout différent de la façon dont Napoléon montra son calme, lorsque, un an auparavant à Montereau, après être descendu de cheval, il dit, en fouettant sa botte de sa cravache : « Allons, Bonaparte, sauve Napoléon ! » ; puis, se refaisant artilleur, s'en alla, au milieu d'une avalanche de mitraille, pointer des pièces de canon sur les Wurtembergeois, engagés dans la ville et, comme ses hommes tremblaient pour lui et murmuraient, il leur dit : « Allez, mes amis, le boulet, qui doit me tuer, n'est pas encore fondu ! » Afin de leur montrer une confiance, qu'il entendait maintenir en eux et en soi-même, surtout.

Son sang-froid lui donne la force morale dans le péril, c'est-à-dire le courage. Il sera superflu de dire qu'il possédait cette vertu dans toute sa générosité, le courage d'un homme raisonnable et non celui d'un fou, qui se jettera, tête baissée, dans le danger. Mais cette vertu se manifeste de diverses façons, selon les circonstances, la tranquillité de son âme restant toujours inaltérable.

Dans la « Batterie des hommes sans peur », c'est le courage de l'espérance, lorsqu'il se pose, comme une statue, sur le sommet du gabion, maître de sa destinée, qu'il fait plus que d'entrevoir.

A Essling, le courage de la confiance, lorsqu'il ne s'éloigne devant une avalanche de mitraille, que quand ses soldats menaçent de mettre bas les armes, s'il ne se retire pas.

A Montereau, le courage du fatalisme, lorsqu'il calme les craintes de ses canonniers, par un mot, qui semblerait peut-être signifier que si le boulet, dont il parle, était fondu et s'il venait le frapper, il serait reçu avec reconnaissance. Ce que Ney a traduit d'une autre façon à Quatre-Bras à propos de boulets qu'il eût voulu, tous, lui voir entrer dans le ventre !

A Waterloo, le courage du désespoir, lorsque, dans des tourbillons de fer, de plomb et de « Sauve qui peut ! » il a tiré son épée et pique des deux vers les Anglais !

Mais, de quelque façon qu'il se présente, c'est le courage, c'est-à-dire la bravoure d'un héros, qui sait que la forme de chacun de ses gestes est enregistrée par l'histoire.

Il n'empêche que l'esprit de dénigrement systématique alla jusqu'à dire qu'à Waterloo il trembla ! Un historien (*sic*) anglais l'affirmait. Pour s'en venger, un historien (*resic*) français, de son côté, certifia que c'était Wellington qui avait eu peur. Rien n'est plus inepte dans l'un et l'autre cas.

Il sera tout aussi inepte de dire qu'il abandonna son armée en Égypte, d'abord, en Russie, ensuite ; qu'il fut un « lâcheur ». Un mot sonore qui ne dit rien. Était-ce abandonner son armée que d'en donner le commandement à Kléber, le héros de Gaza, de Jaffa, du Mont-Thabor, dont le prestige sur les Musulmans était considérable ? Était-ce l'abandonner que de la confier à Murat ? En Égypte ne resta-t-il pas jusque bien après le moment où la France réclamait à cor et à cri son aide, afin d'être débarrassée de toutes les incapacités qui la gouvernaient et qui allaient la mener on ne sait où ? Qu'aurait-il encore fait en Égypte ? Elle était conquise. Et en Russie ? Elle était perdue. Tandis que la France était en péril dans l'un et l'autre cas. Une nouvelle conspiration, telle que celle de Malet pouvait détruire toute son œuvre d'édification et cette idée dut être pour une grande part dans son retour précipité en France. « Je suis plus fort, dit-il lorsqu'il quitta la Russie, en parlant du haut de mon trône aux Tuileries qu'à la tête d'une armée que le froid a détruite. »

Son courage, d'ailleurs, ne fut jamais bien propice à la retraite ou à la défense. Toujours d'attaque, depuis sa plus tendre jeunesse. Et il n'est guère probable qu'à Brienne il eût dessiné, sur des murs, des plans de fortifications. Des plans d'attaque de fortifications ! Soit ! Quoique son génie fût presqu'exclusivement porté aux manœuvres de troupes sans nombre dans des plaines sans fin. Toute sa vie militaire le montre, surabondamment, incomparable dans cet art.

Ci-dessous est la reproduction d'une lettre de Buonaparte au général Cartaux, lors du siège de Toulon. Il est utile d'en comparer les traits à la signature qui suit :

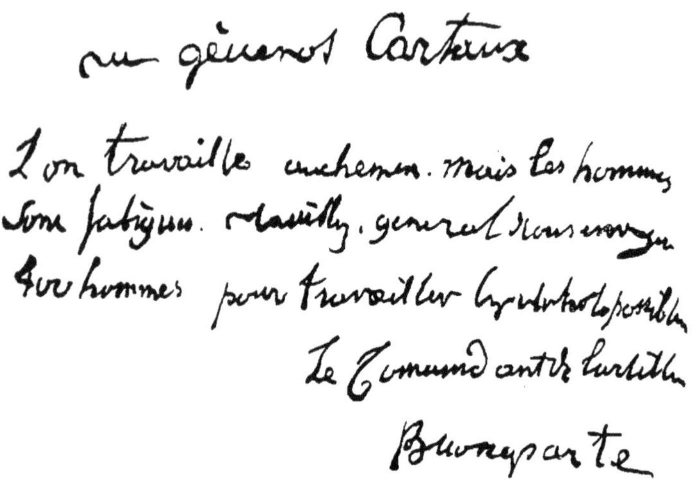
au général Cartaux

l'on travaille [illegible]. mais les hommes sont fatigués. [illegible]. général vous envoyez 400 hommes pour travailler [illegible] possible

Le Commandant de l'artillerie

Buonaparte

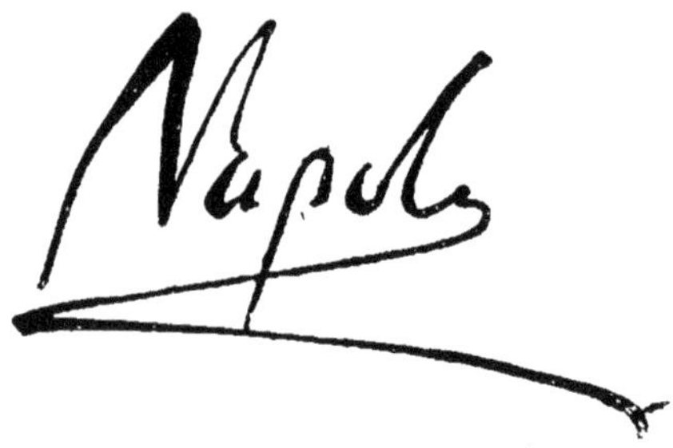

Ce sont là des caractères, qui, à première vue, sembleraient presque cabalistiques, s'ils ne constituaient la signature de Napoléon, une signature apposée par lui sur un vélin en notre possession, pièce qui date de l'époque où tout s'écroule autour de lui, où son empire va s'effondrer. Signature menaçante. Des points d'attaque plus aigus que du temps de sa prospérité! Non des bastions de défense! A comparer à celle de Louis XIV, qui se trouve au bas d'une pièce, également en notre possession. Une signature, comme une allée de Versailles, presque étroite à force d'être large, dans la rigidité de l'étiquette. Signature, comme celle de Napoléon, d'un temps de pleine décadence.

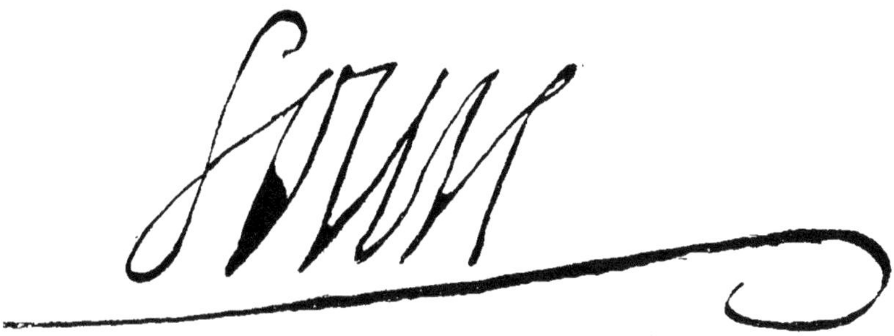

Le style, c'est l'homme! dit-on. Et la signature également!

Si Napoléon est l'homme d'attaque que l'on sait, il cesse de l'être à 7 1/2 heures du soir de Waterloo. Alors, il deviendra faible et se laissera faire comme un mouton, parce qu'il sait que, à partir de cet instant, il a cessé d'appartenir à l'action, qu'il n'appartient plus qu'à son passé, à l'Histoire.

. . . .

. . . .

Si Napoléon est avec tous ceux qui sont sous ses ordres, qu'ils soient civils ou militaires, d'une sévérité inexorable; si, avec ses officiers et, particulièrement, avec ses généraux et ses maréchaux, il est d'une rigueur, qui s'accroît avec l'élévation de l'homme dans la hiérarchie; s'il n'accorde quelque liberté de langage qu'à Lannes et surtout, à Duroc, et s'il permet à celui-ci seulement de le tutoyer encore, afin de montrer que, s'il est empereur, il est encore en contact de camaraderie avec ses égaux d'autrefois; avec ses soldats, au contraire, il est familier; il les autorise, dans une certaine mesure, à l'être avec lui et il leur tire l'oreille pour leur marquer sa satisfaction. C'était son intime : « Soldats! Je suis content de vous? » de ses proclamations. Tous ceux auxquels il octroya cette faveur furent unanimes à reconnaître qu'il leur avait tiré le bout de l'oreille, avec art et science. Jamais on n'en fera plus autant! Il ne fait comprendre que rarement l'étendue de son pouvoir. Et, quoique son caractère, par sa nature et par la vie des camps, soit brusque, sinon brutal, il y met certaines formes, comme il en a mis lorsque Gouvion Saint-Cyr avait fait plus que d'esquisser le geste de la désobéissance. Il lui était, d'ailleurs, superflu de montrer qu'il était le maître. On le sentait par instinct.

Il n'a pas eu d'amis, lui a-t-on reproché. Pouvait-il être lié avec quelqu'un d'une affection réciproque? L'amitié est un bien qu'il n'est donné à chacun de posséder que rarement et auquel un potentat peut à peine aspirer. Lui, peut-être plus que d'autres, devait éviter le contact étroit qu'engendre nécessairement ce genre d'affection. La camaraderie, surtout, avec des subalternes sans éducation, de crainte que la familiarité ne se revêtit d'allures de trivialité. Il aurait pu fraterniser avec Polignac, mais jamais avec Lefebvre. Il ne pouvait faillir, déroger, celui que ses ennemis appelaient, que son neveu même, Napoléon III, devait appeler un « Parvenu ». Et il devait éviter, par dessus tout, les « Camarillas ». Parvenu comme Jules-César, comme Auguste, comme tous les Césars.

Il s'agit des temps consulaires et impériaux. Car, avant d'être un maître, il ne fut pas insensible à ce sentiment. Ses deux plus célèbres amis furent Gudin et Nansouty. Frédéric Masson donne sur ces deux personnalités, dans un de ses admirables ouvrages, « Napoléon inconnu », des détails des plus intéressants : de Gudin, né en 1768, comte de l'Empire en 1808, Gouverneur de Versailles et Grand Aigle en 1809, fut tué le 18 août 1812; Champion de Nansouty, né également en 1768, d'abord premier Chambellan de l'Impératrice, plus tard Ecuyer de l'Empereur, comte de l'Empire en 1808, Grand officier de la Légion d'Honneur, puis Grand Aigle ; Commandant de la Cavalerie de la Garde en 1814, quitta l'armée en pleine guerre, cette année ; Des Mazis, qui avait été désigné, en 1784, à l'École militaire de Paris, pour être son instructeur d'infanterie et qui gagna l'affection de son pupille.

Il paraît que, lorsque Napoléon se donnait, c'était pour toujours. Mais il ne fallait pas lui manquer.

Quoi qu'il en soit de sa sévérité, il n'était pas un ogre. Les Mémoires de « Constant », originaire des environs de Gand, son premier valet de chambre, qui l'avait suivi dans toutes ses campagnes de guerre et dans toutes ses résidences, jusqu'au départ pour l'île d'Elbe, apprendront, à chaque page, que son maître n'était nullement tel; qu'il était, au contraire, plein de douceur pour beaucoup de gens et sans rudesse pour sa domesticité.

Et patient! D'une patience, qui alla jusqu'à la longanimité avec les membres de sa famille, qu'il aima. Car il aima sa famille.

S'il n'a guère parlé de son père; s'il ne lui a guère eu de reconnaissance pour son indulgence et pour ses efforts afin de récupérer les biens familiaux et donner un sort à sa femme et à ses enfants, c'est qu'il l'a connu à peine. Il l'a quitté à neuf ans, pour ne plus le voir qu'à de rares intervalles. Il ne semble d'ailleurs pas que son père, qu'il avait trouvé trop amateur de plaisirs, eût été le « pater familias », qui impose à son enfant, l'amour, voire même la crainte révérencielle. Mais il a voué à sa mère ces deux sentiments dans toute leur générosité. De ses frères et de ses sœurs, il a tenu en particulière affection Pauline, ainsi qu'Eugène de Beauharnais, son fils d'adoption, qui, tous deux, lui restèrent toujours largement fidèles. Ses autres sœurs et ses autres frères ne semblent pas avoir permis qu'il les aimât de même.

Il a aimé tendrement ses deux femmes, quoique le choix n'en eût guère été judicieux et que, du fait, des deux, il se vît trompé. Et, même puissamment! Car, s'il donna des coups de canif dans le contrat, ses deux moitiés y portèrent de furieux coups de sabre! De grosse cavalerie!

Ce ne sera point manquer de justice et de galanterie que d'attribuer à Joséphine le surnom de Madame Fanfiole Ier et à Marie-Louise celui de Madame Fanfiole II, pour nous servir d'un mot créé par Diderot, à propos de je ne sais quel fait et pour quelle dame.

La première, très créole d'origine et de caractère, faisait des millions de dettes, tirait les cartes ou se les faisait tirer par Mademoiselle Lenormand, la célèbre cartomancienne, s'occupait de babioles et de colifichets et menait une vie assez décousue. Plus âgée de six ans que son époux; déjà vaporeusement fanée du temps de son remariage et, presque sévèrement, lors du sacre, si l'on en juge d'après un dessin au crayon fait à Notre-Dame, le 2 décembre, par David, qui paraît avoir merveilleusement saisi l'image de l'Impératrice, dont les chairs étaient alors à l'affaissement; dont le premier menton s'ornait d'un second et dont le joint des lèvres se garnissait de plus que d'un duvet. Mais toujours gracieuse, ravissante, et, comme telle, se faisant pardonner ses faiblesses.

Lorsque son mari était en Égypte, il paraît qu'il apprit les écarts de sa conduite par la voie des journaux anglais. A son retour, il la bouda deux jours. Ce fut tout. S'il la répudia, ce fut par raison d'État et nécessité de dynastie. Le divorce, qu'il lui imposa, n'était d'ailleurs pas immérité. Elle n'avait jamais su concevoir la hauteur à laquelle il l'avait élevée, plus haut qu'aucune femme jamais, et le respect qu'elle devait à sa couronne impériale. Le Pardon!

Sa seconde femme, qui n'était pas créole mais qui était très Viennoise, ne lui faisait pas de dettes, lui était fidèle et le resta aussi longtemps qu'il l'eut sous le regard. Mais, lorsqu'elle ne le vit plus, elle le trahit. La dernière lettre de cette femme inconstante à son mari date du 31 juillet 1814. Depuis lors, par ordre de Metternich, un ordre qu'elle n'eut pas de répugnance à reconnaître, elle resta muette, puis elle abandonna la foi conjugale et se livra à Neipperg, que, pour de graves raisons d'État, que les circonstances expliquent sans toutefois qu'elles les excusent, le Grand Chancelier autrichien avait choisi pour détacher le cœur de Marie-Louise de son mari, afin de faire de l'épouse de l'Empereur Napoléon Ier une femme adultère, la maîtresse très lippue d'un vieux viveur. Le « Patient » sut à Sainte-Hélène qu'elle le trompait. Cependant à sa table une place libre restait à son côté attendant l'Impératrice et il n'en disposa en faveur de quelques dames qu'à de rares intervalles. Le Pardon !

Sa sœur Caroline conspire avec son mari contre lui. Elle entend jouer son rôle de reine, toute seule, à Naples. Il n'a qu'un mot à son adresse à Sainte-Hélène. Toujours le Pardon !

Par considération pour la faiblesse de mentalité de la femme.

Son frère Louis a écrit un libelle contre lui. Il lui adresse la rémission de sa faute.

Murat abandonne en Russie le poste qu'il lui a confié et le trahit. Courroucé d'abord, parce que sa trahison atteignait la France, il pardonne ensuite à celui qu'il avait appelé « le Bernadotte du midi » et « un oison ».

Mais ce n'est pas seulement aux tiers qu'il pardonne. On lui a pris son épouse. Pour les mêmes raisons que pour celle-ci, on lui prend son fils. On éloigne de lui, sans effort, d'ailleurs, le cœur de son enfant, qu'il aime, comme empereur et comme père, et pour lequel il s'attendrit en le voyant ou en voyant son effigie. On le débaptise ; on l'appelle François et on le fait Duc de Reichstadt et officier autrichien. Il se résigne, c'est-à-dire qu'il pardonne.

C'est à Polignac, qui a voulu le tuer. C'est à Hatzfeld, qui a conspiré contre lui. Et, à son retour de Russie, après la conspiration Malet, c'est à chacun, sauf à l'incolore Frochot, qui est exilé dans une charmante petite ville de province. Puisqu'il faut bien faire un exemple !

Le pardon surgira encore de ses lèvres ou de ses mains, lorsque, après avoir joué le grand jeu, il aura perdu la partie.

Le lendemain du 18 brumaire, il avait vu, avec le plus grand calme, les membres du Conseil des Cinq-Cents et du Conseil des Anciens se presser, pour la plupart, de tourner bride, de retourner leur casaque et d'acclamer l'homme du jour.

Le soir même de son abdication, il devait voir, avec non moins de calme, un spectacle tout autre.

Les plus grands corps de l'État, serviles naguère, l'abandonnent avec cynisme.

Les plus hautes autorités militaires, obéissantes jusqu'alors, se livrent devant lui à un laisser-aller outrageant.

Les petits de condition de jadis, qu'il a repus de titres et de fortune, grands désormais dans l'histoire, grâce à lui, vont l'abandonner sans vergogne et l'insulter sans tenue. Marmont, Ney, Soult, Macdonald, lui-même, n'entendront pas se retenir devant lui. Et dès qu'il aura abdiqué, les salles du château de Fontainebleau deviendront sur l'instant solitaires! Seuls, lui resteront dévoués quelques hommes de vieille noblesse, quelques représentants de l'ancien régime, qui n'avaient rien gagné à le suivre et qui n'avaient rien à perdre à l'abandonner. Tel Caulaincourt, le frère de celui que la Grande Redoute de la Moskowa avait vu tomber glorieusement. Caulaincourt qui conservera vis-à-vis de l'homme déchu la tenue d'un gentilhomme et, doucement, avec des accents d'amitié sincère et de respect inaltérable, l'engagera à abdiquer, afin de cesser une lutte stérile pour la France et pour Napoléon.

Entretemps, et peu après l'instant où il a signé, que se passe-t-il en dehors du petit appartement qu'il s'est réservé dans le vieux château de François Ier?

Ce qui se serait passé en 1812 si le Général Malet n'avait pas échoué dans sa tentative; ce qu'il répondait au juge, lorsqu'il l'interrogeait pour savoir les noms de ses complices : « Vous tous, la France entière, si j'avais réussi. »

Le Sénat proclame la déchéance. Majestueusement. Triomphalement.

Talleyrand l'outrage en déposant aux pieds de l'Empereur de Russie, l'hommage respectueux du Prince de Bénévent. Du Prince de Bénévent! Et non du Prince de Talleyrand-Périgord! Ce serait bien trop généreux! Il faut que cet homme soit lâche dans sa trahison!

Les Dames de Paris se rendent solennellement, *coram mundo*, embrasser les Cosaques, que les vimères des steppes ont poussés jusqu'aux Champs-Élysées et aux Champs de Mars!

L'Institut, qui avait été comblé de faveurs par lui et qui avait été servile devant lui, porte processionnellement, le lendemain de l'entrée des Alliés, à Paris, « le tribut de son admiration et de son amour au Tsar Alexandre! »

La Garde Nationale de Paris offre, dans un monstrueux banquet, une épée d'honneur au Général Sacken?

Ses maréchaux et ses généraux l'ont abandonné sans forme, le soir. Et, le lendemain matin, ils se courbent devant Louis XVIII et mettent leur épée à la disposition du Roy de France contre l'Empereur des Français! Tandis que le Général Dupont, le vaincu de Baylen, qui, déjà, règle les destinées militaires de la France, va s'ériger en dispensateur de faveurs, qu'il distribuera à ceux qui seront les plus souples parmi ses supérieurs, par un grade qu'ils avaient conquis par leur gloire, avec la permission de Napoléon! Ces hommes au cœur d'airain, qui ne tremblèrent jamais devant l'ennemi et qui vont courber l'échine, afin de conquérir une grâce de la Légitimité! Une faveur de la Restauration! Un sourire; un « Pas mal » ou un « Assez bien », du « Faubourg »!

Ah! certes, il n'existe guère, dans l'histoire universelle, de pages aussi misérables que celles dont la glorieuse histoire de France s'est déshonorée en ces jours de défection, de bassesse, de démoralisation.

Napoléon a vu ses lieutenants, ses compagnons de gloire, ses camarades le trahir et l'abandonner, sans qu'il s'en soit ému. Au-dessus des coups de la fortune, il reste impassible, sans un cillement et il n'a pas un mot sévère à leur adresse. Il les regarde faire. Comme il regardera le Maréchal Augereau, qu'il a fait Duc de Castiglione, quoiqu'il ne le méritât pas, rester couvert devant lui, avec ostentation, et le défier du regard, lorsque le déchu passera devant lui !

C'est seulement, lorsque son valet de chambre l'abandonne à son tour, qu'il a un geste qui semble dire : « Lui aussi » ... *Tu quoque, fili mi!...* Un geste! Et un mot, lorsque son mameluk Roustan le lâche! Un mot qui signifie : « Çà devient drôle! » « Rigolo! » comme on dirait maintenant. C'est tout!

Le mot et le geste du pardon à tous! Ou, pour mieux dire, le mot et le geste du fataliste.

Il a signé son abdication. Après un scène au cours de laquelle ses lieutenants ont dépensé leurs forces pour le contraindre à mettre au plus vite son nom au bas d'un acte d'abdication et à vider ensuite la place. Et puis il se met tranquillement à lire... Tout seul, à Fontainebleau. Comme s'il n'avait rien à voir dans l'affaire! Comme s'il n'était pas une partie intéressée dans le débat! Comme si l'Europe était dans un état de calme parfait! Puis il part tranquillement pour Porto-Ferrajo, flanqué de Cambronne.

Lorsqu'il en revient, parce que, pour le pousser à bout, afin d'avoir un prétexte pour l'exiler aux antipodes, de par la volonté de Talleyrand, on n'a pas tenu les engagements solennellement pris, parce que, de par la volonté de Pozzo di Borgo, il va, peut-être, se voir enlever d'Elbe pour être déporté à Sainte-Hélène; parce que la France est déchirée par les factions et prête à revenir à 1792, que voit-il? Tandis que le Duc de Dalmatie adresse à ses soldats un ordre du jour dans lequel il qualifie la tentative de *cet homme* de dernier acte de démence et félicite l'armée d'avoir à sa tête le Comte d'Artois, le Prince de la Moskowa profère à son adresse des mots monstrueux qui, peut-être, ont été pour l'illustre Maréchal, bien plus que sa trahison à Louis XVIII, la cause du désespoir qu'il marque à Quatre-Bras et à Waterloo. Ney a promis au Roi de France de ramener *l'usurpateur* dans une cage de fer! Et comme si ce n'était pas assez, parlant de son ancien chef et bienfaiteur, à Bourg, il dit : « *Cet homme* ne peut exister sur la même terre avec moi. Si mes soldats ne faisaient pas leur devoir, je l'appellerais en duel; c'est à moi de le tuer. » Mais, en ce moment, la scène va changer d'aspect et la course à l'homme va commencer. Lorsqu'il débarqua, il fut un tyran; le lendemain, un usurpateur et, lorsque son aigle s'arrêta sur une des tours de Notre-Dame, il était... S. M. l'Empereur des Français! La clameur s'était changée en une acclamation. C'est alors qu'il va pardonner à tous, même à Ney, lorsque, quelques jours plus tard, après avoir abandonné Bourbon, il sera revenu à Bonaparte. Car, quelle que soit la portée qu'il doive attribuer à ses paroles atroces, il n'en a pas été ému. Il n'en a pas tenu rancune et a tout oublié, puisque, sans un mot d'animadversion, il l'appelle à Waterloo.

Parce qu'il sait que le Prince de la Moskowa ne peut être Michel Ney, comme le Roi des Deux-Siciles ne peut être Joachim Murat que sur le champ de bataille. Les deux plus braves de son armée de braves!

Et, s'il a désiré, dans son âme, d'être vengé, ce qui n'est pas certain, Louis XVIII et Ferdinand Ier, tous deux de Bourbon, se chargeront de ce soin, en faisant, respectivement à Paris et à Naples, passer à l'un et à l'autre le goût du pain, en les faisant fusiller, pour leur apprendre à vivre.

Si, au départ pour l'île d'Elbe, l'abandon n'a été que relatif, c'est que ce n'est que le commencement de la fin. Cet abandon est presque absolu, au départ pour l'île Sainte-Hélène. Parce que c'est la fin. Quelques-uns de ses compagnons de guerre, parmi tous ceux qu'il a improvisés héros, se présentent pour l'accompagner. Ces fidèles sont Montholon, qui plus tard, devait partager les fortunes diverses du neveu de Napoléon Ier, Louis Bonaparte ou Napoléon III, et Las Cases. Tous deux de vieille noblesse. Puis, Gourgaud, frère de lait du duc de Berry, Gourgaud, à moitié anobli par ce contact, et Bertrand, officier de fortune.

Bertrand et Gourgaud chancellent sous le souffle des tropiques et l'ennui de l'exil. Si Las Cases a dû quitter l'île, par ordre d'Hudson Lowe, Montholon reste inébranlable aux côtés de l'homme auquel il s'est voué corps et âme. Tandis que tous ses compagnons vivent paisiblement, sinon joyeusement, dans leurs brillants hôtels de Paris!

Le Proscrit a pardonné à tous! Excepté à un seul... Au Comte Pozzo di Borgo!

. . . .

. . . .

Qui était cet homme, qui, à chaque pas de Napoléon, accumulait des obstacles! Amoncelait des haines! Qui ameutait les potentats et soulevait le monde contre le héros du jour! L'âme de toutes les révoltes et de toutes les coalitions de l'Europe! Un mot, un seul! Mais il faudrait plus qu'un livre pour décrire ce géant!

Né le 8 mars 1768, dans une des rudes montagnes de la Ronda d'Ajaccio. Ses ancêtres appartenaient à la plus âpre noblesse de la Corse. Ils avaient résidé, depuis le XIIe siècle, dans le petit fort de Montichi, perdu dans une contrée presque déserte, presqu'inaccessible, dans un site ravagé. Puis, bien des temps plus tard, ils étaient venus au village de Pozzo di Borgo. De ce changement de résidence, ils s'étaient radoucis un peu.

La vie de l'homme, dont il s'agit, est sans contredit l'une des plus curieuses, des plus tragiques de cette époque si mouvementée.

Le sentiment de haine ou, pour mieux dire, d'exécration qu'il avait voué à son jeune rival, avait eu plusieurs causes. La première et, sans doute, la cause primordiale, c'est que sa famille appartenait à la « Montagne » tandis que celle de Bonaparte

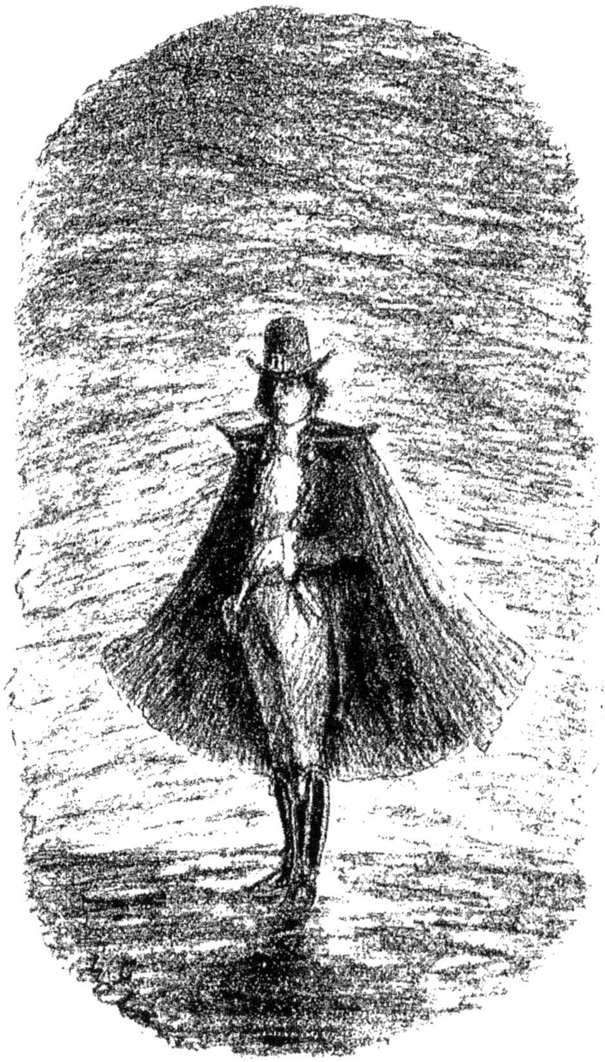

appartenait à la « Plaine ». Il s'en suit que la « Vendetta » avait, probablement, sévi entre elles dans le cours des siècles! La seconde, c'est que Paoli et lui avaient été dénoncés par Salicetti, appuyé par Bonaparte et Arena de la « Plaine ».

De ces deux causes, le germe en son âme du sentiment farouche, dont la Corse et l'Espagne ont tenu le secret! Sentiment qui, refoulé dans sa poitrine, devait prendre l'Europe pour arène!

Ce n'était pas une renommée parleuse. C'était un grand nom. Un nom historique. Le teint basané, le regard vif, maigre, élancé, plein de distinction, souple par le caractère, pénétrant par l'esprit, instruit des faits, connaissant les hommes et les choses; le type accompli du diplomate. Tel il était.

Peu de temps avant la soumission de l'île, il part. Après des aventures sans nombre, on le retrouve, en Russie, d'abord Colonel, puis Général à la suite du Tsar Alexandre Ier; plus tard, Ambassadeur de Russie à Londres, après avoir parcouru toutes les parties de l'Europe, qui ne sont pas sous la main de l'Empereur des Français, semant partout le souffle de la haine.

Après Tilsit, il quitte la Russie, afin d'épargner au Tsar l'obligation de le livrer à Napoléon, comme sujet rebelle. Après Wagram, il quitte l'Autriche, afin d'épargner au Kaiser la même obligation. Il visite Constantinople, Smyrne, la Syrie, Malte, l'Ile d'Elbe, ce qui lui permit plus tard de la proposer pour l'exil. En octobre 1810, il arrive à Londres où il est reçu en triomphe.

Ce sera avec le plus vif intérêt qu'on lira, après l' « interview » du Prince de Metternich, le récit de celui du Comte Corse par Capefigue, qui fut un des premiers dans une science ou un art, actuellement tout-à-fait à la mode.

Parmi les épisodes de vie qui furent contés à Capefigue par l'illustre homme d'État, sont ceux qui rappellent le lendemain soir de la bataille de Dresde et la veille et le soir de Waterloo. C'est palpitant d'intérêt.

Quand Napoléon venait de nouveau d'étonner ses ennemis par une victoire inattendue, à quelques pas de Dresde; quand la situation de la coalition était des plus critique, Pozzo di Borgo se trouvait réfugié dans une masure de campagne, au rez-de-chaussée, avec le Chancelier de Prusse, Prince de Hardenberg et le Chancelier de Russie, Comte de Nesselrode ; l'Empereur de Russie et le Roi de Prusse, à l'étage, dans l'unique pièce, constituée d'une espèce de grenier, sous du chaume. Ainsi étaient-ils, attendant avec anxiété un message de Metternich, qui entendait faire désirer l'adhésion de l'Autriche à la Coalition, afin de s'établir prépondérant dans le concert des puissances de la Sainte-Alliance.

Le courrier tardait à paraître! Et le temps allait toujours! Un nouveau coup de bélier de Napoléon, dont les ressources étaient inépuisables et toujours nouvelles, pouvait détruire, en un instant, le fruit de plusieurs années de persévérants et infatigables efforts! Tout-à-coup, un homme surgit, bride abattue! C'est l'adhésion de l'Autriche! Le lendemain sera Leipzig!...

L'autre épisode est plus tragique.

La veille de Waterloo, après la bataille de Ligny, quand la situation peut devenir plus critique qu'après la bataille de Dresde, Pozzo di Borgo s'établit, dans la dernière Veillée des armes, l'intermédiaire entre Wellington et Blücher. Le lendemain sera Waterloo, où il verra sombrer son rival, au moment où il sera, lui-même, frappé au côté d'une balle française.

A ce propos, il a été dit, vingt ans après, par Wellington même, parait-il, que, quittant en secret, au début de la nuit du17 au 18 juin, son quartier-général de Waterloo, le Généralissime anglais s'était rendu à Wavre, afin de recevoir de Blücher même la promesse formelle d'obtenir aide de lui pendant la bataille du lendemain. Les faits sont vrais en partie et nous nous proposons d'en reparler ultérieurement dans un autre ouvrage, en nous appuyant sur le récit qui nous en fut fait par une personne dont la parole ne sera pas mise en doute. Dès maintenant, nous dirons que Wellington ne serait pas allé jusqu'à Wavre, mais se serait arrêté à mi-chemin environ, en une maison où il aurait eu une entrevue de près d'une heure, un peu avant minuit, avec un homme qui devait être le Comte Pozzo di Borgo.

Quel sujet d'étude pour le curieux que cet homme trop peu connu ! Et quel sujet de pièce pour un auteur tragique ou même un simple dramaturge ! Sous le titre de : « L'Exécration », ou « La Haine », Du Maquis à Marengo ! De Marengo au Mont-Saint-Jean ! Du Mont-Saint-Jean à Paris ! De Paris au Maquis !...

. . . .

. . . .

. . . .

. . . .

Pour épuiser le chapitre de la patience, on sait que ce fut avec résignation que Napoléon partit pour Sainte-Hélène ; qu'il supporta avec soumission la longue traversée de Torbay à Jamestown, ainsi que l'avoua l'amiral Cockburn ; que, dans son île escarpée de moins de 17 kilomètres sur 10, il fut relégué, sans qu'il s'en émût, dans un endroit où sans cesse le vent fait rage, où il n'y a pas d'ombre, mais par contre, beaucoup d'humidité.

Il désire rester à mi-côte. On lui assigne Longwood, au sommet de l'île. Son habitation est une ancienne étable, indigne de l'homme et de son ennemie victorieuse, l'Angleterre. Il y dispose de deux petites pièces de $4^{m}50$ sur 4 mètres et $3^{m}50$ de hauteur ; où toutes choses puent le moisi et respirent la misère. On lui fait sentir sa déchéance. On lui refuse son titre. Il est sans cesse en butte à une surveillance soupçonneuse, indiscrète, cruelle et surtout inutile. Dans ses promenades à cheval, un officier anglais le suit constamment de très près, quoique toute évasion soit matériellement impossible, quoiqu'il ne désire pas s'évader. Il doit renoncer à cet exercice qui lui est indispensable. Alors il se fait construire un cheval, fait de vieilles pièces de bois entrecroisées, pour se donner du mouvement! Et pendant plus d'un an, quoique son état de santé appelle des soins, on le laisse sans médecin.

Pour tuer le temps, il jardine et élève des bêtes. Il somnole ou s'entretient avec ses serviteurs.

A moins qu'il ne dévore les livres nouveaux que le courrier d'Angleterre lui apporte, non sans quelque parcimonie.

Dans l'ennui qui l'entoure ! L'ennui de ses compagnons de chaîne, auquel Montholon semble avoir résisté, seul, avec succès, comme il vient d'être dit.

Le Patient ! Telles Hudson Lowe amène les choses qu'il faut ainsi l'appeler.

Quoique « Fils de la Victoire, qui avait arraché le cœur du sein de la Gloire pour l'en repaître », on lui refuse des choses qui lui sont nécessaires. Pour se les acquérir, il ordonne de livrer au creuset sa vaisselle plate, que Montholon sauve par un mensonge.

On le tarabuste de toutes les façons pour lui faire perdre patience. Il ne courbe pas le front, il reste inébranlable. Sa seule vengeance est de créer à l'adresse d'Hudson-Lowe quelques mots célèbres!

Lire, sur ce sujet, l'œuvre magistrale de Lord Rosebery, qui, mettant en pratique le : *Amicus Plato, sed magis amica veritas*, n'a pas été tendre pour le Gouvernement de Lord Bathurst. Une œuvre, qui reçut, récemment, en Angleterre, un accueil enthousiaste ! Comme une protestation générale contre les lourdes manœuvres de Lord Bathurst.

La patience de Napoléon est la conséquence de son sang-froid et de sa conviction en sa destinée. Fataliste ! Comme tous les membres de la famille Bonaparte. C'est dans le sang.

Le Patient ! Celui qui d'un mot, d'un geste, d'un regard, captivait les hommes et les masses d'hommes et faisait voler ses soldats à la gloire et à la tuerie !

Par l'effet du charme dont sa personnalité était la source, une source intarissable, qui devenait un courant irrésistible.

Tous les témoignages contemporains le proclament. Et si, aujourd'hui, en nos temps de scepticisme, nous pouvons avoir quelque difficulté à en comprendre la puissance, nous devons nécessairement admettre ces témoignages, par leur unanimité, comme étant l'expression de la vérité !

On peut dire qu'il n'est pas une personne, qui l'ait approché ou même entrevu, qui n'ait été subjuguée.

Quelques exemples parmi des milliers le rediront. Des exemples, d'autant plus péremptoires qu'ils viennent de l'Angleterre.

Le capitaine Maitland est sous le charme, dès qu'il a mis le pied sur le *Bellérophon*. L'équipage le voit partir en silence, attendri du spectacle de l'homme.

Lorsqu'il est dans la baie de Torbay, il demande à avoir un entretien avec le Régent. On le lui refuse, de crainte, peut-être de l'ascendant qu'il aurait pu prendre sur cette personnalité.

Et l'on hâte le départ pour Sainte-Hélène, parce qu'il pourrait y avoir un mouvement du peuple anglais en sa faveur.

L'équipage du *Northumberland* est presque continuellement en état de rebellion pendant la traversée et l'on doit mettre une sentinelle à la porte de sa cabine, afin qu'il n'y ait pas de communication entre lui et les hommes.

Cockburn et Hudson Lowe l'exécraient-ils réellement ? Ou n'était-ce que simplement un des paragraphes d'une consigne donnée par des hommes qui ne l'avaient pas vu ? On peut le supposer.

S'il fut aimé, sans restriction et jusqu'à l'idolâtrie par des foules innombrables, il fut certes détesté par des peuples qu'il avait asservis à son joug. Mais il ne fut réellement exécré, sans bornes, que par un seul homme, le comte Pozzo di Borgo. Et, qui sait ? peut-être que, si ces deux géants s'étaient rencontrés, s'ils se fussent revus, les sentiments du rival de Bonaparte se fussent modifiés ; sa haine se fût évanouie et, comme tous les autres, il eût été sous le charme.

. . . .

. . . .

Quelles que soient les circonstances, que ce soit dans la vie des camps ou dans la vie des palais, Napoléon sera toujours maître de soi. Son maintien restera persistant; son mot, majestueux; son style, lapidaire; son geste, olympien. Tous les quatre, à la fois, historiques.

Et, pour utiliser un mot assez vulgaire, il pose pour l'Histoire, comme Louis XIV avait posé pour l'Étiquette.

Il n'a pas dit : « J'ai failli attendre », et « l'État, c'est moi », comme son ancêtre par alliance, Louis XIV, quoiqu'il eût pu dire : « Je n'ai pas attendu », et « le Monde, c'est moi ». Mais, comme cet illustre ancêtre, sur le minuit, il n'épousera pas en secret, on ne sait trop de quelle main, un tortillon, ex-tendron, ayant, dans sa jeunesse, relavé des assiettes et relevé les jupons dans un tournebride, devenue, dans l'âge de la retraite, pimbèche et mijaurée; ci-devant épouse d'un poète burlesque et cul-de-jatte, une femme collante qui se permit de faire des manières avant de livrer ses charmes flétris d'usure au Roi de France, plus jeune qu'elle de huit ou neuf ans, et toujours beau, quoique déjà Roi-Soleil couchant, qui, le matin de sa nuit de noce, traversa bravement la Grande Galerie des Glaces, l'ex-mitronne au côté. Bravement! Presque triomphalement!.....

Il faut au fils d'un homme, que les nécessités ont fait juge-adjoint dans une ville de province, la fille d'un Habsbourg pour orner sa couche, pour parer sa dynastie. Un simple ornement!

Si le Roi-Soleil a su être grand et mériter le surnom de « Grand », rigidement grand, la rigidité de l'étiquette qu'il s'impose et impose aux autres semble étroite, si on la compare à la magnanimité de l'ex-lieutenant de Toulon. Le Petit-Caporal de Lodi est empereur poétiquement majestueux. Sur le champ de bataille, le premier est tel que dans la Grande Galerie des Glaces et le second, dans la Grande Galerie des Glaces, est tel que sur le champ de bataille. L'un ne s'expose jamais, l'autre s'expose toujours. Voilà la différence. Et voilà pourquoi Napoléon est devenu si populaire..... Grand, il l'a été. Il paraît qu'à Brienne déjà on le reconnaissait tel, si les témoignages qui en font foi n'ont pas été un tantet lyrisés. Ce qui est certain, c'est qu'il le fut à Toulon et à Arcole, comme à Essling, comme à la Bérésina, à Montereau et à la « Belle-Alliance ».

Grand il sera à Rochefort, lorsqu'il se trouve, comme dans un étau, entre la croisière des Anglais et la marche des Prussiens. Ainsi il pourrait glisser et fuir. Son frère Joseph s'offre à se faire passer pour lui et un fin voilier Danois s'engage à tromper de nuit la vigilance des vaisseaux de Maitland et à le conduire en Amérique. Il pourrait échapper à une destinée inconnue, grâce à un déguisement et à un subterfuge. Il ne peut lui plaire de s'y prêter et il repousse les deux offres qu'on le supplie d'agréer. C'est que si, dans la fortune, il a donné ses coups avec grandeur, dans l'infortune, il entend les recevoir dans la même forme.

Il sera grand encore sur le *Bellérophon !* A Plymouth! Sur le *Northumberland !* Devant le Cap de la Hogue! Et devant Sainte-Hélène, qu'il aborde avec calme! Peut-être avec joie! Afin que cela cesse.

Et il en gravit les escarpements avec la même solennité que celle avec laquelle Charles Ier et Marie Stuart, que Louis XVI et Marie-Antoinette montèrent les marches de l'échafaud et Maximilien, les pentes de Queretaro !

C'est-à-dire tout autrement que Robespierre, que Carrier et la petite Du Barry, qui hurlait, au milieu de la populace toute en gaieté du spectacle : « M. le Bourreau!!! M. le Bourreau!!! »

et s'accrochait à toutes les aspérités qui s'offraient à ses gentilles petites mains, pour retarder de quelques secondes l'instant de faire : A..a... atchi.. i ! dans le sac. Un grotesque spectacle dans le sombre de la révolution. On n'a qu'une tête, c'est vrai, mais, que, diantre ! il ne faut pas, pour la retenir, se rendre ridicule.

Parce qu'il sait qu'un chef de nation doit savoir monter ces hauteurs avec la même sérénité que celle avec laquelle il monta les degrés du trône.

Dans un moment psychologique, celui où l'on se trouve face à face avec le regard de l'Histoire et sous le trait de sa plume !

Un moment que Napoléon III, sans se rappeler le geste de son oncle sur les hauteurs de Surville, n'a pas songé à saisir à son passage à Sedan, en offrant, sur le parapet, à l'endroit le plus exposé, trente minutes de sa vie, peut-être quinze seulement, pour donner un démenti au Napoléon-le-Petit de Victor Hugo. Quoiqu'il eût du courage ; un courage dont il fit preuve, en maintes circonstances, et particulièrement à Magenta, à Solferino et devant le coup de pistolet de Berezowski. Un boulet lui eût peut-être écorché le sein ! Un coup plus glorieux, en tout cas, que celui de l'honorable outil chirurgical, qui, peu de temps après, allait lui déchirer un viscère assez bas du thorax inférieur !.....

. . . .

Napoléon Ier n'est devenu atrocement mesquin que lorsque, dans l'acte de sa dernière volonté, il a écrit quelques mots, qui sont une tache dans ce document grandiose.

Lorsqu'il lègue 10,000 francs au sous-officier Cantillon. Celui qui avait voulu assassiner Wellington.

Ce n'était pas une raison suffisante, parce que Wellington avait été sévère pour lui et que, sans intention, il avait fait mettre sa statue au bas de son escalier, dans son palais d'Apsley House, pour expliquer ce geste de basse colère.

Quoi qu'il en soit, ce n'est qu'une ombre presqu'imperceptible dans sa vie.

Et l'on peut dire en résumé qu'il a toujours été grand. Même devant sa domesticité la plus intime !

Constant le déclare ! Il le proclame! Faisant mentir l'apophthegme qui affirme qu'il n'y a pas de grand homme pour son valet de chambre. Après ce mot, il serait de conglobation stérile d'insister sur ce paragraphe, car il signifie que Napoléon fut immense.

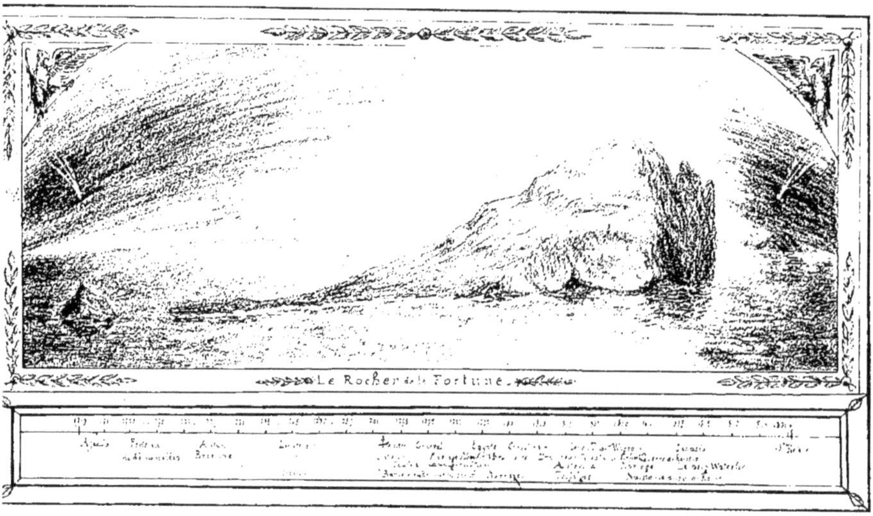

LE ROCHER DE LA FORTUNE OU LA VIE DE NAPOLÉON.
Echelle : 0.002 par mètre.

VII

Sous les vocables de *bourreau*, de *lâcheur* et d'*ambitieux*, s'épèlent les griefs classiques formulés à l'adresse de Napoléon en une trilogie avec allures Salomoniennes, des suites d'une étude absolument insuffisante ou, pour mieux dire, d'une ignorance presque complète de l'homme et des événements. Un bagage à tenir sur la pointe d'un cure-dent!

Que ceux-là, qui se sont déclarés ses ennemis intimes, accumulent sur son ombre les foudres de leur colère! D'abord! Mais ensuite qu'ils le lisent! « Frappe! Mais écoute! »

Je m'abuse peut-être, mais il me semble avoir répondu aux deux premiers des griefs. Je tâcherai de répondre au dernier.

Ce fut un ambitieux! Sans doute! Ce ne fut pas un Cincinnatus! D'accord! Et encore moins un Diogène! Parfaitement! S'il eût été l'un ou l'autre; s'il eût été obstinément rebelle à la moindre effluve d'ambition ou trop indolent pour satisfaire autre chose que son indolence, au lieu d'être le Petit Caporal et l'Empereur des Français, il eût peut-être été tout bonnement M. N. Buonaparte, professeur d'arithmétique, à Ajaccio, à Corte ou à Bonifacio. Professeur d'arithmétique, puisqu'il ne connaissait pas son orthographe, qu'il était même réfractaire à la connaissance de cette science! Peut-être serait-il devenu, par la force du temps, professeur de mathématiques dans un lycée de province ou de Paris! Peut-être même nous eût-il livré l'énoncé et la solution de quelque problème nouveau ou un traité d'arithmétique à l'usage des établissements d'instruction moyenne; peut-être eût-il découvert une étoile, une planète;

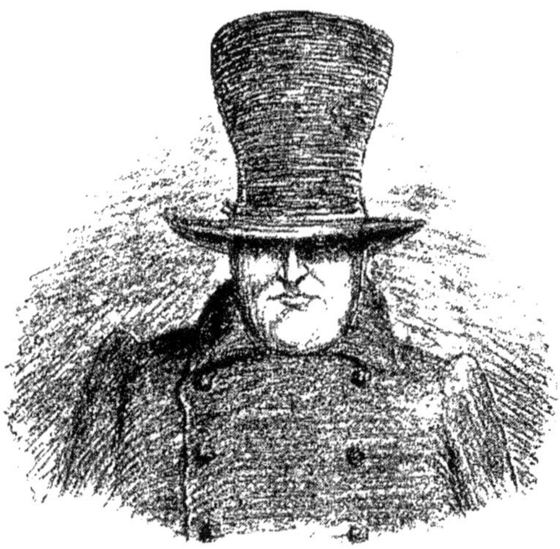

M. N. Buonaparte,
professeur d'arithmétique à l'âge de 80 ans.

vivant, jusqu'à un âge très avancé, en raison de la règle parfaite de sa vie, de la contemplation et du calcul de l'un de ces deux astres ou de tous les deux à la fois, afin d'en découvrir le secret. Une découverte qui l'eût amené, par la force des choses, à conquérir à l'Académie Française un fauteuil qui eût fait de lui un des quarante! Un quarantième d'unité! Et c'eût été tout! C'est beaucoup, certes! Mais ce n'est pas tout.

Parce qu'il fut un ambitieux, point n'en fut ainsi.

Nier qu'il fut un ambitieux, serait nier une vérité. Il le fut! Et il le fut dans une mesure large! Immense! C'est le fait de tous les conquérants, qui cesseraient d'être tels, s'ils entendaient pratiquer l'humilité!

Est-ce qu'Alexandre-le-Grand, Annibal, César, Auguste, Charlemagne et Charles-Quint n'ont pas été des ambitieux? Et ce dernier n'a-t-il pas immédiatement cessé de l'être, quand il a senti la vérité du mot très humain de Jean Chrysostome? Le saint à la bouche d'or. C'est-à-dire quand il s'est humilié!

Il s'agira simplement de savoir si l'ambition de Napoléon n'était qu'un désir immodéré d'honneur, de gloire, de distinction, si elle ne se justifiait pas, s'il n'était qu'un vulgaire orgueilleux, peuplé à l'excès de présomption ou ravagé, jusqu'à la moëlle, d'une opinion trop avantageuse de soi. Un imbécile, en un mot!

Pouvons-nous nous étonner qu'il se sentît appelé à l'apothéose, lorsque nous voyons la terre peuplée jusqu'à la saturation de médiocrités, qui se croyent toutes appelées à cette destinée.

Suivons-le dans les étapes de son ambition.

A Brienne, avant d'entrer dans l'action, il subjuguait déjà, paraît-il, ses camarades par son génie naissant. Et cette affirmation semble devoir être conforme à la réalité, puisque ses maîtres entrevoyaient déjà en lui une créature d'essence supérieure.

Mais, lorsqu'il avait conquis ses épaulettes, que ne devait-il déjà sentir germer, naître, se développer, s'exalter sous le front?

Combien ne devait-il trouver tous les hommes, qui l'approchaient, débiles par l'esprit? En quelle pitié ne devait-il pas prendre ses chefs au siège de Toulon, lorsqu'il les voyait impuissants à chasser les Anglais? Et de quel sentiment ne dut-il pas être saisi en indiquant à ces vétérans le succès! D'un mot! D'un geste! A vingt-quatre ans!

Quel dut être l'état de sa mentalité, après la journée de Vendémiaire, quand il venait de balayer la canaille, qui tenait toute la France en émoi; qu'il rétablissait le calme et rendait la confiance à la nation? De quel sentiment de puissance ne dut-il être pénétré lorsqu'il fut appelé, par le Gouvernement et le vœu populaire, au commandement en chef de l'Armée d'Italie? Et qu'aux clameurs des Augereau, des Cervoni, des La Harpe, des Sérurier, des Masséna, de tous les anciens chefs qui, ouvertement, demandaient ce que venait faire là ce « Général Vendémiaire », il imposait le silence et le respect, sur l'heure et sans un nouveau murmure? Lorsqu'il accumulait des victoires sur des conquêtes! Qu'il donnait du pain et des souliers à ses soldats! Et qu'il envoyait de l'or au Directoire! A vingt-six ans! Tandis que Moreau se faisait battre dans la vallée du Danube et Jourdan à Würzbourg! A quoi dut-il songer lorsque Milan l'acclamait aux cris frénétiques de « Vive le Libérateur de l'Italie »? Lorsque, revenant d'Égypte, dans cette France qu'il avait laissée triomphante, il la retrouvait déchirée par les factions, battue, presque envahie par l'ennemi! Cette France qui le recevait, à son débarquement, comme un sauveur; qui lui demandait, qui le suppliait, qui lui ordonnait de balayer les incapables, les orgueilleux, les rapaces, qui menaient la terre française à l'abîme, c'est-à-dire à l'invasion et à la guerre civile? Gohier! Barras! Jourdan! Schérer! Expression du Directoire et du temps! Lorsque Siéyès réclamait une tête et une épée? L'abbé Siéyès, l'homme ultra-pacifique. Lorsque, quinze ans plus tard, il quitte l'Ile d'Elbe, pour sauver de nouveau la France? La France, déchirée et revenue à la veille d'une nouvelle Terreur? Après s'être, entre ces deux moments, toujours et sans cesse élevé, gravissant un degré nouveau qui le mènera au sommet du mont Capitolin.

Barras s'était trompé lorsque, au débarquement à Fréjus, il avait malicieusement insinué que le mot : « foutu », devait être la finale à cette troublante dépêche télégraphique, qu'un brouillard subit avait empêché bien sans à propos de parachever : « Le Général Bonaparte est... ».

Ce n'est pas Bonaparte qui fut foutu, mais bien Barras et son temps!

Car le Consulat à terme, puis le Consulat à vie et enfin l'Empire allaient se succéder dans l'admiration de la France et l'étonnement du monde.

Mais, le 18 mai 1804, il s'est fait apporter par le Sénat, d'accord avec les délibérations du Tribunat et du Corps-Législatif, le Sénatus-Consulte, qui change la constitution de l'État et lui défère la dignité impériale.

Il va régner, par la grâce de Dieu! Sur des sujets! Lui! le Parvenu! Le lendemain d'une révolution où l'on ne pouvait plus porter de souliers sous peine d'être suspect! Où l'on devait hurler et danser la Carmagnole! Et insulter les « aristos », qu'ils fussent bourgeois ou prolétaires, tandis qu'ils allaient à la guillotine!...

Lors de son élection au Consulat à vie, l'Appel au peuple avait dit « oui » par 3.368.885 voix et « non » par 208.374 voix.

Lors de son avènement à l'Empire, convoqués dans les municipalités, 3.521.675 citoyens libres sanctionnent librement de leurs votes. 2679 seulement lui donnent un vote négatif! On a bien lu : 2679 seulement!... Le clergé célèbre dans les temples. Les magistrats s'écrient : « Dieu créa Bonaparte et se reposa ».

Deux protestations! Celle de Carnot, à Paris, dans le Tribunat, au nom de la Révolution! Celle de Louis XVIII, à Varsovie, dans son exil, au nom de la Légitimité! Napoléon les dédaigne. Et, pour marquer son dédain, il fait enregistrer au « Journal officiel, l'acte du frère de Louis XVI ! Inutile pour l'acte de Carnot, puisqu'il devait se trouver dans le compte-rendu des séances du Tribunat.

De quel sentiment ne dut-il être pénétré lorsque, revêtu du manteau impérial, portant au côté l'épée dont on faisait alors remonter l'origine et la propriété à Charlemagne, il se rend à Notre-Dame à travers Paris saisi de délire et que devant le Pape il se couronne lui-même Empereur !

Lorsque, sachant sa monarchie sans histoire, il va en créer une à coups de conquêtes ! Lorsque sachant qu'elle n'a pas de fiefs, ni de nobles, il érigera des fiefs dans toutes les parties de l'Europe, jusqu'à côté de l'Empire des Ottomans ! Afin d'en doter d'anciens sans-culotte !

Lorsque, pour fêter le premier anniversaire de son sacre, il fait retentir le monde de ces trois syllabes : Austerlitz ? Lorsqu'il voit Romanof en fuite et qu'il lui sauve les débris de son armée ? Lorsque Habsbourg vient en son bivouac, le sourire aux lèvres et le chapeau à la main, lui demander la paix et la grâce de l'Autriche ? Et qu'à ses mots, en lui montrant sa hutte : « Ce sont les palais que V. M. me force d'habiter depuis trois mois », le Chef du Saint-Empire Romain répond : « Ce séjour vous réussit assez bien pour que vous n'ayez pas le droit de m'en vouloir ».

Lorsqu'un an après Austerlitz, il voit la Monarchie Prussienne à sa merci et, plus tard, à ses genoux, la belle Louise, l'idole de l'Allemagne, implorant sa pitié, s'agenouillant presque afin qu'il lui laissât Magdebourg ?

Lorsque, après Iéna et après un hiver à Varsovie, à 2500 kilomètres de sa capitale, tandis qu'il règne sur tout le Continent entouré des ambassadeurs de tous les pays de l'Europe, recevant ceux de Turquie et de Perse et attendant ceux du Maroc, il crée Tilsit ? Et que sur le radeau du Niémen, à l'entrée de l'Empire des Tsars, l'Autocrate lui demande son amitié.

Lorsqu'un an après Friedland et Tilsit, il crée Erfurt et qu'un mois et six jours après il bondit sur Sommo-Sierra et, avant que quelques fois vingt-quatre heures se soient écoulées, que Madrid est conquis et que ses alcades implorent son pardon pour la cité de Charles-Quint ?

Lorsque près d'un an après Sommo-Sierra, Wagram vient de dire son nom à l'histoire ! Que Habsbourg lui a donné sa fille ?

Dans le kaléïdoscope monstre de ses hauts faits, un seul nuage, un seul ! a estompé la route de son ombre ! Une pénombre ! Saint-Jean-d'Acre, où il échoua ! Partout ailleurs ce ne sont que des rayons qui, de leurs fulgurants éclats, ont inondé la pénombre de lumière !

Mais à quoi doit-il songer, lorsqu'un an après son mariage, un fils, un héritier de son œuvre, vient de lui naître ? Une naissance tant désirée ! Il ne devra donc pas diviser son empire ! Entre ses frères et ses sœurs ! Et ceux-ci resteront les vassaux de son enfant ! Si cela lui plaît, à cet enfant !

Cet événement amène un faible froncement des sourcils et une légère poussée de la lèvre inférieure sur la lèvre supérieure qui vont s'accentuer. Ce n'est rien ? C'est tout ! Car c'est le signe extérieur de l'état de sa mentalité.

Si, du temps de Wagram, un vertige l'a pris et lui a laissé commettre deux actes illégaux et inutiles, la surprise de Bayonne et l'enlèvement du Pape, après le 20 Mars, lorsque l'artillerie des Invalides vient d'annoncer un fils, c'est plus qu'un vertige qui s'empare de lui.

C'est qu'il est le père de son œuvre et qu'il n'a pas trouvé, comme Alexandre-le-Grand, Charlemagne et Charles-Quint un patrimoine ou, comme César, une famille, la plus puissante de Rome, qui lui permettra de conquérir un empire. Il se l'est créé lui-même ! Et ce jour, ce patrimoine vient de trouver un successeur, issu de sa chair et nourri de son sang !

Il est né pauvre! Il a vu sa mère pauvre, presque humble! Et s'il n'a pas senti la faim, c'est qu'il n'avait pas été créé pour manger!

Et ce jour, il s'élève plus haut qu'aucun homme sur la terre! Voyant tout s'abaisser devant lui!

Devant son pouvoir si victorieux, nul, dans ses États, ne se sent humilié de la servitude. Chacun se sent au contraire glorifié par sa gloire.

Personne n'est étonné de se trouver dans ses palais. C'est un privilège qui ne fut pas réservé même à Louis XIV, car ce que le Doge de Gênes déclara avoir trouvé de plus extraordinaire à Versailles ce fut de s'y voir.

Et fatalement, il devient despote. Tout plie sous le poids de son gantelet. Il promulgue ou abroge. Il ajoute ou retranche. Il fait ou défait. Nul n'en sait rien que les protes, qui surveillent l'insertion au Journal Officiel de ce qu'il vient de supprimer, de créer ou de modifier. Et le monde apprend à l'aube, sa nouvelle résolution.

Et chacun s'incline. Pourquoi? Parce que chacun sent que ce qui est sorti de ses mains sera grand!

Et au dehors de ses États?

Les potentats les plus rigides sur l'étiquette, qui ont dans leurs veines le sang de quarante monarques, non seulement, traitent avec lui, mais se courbent devant lui, lui font leur cour et s'honorent de son amitié!

Tous subissent en silence, le sourire aux lèvres, son prestige, qu'ils aient parmi leurs ancêtres Charles-Quint! Frédéric-le-Grand! Ou Pierre-le-Grand!

Tel l'Autocrate, Empereur de toutes les Russies, chef d'une religion aveuglement pratiquée par des millions et des millions de sujets agenouillés sur son passage, qui s'avance le premier vers lui, se découvre le premier devant lui, lui laisse le temps de monter sur le radeau du Niémen, le premier, afin de lui prouver qu'il est chez lui et qu'il y est le premier. Et, alors qu'il aurait pu être le plus étonné des deux, il étonne son jeune rival et le subjugue.

Mais, à Erfurt, au spectacle d'Œdipe, il dort, devant Alexandre, qui le laisse faire sans même esquisser le plus timide mouvement de surprise ! ! Pour un peu, il allait ronfler. Il se réveille à temps, au moment, où Philoctète, par la bouche de Talma, dit que l'amitié d'un grand homme est un bienfait des dieux, afin de permettre au descendant orgueilleux de Pierre Ier de se pencher vers lui et de lui serrer vivement et affectueusement la main, en murmurant, parait-il, ces mots : « Je l'éprouve chaque jour. » Sans que Napoléon fît un signe ! Ou tandis qu'il fit un signe que personne ne vit.

Et lorsqu'il recevra à sa table tous les potentats du Continent Européen, empressés à écouter avec respect la moindre de ses syllabes et à recevoir de lui avec émotion l'esquisse d'un sourire ou, avec reconnaissance, un simple regard, il leur fera sentir qu'il n'est qu'un simple Parvenu en leur rappelant le temps où « il était sous-lieutenant », où « il avait l'honneur d'être sous-lieutenant ! » Sous la Terreur ! Et sous la toiture d'une maison de bourgeois, sinon de prolétaire, où il lisait plus qu'il ne mangeait !

Telle sera sa puissance qu'il pourra dire assez haut pour être entendu d'un souverain, qui sollicite dans l'antichambre la faveur d'être reçu par lui : « Qu'il attende ». Sans que l'on s'en aille, en fermant la porte avec fracas, pour montrer qu'on est peu satisfait. Alexandre Ier subit à ce point l'ascendant de ce petit gros homme qu'il se soulève contre soi-même la colère des Vieux Russiens, des Moscovites purs, qui veulent la guerre à outrance, et, en 1812, quand la Retraite a déjà commencé, il lui tendrait la main, il le serrerait dans ses bras, si le parti Moscovite ne l'avait obligé à refuser toute trêve à la guerre, sous la menace du poignard ; d'un sort pareil à celui de son père, Paul Ier. Tout simplement parce que ces très vieux Moscovites et ce très jeune poignard n'avaient pas encore entendu les harmonies de sa voix ou admiré les contours de son front.

Le rigide Carnot se soumet à sa puissance. Il déclare qu'il préfère la tyrannie de son génie à celle de la démagogie! Et si Napoléon, dans la dernière des dernières phases de sa vie d'Empereur, n'a pas utilisé les services du célèbre général et se voit amené à lui dire doucement : « Carnot, je vous ai connu trop tard ». ce n'est pas la faute de Carnot !...

Et Carnot s'attendrit!...

L'inflexible républicain s'émeut devant l'homme qui a anéanti la République !

Devant le grand Napoléon trahi! Abandonné!

Goëthe lui-même, subjugué, subit son prestige et va jusqu'à ternir son nom pour lui plaire, en acceptant d'appartenir à la Légion d'Honneur ! Un signe que Schiller a refusé avec dédain!

Enfin, que dire encore, les Anglais le déclarent le plus grand homme des temps anciens et modernes!

Et l'on voudrait qu'il n'eût point senti sa valeur et qu'il n'eût pas voulu conquérir ce que méritait sa valeur !

Qu'il n'y eût pas eu, sous son front, un instant de vertige! Lorsqu'il roulait dans son apothéose, qui était presque la déification de son génie!

Qui fut le plus coupable? Lui ?... Ou Alexandre Ier? Ou Carnot? Ou la France? Ou le Monde? Tous ceux qui l'avaient adulé?

Et pour leur prouver à tous, pour leur rappeler qu'ils s'abaissèrent devant un « Parvenu », dans ses derniers jours, des hauteurs de Sainte-Hélène, il prononce une phrase porphyréenne. Sous une froideur, qui cache de l'ironie, rappel de ce qu'il avait dit à Erfurt ou finale à son mot d'alors, il explique comment il devait vivre à Valence. Par nécessité, fuir toute distraction, s'écarter du monde, manger du pain sec et brosser lui-même sa tunique, afin de la faire durer davantage !...

C'est que, d'autre part, il voit ses lieutenants les plus illustres, livrés à eux-mêmes, subir des échecs, reculer ou marquer le pas, que ce soit devant Wellington, que ce soit devant Blücher. Il voit des généraux renommés, vétérans de toutes ses campagnes, mettre bas les armes! Devant Castaños!

Il en conclut que tous, ils ne sont que parce que, lui, il est! Et s'ils font des merveilles sous ses yeux, c'est que lui il est là pour les leur laisser faire. Ainsi dans la Péninsule! Et pour leur donner la preuve qu'ils ne sont rien, outré de leur faiblesse, il bondit, comme Mars Ultor, de Paris aux Pyrénées, des Pyrénées à Sommo-Sierra où Castaños est retranché sur des hauteurs que l'on déclare inaccessibles et d'où le présomptueux Castillan le nargue. D'un geste, il ordonne à sa cavalerie de prendre la position! Sous ses yeux, les retranchements sont enlevés! Au cri de : « Vive l'Empereur! » Et après, il semble dire : « Ce n'est que cela ».

Aujourd'hui, une tendance bien précise paraît avoir pour but de rapetisser les dimensions de certains de ses exploits les plus étonnants. Tel le passage des Alpes où Marmont ne vit de difficultés que pour l'artillerie, ce qui se conçoit d'autant mieux que Marmont, le Ragusard... commandait cette artillerie! Tandis que Thiers, qui n'a pas eu d'intérêt particulier à le dire ou à le nier, le déclare plus grand que celui d'Annibal. Quelle que soit l'opinion que l'on puisse avoir à ce sujet, il n'en est pas moins certain que l'entreprise de Napoléon fut audacieuse et que, si elle réussit, ce fut grâce à son ascendant sur ses troupes!

Il semble qu'il y ait une pareille tendance à rapporter à ses lieutenants une part plus grande dans ses victoires. Soit! Mais qu'on ne néglige pas qu'ils n'ont pu donner cette part, de quelque importance qu'elle soit, que parce qu'il a bien voulu les appeler à la donner.

D'ailleurs, avant les historiens et les critiques, n'a-t-il pas, s'il vous plaît, lui-même, reconnu leur valeur en élevant, comme l'accomplissement d'un acte de justice, Augereau, Lannes, Berthier, Ney, Davoust, Mouton, aussi haut qu'il pouvait le faire et qu'ils le méritaient, en leur donnant, tout entier, le nom de la victoire à laquelle ils n'avaient contribué que dans une certaine mesure ?

N'a-t-il pas, s'il vous plaît, toujours récompensé le mérite militaire et civil, en distribuant à foison les plus hautes distinctions qu'il lui était possible de leur donner? N'a-t-il pas créé une noblesse d'Empire? Ne l'a-t-il pas enrichie et n'a-t-il pas voulu qu'elle restât puissante, en créant pour elle des majorats? N'a-t-il pas établi un ordre de chevalerie et n'en a-t-il pas distribué les insignes à tous ceux qui le méritaient? Lorsqu'il fait ses proclamations qui sont des modèles classiques d'éloquence militaire, ne laisse-t-il pas à ses soldats tout le mérite de la victoire? « Vous avez franchi des monts infranchissables !... Vous avez conquis!... Vous avez pris!... Vous avez forcé la victoire!... L'Univers vous contemple !... L'histoire rappelera vos hauts-faits ! »... Lorsqu'il envoie ses bulletins de bataille, ceux-ci sont-ils rédigés avec l'unique souci de sa propre personnalité ? Ou avec celui de la gloire de ses soldats ?

A Rivoli, désignant du doigt à ses troupes la colonne autrichienne de Lusignan, s'il avait dit : « Ceux-là sont à nous ! » Et s'ils avaient été à lui ! A Waterloo, sans doute, la seule fois dans sa carrière, il dit : « Je les tiens ! » sans pouvoir les posséder, et la première fois, il manqua à son mot. »

Et pour quelle raison n'a-t-il pas, dans le 29e bulletin, fait mention de son armée ? C'est que, peut-être, il se rappelait trop les actes dont cette cohue d'hommes s'était rendue coupable et que, ponr ne pas faire d'exception, il engloba dans son silence toutes les parties de son armée. Mais, puisqu'il faut parler de quelqu'un, après sa dissertation sur la valeur de certains chevaux, il parle de lui-même pour dire... qu'il se porte bien.

Mais, ceci est plus ! N'a-t-il pas rendu justice même à ses

adversaires et reconnu la grandeur de son ennemie la plus heureuse, l'Angleterre?

Sans doute, en montant à l'assaut de son piédestal, du haut de la première de ses assises, avait-il dit à un ami : « Eh bien! Bourrienne, vous serez aussi immortel, vous? » Et comme cet ami, étonné faisait un : « Et pourquoi, général? » et avait-il répliqué : « N'êtes-vous pas mon secrétaire! Dites-moi donc le nom de celui d'Alexandre! » Mais plus tard, il s'était écrié : « Après tout je ne suis qu'un homme! » Un mot humain, vivant de vie terrestre, qui semblait répondre à une pensée supra-humaine, céleste.

S'il n'a pu concevoir une puissance à côté de la sienne, c'est qu'il ne pouvait concevoir une intelligence égale à la sienne.

Il n'a consenti à reconnaître qu'une seule puissance au-dessus de la sienne ou à côté de la sienne sur la terre, celle du Pape, chef spirituel de peuples, plus nombreux que les siens, en dépit de ses idées sur la théocratie et de son approbation du culte rendu par les Chinois à leur Empereur, le Fils du Ciel.

Et pourtant, rien n'aurait pu s'opposer à ce qu'il se proclamât le chef d'une religion. Autant que Pierre-le-Grand et plus que Henri VIII. Et mettre lui-même sur son front une tiare, l'insigne suprême de sa religion.

Pourquoi ne voulut-il être que chef d'armée et entendit-il le rester?

Parce qu'il jaillit du sein d'une femme qui croyait follement en Dieu et fut nourri du lait d'une femme qui y croyait autant! Parce que les premières des lettres de son catéchisme, il les reçut d'un vieillard qui y croyait tout autant que ces deux femmes! Parce que ce furent des hommes, voués et dévoués à Dieu, qui lui apprirent, à Brienne, le peu qu'il était apte à apprendre.

Et la première phrase du dernier de ses actes répondra en résumant le sentiment de toute sa vie spirituelle! Son testament!

. . . .

Maintes personnalités se sont étonnées des enthousiasmes qu'il a soulevés. Elles ne peuvent les comprendre. Soit ! Mais qu'est-ce que cela prouve ? Rien. Avons-nous le droit de verser dans cet étonnement, qui tendrait à prouver que les gens de son époque étaient moins éclairés, moins malins que les gens de la nôtre ! Qu'ils étaient... des imbéciles. Parce que nous allons bien plus vite que ces gens, cela prouve-t-il que nous allions mieux qu'eux ? Il est permis d'en douter.

Maintes autres, en lisant ces pages, s'écrieront : « Mais alors, Napoléon a été parfait ! » Non. Il ne l'a pas été. Mais, dans la sphère de ce qui est humain, il a réuni en lui ce que l'humanité imparfaite a de plus complet. C'est-à-dire qu'il a été grand. Qu'on le tourne ou qu'on le retourne, comme on veut ; qu'on le considère au télescope ou au microscope ; qu'on le loue ou qu'on le blâme ; qu'on l'aime ou qu'on le déteste, il est grand. Et, dans quelque point de vue que l'on se place, dans quelque irréductibilité d'aversion que l'on entende se retrancher, il faudra reconnaître que Napoléon fut tel ! Par la beauté ! Et par l'esprit.

L'homme, qui, selon l'expression de Mme d'Houdetot, a rapetissé l'histoire et rendu désormais impossible d'être grand.

Voilà ce que, pour notre part, nous avons trouvé, ce que nous avons traduit en ces pages, expression d'un étonnement d'enfance, suivi d'un enthousiasme de jeunesse et d'une admiration mûrie par l'âge. Pour un homme que rien ne nous force à aimer, mais auquel il nous sera permis d'avoir de la reconnaissance pour les distractions qu'il nous a données à foison pendant plus d'un demi-siècle.

. . . .

Un seul mot encore.

Tel verra en Napoléon un conquérant sanguinaire et n'entendra voir en lui que cela. Défaut d'étude de l'homme, je le répète.

Tel autre découvrira en lui un Cyrus, un Marius, un Sylla, un

César, un Auguste ou un Charlemagne et désirerait qu'il eût été un Cromwell, un Monk ou un Cincinnatus. Insuffisance d'étude de l'homme et de son siècle.

Napoléon n'est pas l'un et il n'est pas davantage l'un des autres. Il est Napoléon. Et il ne pouvait être que Napoléon.

C'est-à-dire, l'expression d'une idée immense ; le symbole d'une mission gigantesque ; le restaurateur de l'ordre social, de l'ordre religieux, de l'ordre politique, inspirant, par des prodiges sans nombre, la confiance à chacun au moment où chacun l'avait perdue et la maintenant en chacun ; élevant sa patrie d'adoption à une hauteur où elle ne put jamais et où elle ne saura plus s'élever ; rajeunissant le vieux monde ; diffusant les idées nouvelles de la révolution, refrénées, dépouillées des éternels excès de l'éternel Jacobinisme ; ouvrant l'ère contemporaine et faisant la division des temps depuis Jésus-Christ.

Grand ! Et extraordinaire !

Et il semble que ce soit être rebelle à l'art et à la poésie de la plus vaste envergure que de ne pas admirer cette figure étonnante dans l'histoire, surgissant d'une cohue de figures étonnantes ; les dépassant de la sérénité de sa face grave, imperturbable.

La figure de l'homme qui fut, à la fois, César, Auguste et Justinien ! La synthèse des trois.

La chose étonnante de Jean-Jacques Rousseau...

Le héros olympien de Salvandy...

Et le Petit Caporal de Béranger...

En un mot, Napoléon.

Et, pour tout ce qui vient d'être rappelé en ces pages, viendra un jour le doute ! Le doute ! Puis la confusion ! Et la négation ! Ce qu'il sera ? Ce qu'il pourra être ? Voyez quelques feuilles plus loin, s'il vous plaît.

. . . .

VIII

Avant de dire ce qu'il pourra être, ce qu'il sera, dans un temps, dont l'éloignement, sans pouvoir être fixé d'une manière mathématique, peut être indiqué, néanmoins, d'une façon qui se rapprochera de la vérité, à quelques siècles près, demandons-nous ce qu'il aurait pu être s'il n'avait pas été ce qu'il fut.

C'est de l'hypothèse. Et, pour cette raison, la fantaisie pourra-t-elle ici se donner libre cours. Sans que, de droit, elle puisse, bien entendu, divaguer !

Nous avons vu, précédemment, ce que Napoléon serait devenu s'il avait été inaccessible aux effluves de l'ambition. M. N. Buonaparte, professeur d'arithmétique. Inutile de reprendre cette hypothèse, dont les flancs ne se prêtent pas à l'éclosion de beaucoup plus de conjectures que celles qui furent émises.

Mais qu'il n'eût pas adopté la France comme patrie, que les circonstances l'eussent détourné de ce pays ! Deux voies s'offraient à lui.

L'une de ces voies conduisait à Rome ; l'autre à Constantinople.

Peut-être certains ajouteraient-ils à ces deux voies une troisième, celle qui aurait pu le conduire, à travers l'Océan, vers le Couchant du monde, c'est-à-dire en Amérique.

Nous avons cru ne devoir citer cette voie que parce que, à peine quelques jours, quelques heures avant de mettre le pied sur le « Bellérophon », son frère Joseph et son entourage intime l'avaient supplié, mais en vain, de se rendre en cette contrée, en trompant la surveillance de la croisière anglaise, afin d'échapper à une destinée, dont on ne pouvait, en ce moment, entrevoir la nature, mais qui, toutefois, semblait se présenter sous un sombre aspect. Nous ne nous attarderons pas davantage à cette hypothèse, parce que, dans sa jeunesse, comme dans toute sa vie, il fallait à cet homme historique des contrées et des peuples historiques.

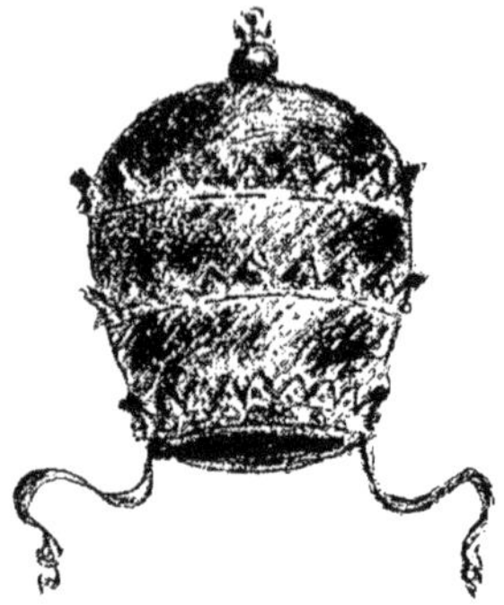

BONAVENTURE-LE-GRAND

Suivons, d'abord, la voie qui menait à la Ville-Éternelle.

Pénétré d'un sentiment de religion ou, si on le préfère, de mysticisme profond, qu'au lieu d'avoir été mis, par la volonté de son père, à l'école de Brienne, il l'eût été au Collège Romain; ou qu'au lieu d'aller au Collège Romain, il eût été droit au but, il eut, comme Sixte-Quint, trouvé à Rome un champ d'action qui eut fait de lui le Souverain-Pontife de l'Empire spirituel du Catholicisme. Il en eut été ainsi, car il n'est pas probable qu'il se fût contenté d'un simple diaconat. Un Souverain-Pontife entendant mettre en pratique l'apostolicité de cette religion, qui est une religion de combat et d'édification, non sous la forme de légions de missionnaires allant prêcher la foi chez les peuples ethniques, chez les peuplades les plus sauvages, mais sous la forme de légions de soldats allant imposer la puissance de leurs armes chez les peuples les plus intelligents, les plus civilisés du globe! Un Sixte-Quint soldat! Un Pape à cheval, non sur une paisible mule blanche, mais sur un fougueux entier brun!

Sous la puissance de son souffle guerrier, la Rome-Chrétienne fût redevenue la Rome-Païenne, au début de la fondation de l'Empire Romain, c'est-à-dire l'Empire d'Auguste, sous la bannière du Christ, ou la plus grande puissance temporelle sous la plus grande puissance spirituelle. *Spiritu et gladio !*

L'Italie unifiée par lui et maîtresse du monde ! Comme dix-huit siècles auparavant !

Nous verrons plus loin qu'il disait que l'Arabie attendait un homme ! Ne peut-on pas dire que l'Italie en attendait également un ?

Bonaventure-le-Grand ! Peut-être Saint Bonaventure-le-Grand ! Napoléon n'a jamais fait une allusion, aussi lointaine qu'elle puisse être, qui autorise à faire cette supposition. Mais qu'est-ce que cela prouve ? Nous a-t-il ouvert son cœur en entier ? Et surtout son esprit ? Nous a-t-il fait connaître ses idées de derrière la tête ? En tout cas, ce qui précède n'aurait pas été impossible.

Pour plusieurs raisons.

La première, c'est qu'il était né dans une société très autoritaire, quoique démocratique. Une société où la famille s'était fortement constituée sous des chefs très rigides et très obéis. Une société qu'il devait admirer, comme il devait admirer le pouvoir du Pape, sans doute paternel mais inflexible, car l'Esprit Romain était en lui. Henri Heine a pu, justement, l'appeler le « Grand Classique » et c'est à tort que Taine a vu en lui un descendant, un continuateur des Condottieri Toscans.

La seconde, c'est que, né dans cette société, il tenait de l'âme de cette société un sentiment profond de religion. Était-il ou n'était pas religieux ? Sa religion était-elle une conséquence de l'atavisme ou était-elle issue d'un besoin de croire en Dieu ou d'un besoin de mysticisme ? Il faut croire qu'il était sincèrement religieux. Devenu Français, rien ne l'obligeait à être tel, au contraire. Ses compagnons de guerre étaient indifférents ou hostiles et les bourgeois ne lui auraient pas tenu rancune, s'il avait affiché l'indifférence la plus absolue en cette matière.

Nous pouvons donc croire à des sentiments qu'il marque toute son existence.

Il crée le Concordat. Il fait venir le Pape au sacre. Il dit à Milan, en mettant sur son front la couronne de fer des rois Lombards : « Dieu me le donne » ! Il ne répond pas à l'excommunication majeure par la fermeture des églises et l'incarcération ou l'exil des prêtres. Il demande au Pape le divorce religieux. Il entend rester toujours chef d'armée et il le dit.

Rester tel, c'est-à-dire chef temporel de son empire. Quoiqu'un mot : « Après tout je ne suis qu'un homme », prononcé un jour par lui, semblât indiquer que mentalement il venait de se supposer plus qu'un homme, comme se reprenant sur une idée qu'il n'eût osé émettre.

Il tient à la religion de ses ancêtres; à celle de sa mère. D'après lui, il n'y a qu'un imbécile pour dire qu'il resterait à sa dernière heure sans confession. Il faut remarquer ce dernier mot, pour comprendre la nature des dispositions de son âme.

Il semblerait que ses sentiments religieux se fussent ravivés pendant les premiers temps de son exil à l'île d'Elbe. Car la Bible fut alors son livre de prédilection et celle dont il se servit marque l'état de son âme par les passages qu'il y souligna. Cette bible, en Italien, fut trouvée naguère dans le sanctuaire de la Madonna del Monte, presqu'au sommet de l'île, non loin de l'endroit où il séjourna pendant les dix-sept premiers jours de l'exil. Ses sentiments s'expriment dans son testament en termes sublimes. Il est resté chrétien. Sans doute, un jour à Sainte-Hélène, une parole lui a fait dire la valeur de la religion musulmane. Parole d'un destructeur d'hommes pour une religion de destruction. Parole fugitive, qui s'effaça devant d'autres paroles, celles du constructeur d'œuvres pour la religion chrétienne, une religion de construction. « La Croix a fait le Christianisme », a-t-il dit à Sainte-Hélène, sans ajouter, quoiqu'il se comprenne, je le suppose, que c'est sous-entendu, que le Christ a fait la croix. Qu'il en a fait le signe le plus généreux, qui ait jamais paru sur la terre! Un signe réellement divin, qui a donné l'espérance, c'est-à-dire la résignation, et qui a fait accomplir des miracles de charité, c'est-à-dire d'amour! Des œuvres sublimes, auxquelles les abus humains, qu'il a nécessairement engendrés, ne peuvent être comparés! Que les hommes justes ne pourront jamais comparer! Telle dut bien être le complément de sa phrase, car les deux larrons n'avaient fait de leur croix qu'un misérable instrument de supplice!

Il porte le glaive au côté et, sur le sein, l'insigne suprême des légionnaires de l'honneur, qu'il n'a pas fait une croix, pour respecter la conscience de ceux qu'il créera membres de son ordre. Ses attributs sont la main de justice et de pardon et le sceptre orné de l'aigle. Mais il a entendu que le globe et sa couronne fussent surmontés de la croix, parce qu'il a voulu que son empire et lui-même fussent sous l'égide du Christ.

Aux raisons, désignées plus haut s'en ajoutait une autre. En effet, la loi, qui interdit à un Cardinal de devenir Pape, s'il n'est Italien, ne pouvait s'appliquer à lui, puisque la Corse pouvait être considérée comme étant encore effectivement Gênoise, tout en ne l'étant plus légalement, lors de sa naissance. D'ailleurs, le fait de ne pas être Italien n'aurait pu l'arrêter dans sa voie, car il aurait pu s'appuyer sur l'exemple d'Adrien d'Utrecht, imposé à la Papauté par Charles-Quint, pour passer outre.

Telle aurait été, sans doute, la voie qu'il aurait pu parcourir si les premiers événements de sa vie ne l'avaient amené en France. Une voie qu'avait manqué de suivre Murat, sous-diacre! Sans, bien entendu, aucune condition pour parvenir au but suprême! Car ce n'était qu'un oison.

Et pour corroborer cette hypothèse, sortant des bornes de la supposition pure, donnons connaissance de la lettre qui suit. Authentique, sans doute, en raison de ce qu'elle a été publiée par un organe aussi savant que méticuleux, quoiqu'elle s'offre dans un style, qui nous paraît être celui d'un homme, d'un homme mûri par l'âge et l'étude, et non d'un jeune homme de dix-sept ans, qui, dans la suite, ne montra pas un esprit d'élite.

A quoi tient le sort d'une nation? A peu de chose, évidemment. Dans une lettre curieuse, publiée, grâce à l'obligeance d'un collectionneur qui la possède, par le *Weekly Register,* Joseph Bonaparte nous montre que celui qui devait plus tard bouleverser les peuples, songeait, dans sa jeunesse, à entrer dans les ordres :

« A Monsieur Isoard, à Aix-en-Provence,

Août 26 — 1783.

« Monsieur et cher ami, je profite de l'occasion que m'offre un de mes compatriotes, pour avoir l'honneur de vous donner de mes nouvelles qui, en effet, sont telles que je désire que soient celles de toute votre charmante famille.

» Au mois de novembre, j'espère avoir l'honneur de vous revoir à Aix, où je ferai mon droit. Je vous prie de présenter mes respects à madame votre mère, messieurs vos frères, et tous ceux de ma connaissance.

» Je m'imagine qu'un de mes frères sera arrivé à Aix, ou du moins, y arrivera bientôt. *C'est un échappé de l'École militaire de Brienne,* qui, ne se sentant *aucune disposition* pour le service de notre bon roi, se réfugie au petit séminaire d'Aix, où, à l'ombre de l'autel, il puisse en liberté suivre *son inclination* et augmenter le béat escadron.

» Je vous prie de lui témoigner le quart des bontés, que vous avez eues pour moi, et il aura lieu de vous remercier infiniment.

» J'ai l'honneur d'être, avec le plus sincère attachement, monsieur et cher ami, votre très humble et très affectionné serviteur et ami,

» J. Bonaparte. »

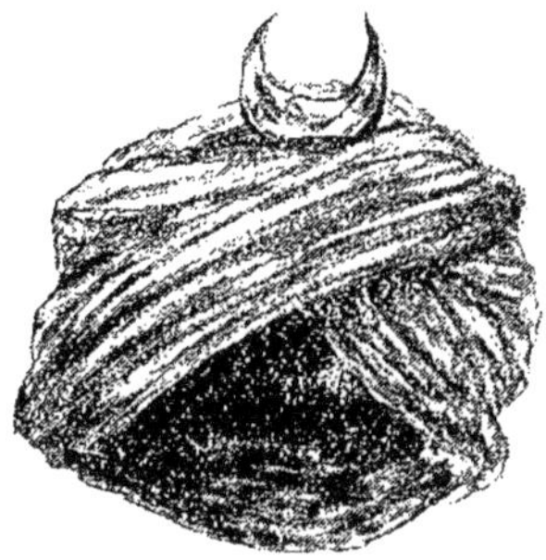

نصيبٌ وافِر

أسدُ الصحاري

Mais il est une autre voie, qu'il aurait pu suivre, une voie dont l'esquisse n'appartient plus au domaine de l'hypothèse. C'est celle qui l'aurait mené à Constantinople.

« L'Orient attend un homme! » C'est le mot que Napoléon a prononcé à quelques reprises, dans sa vie, notamment devant Gourgaud, le 4 août 1815, par conséquent quelques semaines après Waterloo, lorsque toute l'action personnelle a déjà cessé pour lui, lorsque déjà il est un être passif et connaît son histoire.

Ces mots cachent, en leur laconisme, une profonde pensée, qu'il n'a pas développée; que son passé, l'histoire de sa vie et les besoins de sa dynastie ne pouvaient lui permettre de développer.

Mais, comme il n'était pas un homme à parler pour ne rien dire, on peut se livrer aux commentaires sur la signification exacte du mot, en nous rappelant qu'il disait que le désert avait toujours

---

Traduction des caractères arabes : Nacib-Ouâfir. Bonne part.
Açad-es-Sahâri. Lion des déserts.

eu pour lui un attrait particulier et qu'il ne l'avait jamais traversé sans une certaine *(sic)* émotion ; on n'en voyait pas les bornes; il n'avait ni commencement ni fin; c'était l'image de l'immensité, un océan de pied ferme; ce spectacle plaisait à son imagination et il aimait à faire remarquer que son nom signifiait : « Lion du désert. » Sous la forme d'un aphorisme anodin, qui, dans la bouche d'un autre, n'aurait pas plus de portée qu'un mot vrai, le mot de Napoléon : « L'Arabie attend un homme! » est l'expression d'un projet qu'il avait caressé, un instant, en 1795, lorsque, sous l'effet de la jalousie de quelques-uns de ses supérieurs et notamment du Ministre de la Guerre, l'incapable Général Aubry, se trouvant en disgrâce et, de fait, arrêté dans ses projets, il avait eu l'intention d'aller en Turquie.

La Société Arabe devait lui plaire, parce que, quoique absolument dissemblable à la Société Romaine par la forme et par le but, elle s'y rattache néanmoins par deux points. L'autorité du chef et la fermeté dans la croyance.

Elle devait lui plaire sans doute et c'eût été sans répugnance qu'il eût abordé les rivages de l'Orient, sans esprit de retour.

Il ne nous a pas dit ce qu'il aurait été y faire. Mais nous pouvons le concevoir.

Etait-il homme à se contenter d'être Pacha, ou même Grand Vizir? Non! Sans doute! Si l'Orient, ses secrets, ses solitudes et ses déserts l'attiraient, comme il le rappela souvent dans ses suprêmes pensées, en ajoutant ce que son nom signifiait, ce n'était nullement pour être simplement le chef d'un Pachalik, c'est-à-dire, pour gouverner une province de l'Empire Ottoman, la pressurer, la tyranniser et pour avoir un harem savoureusement fourni. Ce n'était pas davantage pour être le Chef du Grand-Vizirat, c'est-à-dire le premier des serviteurs du Grand-Turc, pour exercer ces fonctions à son plus grand profit personnel, en risquant de se faire envoyer deux ennuques munis de la cordelette de soie à étranglement, et pour se constituer un harem, glorieusement meublé. Ce n'était pas davantage pour devenir Mufti, c'est-à-dire Chef de la Religion musulmane. Ce n'était même pas pour devenir seulement Padischah.

C'était pour conquérir plus que l'Empire Ottoman.

Ce qui s'en serait suivi? C'est très simple. Et il est peut-être très heureux pour le monde, que, en dépit de la jalousie d'Aubry et de quelques-uns de ses camarades, le 4 octobre 1795 lui eût permis la Journée de Vendémiaire, qui allait le mener à la Journée de Brumaire et à celle du 2 Décembre 1804.

On n'en aura sans doute jamais assez de reconnaissance à Napoléon.

بُونَا بَرْطِي

Premier acte. « Bounabarté » aurait tiré son bicorne et aurait coiffé le turban. Et il serait, de fait, devenu Islamite.

Deuxième acte. Un toc-toc à la Porte Ottomane. Et une entrée dans le Sérail, la bouche en cœur.

Troisième acte. Un froncement de sourcils. Un coup de pouce. Et le renversement du Sultan.

Quatrième acte. Pélerinage à La Mecque, lui permettant de façon effective, de beaucoup plus effective qu'au Sultan déchu, qui n'y avait envoyé qu'un représentant de sa personnalité et un tapis de prix, de se proclamer le Maître des Croyants. Puis Prophète, sous le nom de Nacib-Ouâfir. Un nom qui, par sa signification imagée, eût caressé les oreilles des plus absolus Musulmans, qui savent, tous, sans qu'aucun de nous l'ignore, le sens mystérieux du mot Islam.

Cinquième et dernier acte. Son œuvre, alors, aurait commencé. Alors, seulement et réellement. Qu'on en juge!

Traduction du mot arabe : Bounabarté.

Il aurait marché sur l'Europe, suivi des armées immenses que sa volonté aurait fait jaillir de tous les pays du Monde Arabe. De Tanger jusqu'au Tigre et à l'Euphrate, c'est-à-dire du Djebel-al-Tarik ou Portes d'Hercule jusqu'à Ninive et Babylone ! De Stamboul jusqu'à la quatrième cataracte du Nil, c'est-à-dire de Constantinople au Temple de Jupiter Ammon !

Sous le souffle de son génie, surchauffé par l'immensité d'hommes fanatiques et surfanatisés par la vue de sa personnalité, il aurait conquis Paris en passant par Vienne. Et il aurait fait de la France, prête à se faire Mahométane, une terre amie, afin d'avoir ainsi un point d'appui solide en Occident, pour marcher sur Madrid où il aurait fait revivre le vieil empire des Arabes, qui sommeille encore plus qu'on ne le suppose sous la cuticule des Hidalgos. De Madrid à Berlin. De Berlin à Saint-Pétersbourg. Avec retour sur Rome.

Je doute que, sur son passage, il eût renouvelé les exploits de Mahomet II, en dépit de la férocité de ses soldats.

Je doute que, comme ce conquérant, qui, après avoir traversé des torrents de sang humain, entrant à cheval dans la Basilique Justinienne, imprima, paraît-il, sur ses murs, en signe de prise de possession, sa main trempée dans le sang des Byzantins, je doute qu'il fût entré de cette façon dans la Basilique Romaine. Mais je puis croire que, sous la pression formidable des ennemis du giaour, il aurait remplacé la croix par le croissant, sans trouver, sur son passage, un Charles-Martel, un Cid ou un Sobieski.

« Allah est Allah ! Et Mahomet est son Prophète ! » Erreur ! Cent fois erreur ! Il le fut peut-être ! Mais, s'il en a été ainsi, il ne l'est plus ! Les Arabes diront désormais : Allah est Allah ! Et Nacib-Ouâfir, Açad-es-Sahâri, est notre maître ! Dans le cri de joie suprême de l'Islam victorieux ! Et ces peuples, toujours jeunes, quoique vieux, se seraient inclinés devant lui ! Et, s'il l'avait désiré, ils auraient fait de leurs poitrines des pavés, que son cheval aurait franchis en leur fracassant les os ! Tel le char de Jagghernaut !

Ainsi aurait été la première scène du cinquième acte!

La seconde? Comme Alexandre-le-Grand, il aurait conquis l'Inde. Non jusqu'à l'Indus, mais jusqu'au delà du Gange! Et le reste de l'Asie! Jusqu'au delà de l'endroit où la première heure du jour commence. N'eût-ce pas été la réalisation, dans sa plénitude absolue, du but cherché lorsqu'il conquit le pays des Mameluks?

La troisième? La soumission facile de l'Afrique, ensuite. Avec retour sur la France. Afin d'accomplir la quatrième! La conquête de l'Angleterre et la fin, d'un coup, dans un formidable effort, de la lutte avec l'ennemie éternelle de la France! L'Angleterre conquise, c'était l'Amérique assujettie au Grand Conquistador!

Alors, seulement, se fût réalisé le rêve du jeune homme pauvre de Valence, qui portait le nom de Bonaparte.

Un rêve plus grand que celui que Charles-Quint eût rêvé de réaliser, car alors le soleil ne se fût jamais de façon effective couché sur ses États.

C'est qu'il faut se défier des Arabes. Avec un homme, ces gens-là sont capables de tout.

C'est qu'il faut se défier davantage d'un adolescent, qui habite un pauvre logis en y lisant plus qu'il n'y mange ; qui y pense plus qu'il n'y lit. Surtout, lorsqu'un grand homme aura dit en le désignant : « Il y a en ce jeune homme l'étoffe de dix Syllas. » Dix Syllas!... Réminiscence d'un autre mot, différent par la forme, mais semblable par le fond, quoique bien moins puissant prononcé dix-huit siècles auparavant, par un aussi grand homme que le premier. «Je vois en ce jeune homme un nouveau Marius. « Paoli et Napoléon, d'une part, d'autre part, Sylla et César.

Et dire que tout ce qui précède se serait peut-être réalisé si Louis XVI avait été Empereur d'Autriche et Joseph II, Roi de France. Ou même, plus simplement, si Napoléon avait eu, sous la main, un Nelson. Si Charles-Quint, parvenu à l'apogée de sa puissance, avait entendu toiser le Pape et fait escalader les murs de

Rome, mis à sac par ses troupes, sur l'ordre du félon connétable de Bourbon, qui sait si Napoléon n'eût pas toisé les cieux, afin d'en tenter l'escalade. Une escalade de Titan ! Dont la chûte aurait pu s'opérer dans le préau d'un asile de fous ! Ce qui eût été possible, parce que tout est possible, mais n'eût pas été probable, parce que la raison était solidement retranchée dans le cerveau du Petit Caporal.

Ce qui est certain, c'est que Napoléon, en allant à Paris, a fait fausse route. Le mot : « L'Arabie attend un homme », prononcé, la dernière fois, par lui, avec une ombre, que dis-je ? des abîmes d'amertume, cache plus qu'une pensée. Il cache la conviction profonde qu'il manqua sa carrière. Un gigantesque dépit ! La reconnaissance, imagée à la manière des Orientaux, d'une bêtise colossale !...

. . . .

Nous venons de voir ce que Napoléon fut avec la France et ce qu'il aurait pu être sans elle. Comme nous avons vu ce que la France fut avec lui.

Mais sans lui, qu'eût-elle été ?

Elle eut vogué sans force, comme un vaisseau désemparé, sur un océan de colères, prêtes à éclater sans cesse, de convoitises menaçant de surgir sans trêve. Dans des compétitions acharnées ; dans des discussions byzantines ; dans des parlotes de bavards ! Dans des révoltes incessantes d'ambitieux ! Avec des retours au Terrorisme ! Dans un dévergondage sadique ! Dans un Capharnaüm ! Un Chaos général !

Et elle fût devenue la proie de l'Europe. Et, avec la honte de la défaite et de l'abaissement, elle n'en eût pas moins vu verser par torrents le sang de ses fils !

Je désirerais qu'on me démontrât mon erreur ! Mais je doute que l'on pût croire qu'il en eût été différemment.

Quoi qu'il en soit ou qu'il en eût pu être, la France a été le point d'appui du levier, à l'aide duquel il a soulevé, pendant près d'un quart de siècle, les gigantesques masses d'histoire, qui ont tenu le monde dans l'étonnement et dans l'admiration.

Alors ! ... Comme aujourd'hui ! Comme toujours ! Qu'elles doivent le tenir tel.

S'il convenait mieux au génie arabe qu'au génie français, il n'en est pas moins certain que, de tous les pays de l'Europe, la France était la seule nation qui pouvait lui convenir pour accomplir son œuvre ! Après l'Italie ! La terre de ses aïeux !

IX

Si de la réalité on se transporte dans les sphères du surnaturel, à ce qui pourra sembler surnaturel, l'étonnement grandira.

A Sainte-Hélène, Napoléon a dit : « C'est tout un roman que ma vie ». Un roman ! Ou une tragédie. Une tragédie, qui se déroule comme dans une fantasmagorie. Œuvre d'un auteur tragique bien plus que d'un homme d'État pratique.

Il suffit de s'asseoir pour s'en convaincre, après avoir consulté, d'abord, le placard ci-dessous, imprimé à Bourg, jadis.

PIÈCE NOUVELLE AU BÉNÉFICE DE L'ANGLETERRE

Directeur : Le Régent.
1er rôle : Napoléon.
Jeune premier : le Prince Eugène.
1re doublure : le Duc de Berry.
Rôle à manteau : Louis XVIII.
Son confident : le confesseur du roi ne l'a pas encore trouvé.
1er tyran : Ferdinand IV.
2me tyran : Ferdinand VII.
Les traîtres : Marmont, Moncey et Cie.
Le niais : L'Empereur d'Autriche.
1er figurant : Le Roi de Prusse.
Cœurs : suivant l'aigle à l'Ile d'Elbe.
Le Souffleur : Chateaubriand.
Le Grand Machiniste : Talleyrand.
Changements à vue : Les Maréchaux de France.

On pourra ensuite consulter, avec quelque fruit, sans doute, l'affiche de plus loin, qui donnera d'autres détails sur la pièce.

THÉATRE DU MONDE

Le plus grand succès des Temps Anciens et Modernes

UNE SEULE REPRÉSENTATION

NAPOLÉON

ou la Vie d'un Joueur

Pièce à grand spectacle en cinq époques et trente-sept années.

Par M. BONAPARTE, de l'Académie de Brienne

Monsieur BONAPARTE jouera lui-même le rôle de Napoléon.

Avec le concours de : S. S. le Pape ; de L. L. M. M. les Rois et les Empereurs de l'Europe ; de L. L. A. A. le Prince de Metternich et le Prince Blücher ; de S. G. le Duc de Wellington et de L. L. E. E. M M. Fouché, Nesselrode, Stadion et tutti quanti.

Ainsi que de : L. L. M. M. Joséphine de Beauharnais, Marie-Louise de Habsbourg, Louise de Prusse, et de Mmes de Staël, de Krüdner, de Richmond et tuttæ quantæ. — S. H. le Grand Turc jouera sa partie dans les coulisses.

Premières danseuses : Mmes Walewska, Grassini, Duchâtel, Gallieno, Pellaprat, Fourès, Mlles Georges et Miss Balcombe.

Comparses, figurants, joueurs et tricheurs nombreux.

Quatre millions de soldats défileront sur la scène.

Orchestre dirigé par M. Canon. — Clavecin tenu par Mme Mitraille.

Danses réglées par Mlle de l'Epée.

Souffleur : M. Pozzo di Borgo. — Machiniste : M. de Talleyrand.

Décors conçus et dessinés par la célèbre firme : « Nature et Cie ».

Epoque 1re : Valence ou Pauvreté ! — Epoque 2e : Toulon ou Convoitise !!

Epoque 3e : Wagram ou tous les atouts !!! — Epoque 4e : Waterloo ou Capot !!!!

Epoque 5e : Sainte-Hélène ou la Fin...

La pièce se joue en France, en Egypte, en Syrie, aux quatre grands bouts de l'Europe et en un petit coin de l'Océan, de 1785 à 1821. Sans répétition. Après la 4e époque, M. Louis Dizuitte jouera un solo de flûte.

Prix d'entrée : Il se règlera à la sortie, si l'on en sort.

On ne délivrera pas de contremarques. Qu'on se le claironne.

On le voit, il y en a pour tous les goûts, tous les caractères, tous les désirs, tous les besoins, toutes les aspirations, tous les élans.

Impossible de dormir, quoique le spectacle soit un peu étendu.

C'est que, auteur, acteur et metteur en scène incomparable de la gigantomachie féerique, qu'il crée, l'homme nous fait assister, sans répit, presque sans nous permettre de reprendre haleine, à une série de scènes d'une variété inépuisablement étourdissante. Et, en homme qui connaît ses spectateurs, son monde, chaque scène est suivie d'une autre scène plus palpitante d'intérêt.

Brise ta plume! Ou rends-là! Pauvre Corneille! Et plante des choux!

Déchire ton cothurne! Ou quitte-le! Pauvre Talma! Et mets des sabots!

Chaque scène, oui! est plus vaste d'intérêt que la précédente! D'un intérêt qui grandira jusqu'à Waterloo. Puis, tout va changer et l'épilogue du drame commence.

Je dis Waterloo, parce que c'est, en quelque manière, la dernière action du drame.

Un tournant de route. Alexandre-le-Grand n'avait pas eu le temps de devenir petit. César, pas davantage. Charlemagne faillit peut-être l'avoir. Et Charles-Quint n'aurait pas évité ce sort, s'il n'était devenu plus grand par le cloître de Saint-Youst. Au tournant de route dont il s'agit, Napoléon pourrait cesser d'être grand pour devenir petit. Tout pourrait finir piteusement pour lui.

Ce n'est pas la perte de son Empire et de son épée, qui pourrait tout compromettre. Ce qui le perdrait, sans rémission, ce serait de terminer ses jours dans un somptueux château de l'Angleterre ou dans un fastueux hôtel de Londres. Ayant une table généreuse et des réceptions éblouissantes, où ses amis et ses ennemis iraient lui porter journellement le tribut de leur amour ou de leur admiration. Ce seraient des parties de « Fox-hunting », en automne et, pendant la « Season », une loge à « Covent-Garden », où il y aurait foule, chaque soir, non pour entendre Tamberlick ou la Sontag, mais pour contempler la vastitude de son estomac et les boutons de son gilet !

Puis l'âge !... Et des misères conjugales et paternelles ! Des démêlés de famille ! Des amourettes séniles !... L'obésité ! La respiration poussive ! Le tube olfactif roupillant !... Puis, la goutte ! Et la somnolence entre deux accès !... Et l'épaississement de la pensée ! Et le retour à l'enfance ! Pitoyable spectacle !

Il n'en fut rien heureusement. Heureusement pour lui ! Et pour nous ! Que l'Angleterre fût bien inspirée lorsque, avec raison, elle le proscrivit, tandis qu' « il venait majestueusement s'asseoir, au foyer du peuple Britannique, comme Thémistocle. » Le mettant hors la loi ! Sans égard pour les droits séculaires de l'Habeas Corpus et les protestations de Lady Holland ! Se refusant à lui ménager un entretien avec le Régent !... Nouveau Prométhée, il connaîtra un roc solitaire, en face du Géant Adamastos, où un monstrueux groupement d'abominations, favorisé, dans son expansion, par la lâcheté du climat et la mesquinerie d'Hudson Lowe, lui envahira le viscère sécréteur du suc de vie !

Sainte-Hélène le grandira encore davantage, le rendra immense et lui permettra de dire quelques-unes de ses pensées. Sous le souffle du typhon, qui mugit ! A la face de l'Océan, qui gronde ! Au milieu des vagues, qui lui rongent les assises de son piédestal, comme le cancer lui dévorera la poitrine !

Pour permettre au visionnaire de parler comme il l'entend ! A l'homme du Destin ! C'est-à-dire à celui qui a été désigné par une puissance ténébreuse, pour accomplir une œuvre !

. . . .

. . . .

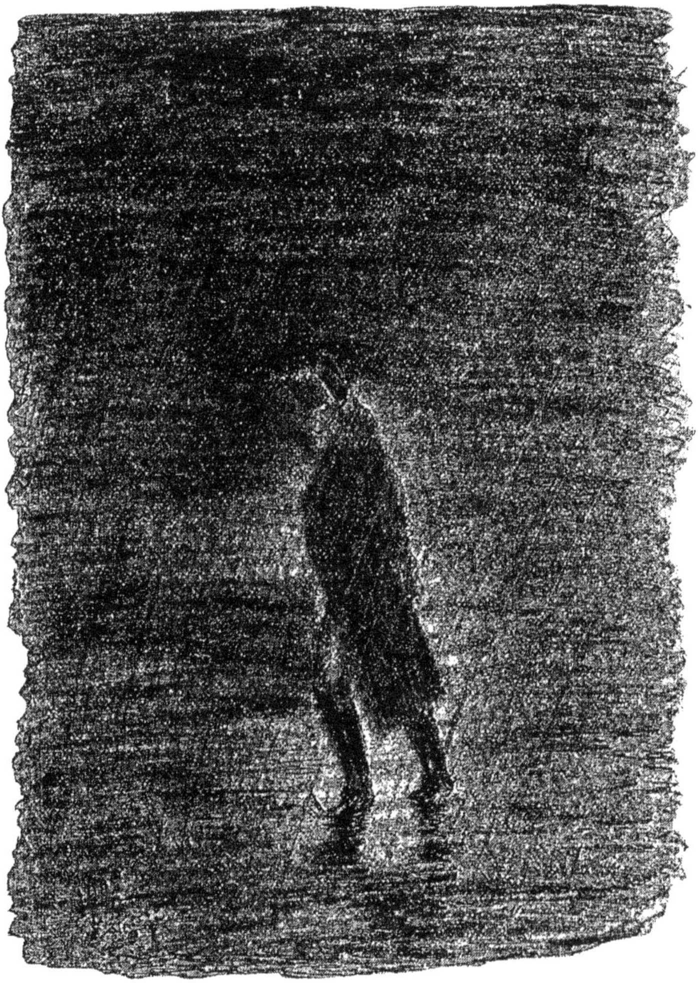

Où va-t-il ce géant,
Qui souleva le monde ?...
Dans la ténébreuse onde,
Ici bas, au néant !...

Son dernier jour a fui !...
Car, dans l'île inféconde
Où, seul, le vent abonde,
Tout va finir pour lui !...

Et déjà dans le ciel
Des yeux de l'âme il sonde
Les gouffres à la ronde.
Ce qu'il voit ?... L'Eternel !

Dieu ! Dans son firmament,
Où, sur la nue qui gronde,
Il faudra qu'il réponde,
Le jour du jugement.

L. C.

Le Destin ! Le Sort ! La Fatalité !

Trois puissances qui n'en font qu'une ! Et auxquelles il croît ! On le dit, on l'affirme et il semble que ce soit vrai. En tout cas, s'il y a cru, c'est pour lui, pour lui seul. A son destin ! Et il l'a cru immense, incommensurable ! Dépassant les bornes atteintes par jamais aucun être sur la terre ! Tout en croyant en Dieu ! Ce qui est bizarre. Que devons-nous en croire, nous ?

Deux choses qui se combattent ! Dans un esprit, un !

Sans doute, n'y a-t-il pas de destinée. L'homme possède la liberté dans la volition, c'est-à-dire la faculté de se déterminer, le libre-arbitre. Et il doit, de nécessité première, repousser le pouvoir du Destin, s'il respecte son Créateur. Sous peine de blasphème. Car l'affirmation de ce pouvoir serait la plus virulente accusation qu'il pût proférer contre Dieu et l'effondrement absolu de la Justice humaine !

Mais, quelle que soit l'opinion que l'on professe à cet égard, il semble que Napoléon ait échappé à la loi commune. Ce n'est qu'une illusion, bien entendu, ou une figure de rhétorique. Il a obéi à toutes lois de la nature, c'est-à-dire qu'il a été homme, mais pas comme les autres ; qu'il l'a été comme personne d'autre.

Quoi qu'il en soit, un souffle de fatalisme pénètre son âme et entoure l'histoire de sa vie, surtout depuis la campagne d'Egypte. C'est ce qui le rattachait étroitement à l'Orient, dans ses aspirations politiques, dans ses idées sur la théocratie, dans toutes les manifestations de son être intellectuel.

Deux points, toutefois, l'en séparaient, à savoir, le rôle de la femme dans la société et la manière de s'y prendre pour faire fortune. Pour l'Oriental, la femme n'est rien et elle est tout ; rien, intellectuellement, tout, charnellement. Pour l'Oriental, il faut attendre que la fortune passe. Il ne faut pas courir après. Mais, à son passage, il faut la saisir et ne plus la lâcher.

Ce qui est certain, je le répète, c'est que toutes ses passions portent l'empreinte du fatalisme. Sa patience, sa constance, sa bravoure, sa magnanimité, et peut-être, sa religion.

. . . .

On a vu combien la nature avait été particulièrement généreuse pour lui. L'état-civil ne l'avait guère été moins. On connait trop la noblesse de son origine et la beauté de son nom et de son prénom pour en reparler. Mais qu'il se fût appelé Onésime Le Camus ou Narcisse Courtecuisse et qu'il eût été le fils d'un forçat libéré ou d'une donzelle du trottoir?... Enfant trouvé!... D'origine mystérieuse, prêtant à toutes les hypothèses. Sans famille, sans nom! A merveille! Mais les autres... Comment expliquer? Et excuser?

L'année de sa naissance fut une année de comète. Était-ce cette comète qui avait fait naître tant de grands hommes, entre les 365 jours de cette année? Ou étaient-ce ces grands hommes qui avaient fait naître cette comète?

Pour s'exprimer en toute sincérité, on peut dire que ce turbulent astre à queue n'eut rien de commun avec le prologue du drame. Arago nous a appris ce que c'est qu'une chose de ce genre et son raisonnement est absolument concluant, puisqu'il s'établit sur l'observation pure, presque par le calcul.

Il n'empêche que chacun y vit un signe de choses terribles qui allaient se passer.

Ce qui est bizarre, c'est que, si 1769 fut une année de comète, 1821 le fut également.

Pour un illuminé tel que Napoléon, il ne dut pas être indifférent d'apprendre qu'à sa naissance avait apparu un astre, qui devait devenir célèbre. Mais de quel sentiment ne dut-il être saisi en apprenant l'apparition, annoncée par les astronomes, d'un astre semblable, en l'année qu'il sentait sa dernière! Puisqu'il croyait en son étoile. Car il y croyait. Ce qui autorise à supposer que, s'il ne se permettait point par pudeur, de consulter, comme sa première épouse, Mlle Le Normand, il tirait peut-être les cartes, de façon déguisée. Qui sait si, lorsqu'il jouait au « Reversi » et trichait pour gagner, il n'en faisait ainsi? S'il ne consultait pas les astres? S'il n'eût pas été un adepte fervent, un esclave intransigeant, du « Lotus bleu », si les secrets de cette fleur symbolique eussent été déjà de son temps révélés aux privilégiés du mysticisme.

On peut supposer que, si, à l'encontre de l'opinion de La Place, il voyait dans le ciel autre chose qu'une mécanique, et sa question à l'illustre astronome le prouve, sa vie ne dut certes lui apparaître que comme un songe et que ses songes, dont il ne nous a pas dévoilé la nature, devaient être dignes du Piranèse. A moins que, par un caprice de la nature, ils n'aient été d'une banalité absolument déconcertante, presque révoltante.

Et l'on peut supposer également qu'il crut aux sortilèges, aux sorciers, aux sorcières, aux bonnes femmes, à l'envoutement, au gnosticisme et à bien d'autres choses aussi ténébreuses, comme au pouvoir du Medium.

Il n'y a guère eu de gens qui crussent davantage aux « Jetteurs de sort », que les Corses! Alors; comme de tous les temps! De façon farouche! Et qui, pour se protéger de leurs attouchements, portaient sur eux, comme ils le portent encore, le signe mystérieux que l'on connaît bien.

Fouché et Talleyrand, qu'il ménagea avec une si singulière persistance, appartenaient-ils, pour lui, à la catégorie des « Jettatori »? Avaient-ils un pouvoir occulte sur leur maître?

Nécessairement, conséquence de ce qui vient d'être dit, il doit avoir eu des manies. Combien en eut-il? Il est difficile d'en fixer le nombre, les gens à manies prenant soin de les cacher autant que possible. Au dire d'un de ses contemporains, « il comptait les fenêtres des maisons, ce qui aurait beaucoup nui à sa gloire, s'il avait dû faire la guerre des rues ».

Et pour preuve qu'il croit en des fluides mystérieux, qui vont et viennent à travers tout, le Ouf!!! du soir de la bataille de Dresde.

Voici. Quand la victoire va de nouveau lui sourire, de la hauteur d'où il observe et commande, sa lorgnette lui renseigne sur une autre hauteur, par delà les rangs ennemis, un groupe de cavaliers, qu'il reconnaît, à leurs chamarrures, comme devant occuper dans la hiérarchie militaire des grades élevés, sinon suprêmes. Et il ordonne à ses canonniers de diriger leur tir sur ce point. Quelques instants après, sous le fer d'une des pièces des batteries en action, un des cavaliers du groupe s'écroule, tandis qu'on s'empresse autour de lui et que ses compagnons s'écartent. Quel est cet homme qui, dans l'instant, vient de payer son tribut à la Guerre ? Moreau ! Le Général Moreau ! Son redoutable rival de jeunesse, qui vient de purger la Fatalité ! Et, lorsque Bonaparte l'apprend, il ne sait cacher le soulagement de son cœur.

Deux fatalistes ! A côté d'un autre fataliste, Alexandre Ier, qui ne croit sans doute pas aux sorcières, mais qui croit en la Baronne de Krüdner, aussi fataliste qu'eux trois ; celle qui va bientôt, si ce n'est déjà, le conseiller, puis l'éblouir et le subjuguer de sa prédiction ! Dans la fatalité des évènements d'un temps de fatalisme.

Dresde avait réglé une affaire personnelle entre Moreau et Napoléon. Waterloo devait en régler une autre entre Pozzo di Borgo et Bonaparte. Entre la « Montagne » et la « Plaine ». Dans la réunion des plus acharnés ennemis du « Parvenu ». Dans le rendez-vous suprême ! De tout ce qu'il y avait de plus grand parmi les peuples !

Wellington, sous son flegme britannique, synthétisant toutes les hostilités de l'Angleterre, qui avait enduré la faim pour soutenir la cause de la « Sainte Alliance ».

Blücher, sous sa rudesse teutonne, rassemblant toutes les fureurs de l'Allemagne, qui voulait un épilogue au drame de Leipzig !

Guillaume d'Orange, sous sa froideur batave, cachant toutes les rancunes de la Néerlande, qui avait été imposée du frère de Napoléon !

Et enfin, Pozzo di Borgo, réunissant, sous son exécration corse, toutes les haines de l'Europe qui n'avaient pas su s'adoucir par le temps!

Dans le soir de Waterloo, qui devait voir s'écrouler les deux irréductibles ennemis! L'un, sous le poids des évènements! L'autre, sous le poids d'une once de plomb! Plus fatalistes l'un que l'autre!

Et la Nuit!

La nuit fantastique, qui devait le faire fuir, seul, Empereur sans empire! Guerrier sans épée! Et faire naître un Maréchal de France, gagnant son bâton, par la grâce du Roy de France, pour avoir vaincu la France... Wellington!

Le tout pour finir, dans le chant de victoire sur la Plaine de Mars, à Paris, devant l'Arc-de-Triomphe de l'Étoile de Napoléon, entre le Pont d'Austerlitz et la Colonne mêmement dénommée!

Singulier temps que ce temps! Ce qui suit est bizarre.

LES CASCADES DE LA FRANCE

TABLEAU DES CHUTES

N° I. — 1794. Chute de Robespierre.
1 7 9 4 } 21 ans.

N° II. — 1815. Chute de Napoléon Ier.
1 8 1 5 } 15 ans.

N° III. — 1830. Chute de Charles X.
1 7 9 4 1 8 1 5 } $\frac{36}{2}$ ou 18 } La moitié des 21 ans du N° I et des 15 ans du N° II.

N° IV. — 1848. Chute de Louis-Philippe Ier.
1 (1794)
1 (1815)
1 (1848) } Chacune des années de chute antérieure comme unité.

N° V. — 1851. Chute de la République.

Napoléon s'est écroulé parce qu'il devait en être ainsi! Mais s'il sait qu'il a dû en être ainsi, il a pu se croire en possession d'un talisman, qui a protégé ses jours avec une étonnante persistance! En porta-t-il un? On ne lui en a pas connu. Mais cela ne prouve rien. Il pouvait y en avoir, sous une forme occulte, dans un infime détail de quelque partie de son vêtement ou de son armement. Et pourquoi, notamment, n'était-il pas même général, puisqu'il portait l'uniforme de Colonel des Chasseurs. De sa propre garde! Simple question, sur laquelle il est superflu d'insister.

Quoi qu'il en soit, il a pu y croire.

Dans la « Batterie des Hommes sans peur », quand ses canonniers sont hâchés, sans merci, sous ses yeux et lorsque, devant lui, une bombe éclate, le couvrant de poussière, ainsi que Junot.

A Arcole, quand il roule dans un marais, avec son cheval, au milieu des Autrichiens, qui veulent se rendre maîtres de sa personne. A Arcole, encore, quand son aide de camp Muiron reçoit la balle qui doit tuer son chef.

A Jaffa, quand il touche les pestiférés aux endroits où les bubons sont les plus redoutables.

Au retour d'Egypte, quand il traverse, droit, sans détour, la croisière anglaise, qui le cherche avec avidité.

A Paris, quand, dans la rue Saint-Nicaise, les effets de la machine, qui doit nécessairement le tuer, abat sur le coup deux personnes, d'autres disent vingt-deux, en blesse une soixantaine et occasionne des dommages graves à plus de cinquante maisons.

A Essling, quand ses grenadiers décimés, presqu'exterminés, vont mettre bas les armes, s'il ne se retire pas.

A Schönbrunn, quand Stabs va le frapper.

Au retour de Russie, quand les Hurras de Cosaques passent à ses côtés sans le voir.

A Brienne, quand il manque d'être enlevé par un détachement de Cosaques et qu'un de ceux-ci le tuerait sans l'intervention de Gourgaud.

A Montereau, quand il pointe lui-même une pièce de canon, dans une tourmente de mitraille à faire reculer un grognard.

A Arcis-sur-Aube, quand un obus vient de tomber à ses pieds ; qu'il y pousse son cheval et qu'il disparaît pour un instant dans un nuage pour en sortir, avec son cheval, indemne.

Au retour de l'Ile d'Elbe, quand il se rit de la croisière anglaise ; qu'il se laisse accoster, imperturbablement, par une frégate-croisière française et qu'il répond au capitaine du bâtiment, qui s'informe comment va la santé de l'Empereur, par un : « Parfaitement bien ».

A Waterloo, quand le carré de sa vieille garde, qui l'entoure, n'est presque plus que de la neige d'antan.

Et dans cinquante-trois autres engagements, quand il méprise le plomb autant que le fer.

Il a été blessé sérieusement, à la cuisse, dans le premier engagement auquel il prend part en Sardaigne, dira-t-on. Y a-t-il certitude ? En tout cas, qu'était-ce ? Les uns disent : « Beaucoup ». Les autres : « Rien ». Ce devait être : « Presque rien », s'il y eut quelque chose.

Devant Ratisbonne. Il y a certitude cette fois, ajoutera-t-on sans doute ! Certitude ! Que ce n'était qu'une égratignure ! Moins qu'à Achille en tout cas ! Peut-être une simple écorchure d'un clou de sa botte ! C'est peut-être tout ! De toute façon, c'était peut-être moins que rien ! Et simplement le nécessaire pour lui apprendre, ainsi qu'à ses soldats, qu'il n'était pas indéfectible et lui rappeler qu'il était vulnérable, s'il a cru en ses blessures.

Voilà pour lui. Voici pour ses chevaux. Ils furent assez nombreux, tels « Marengo », « Emir », « Intendant » que les grognards appelaient « Coco », « Roitelet », « Gonzalve », « Tauris », etc. Ils jouirent tous du pouvoir du talisman impérial. A Lützen, « Roitelet » fut rasé par un boulet, qui lui laissa sa trace sur la robe. A Brienne, une des rênes de « Gonzalve » fut coupée par une balle. D'après le sellier en chef Vincent, ce fut « Tauris », un cadeau du Czar Alexandre, qui fut monté à Waterloo par Napoléon, qui ne le quitta que lorsqu'il retrouva sa voiture. Il n'est pas exact que ce fut « Marengo », et qu'il aurait été blessé à la hanche sur le « Chemin Creux », aux avant-postes.

Comme preuve de tout ce qui précède ; preuve des sentiments qui doivent lui tourbillonner sous le front, il se déclare lui-même un illuminé, un homme à illusions, puisque, dans certaines circonstances, il supplie qu'on lui laisse ses chères illusions, qui sont d'une ténacité, qu'il prétend rendre inaltérable, qu'il supplie et, au besoin, ordonne de laisser inaltérable.

C'est comme tel qu'il entend se refuser à admettre que ses échecs puissent être attribués à une autre cause qu'aux agents de la nature ; à une force non pas « supra » mais « extra » humaine.

En Égypte, c'est la chaleur ; en Syrie, c'est la peste ; à Eylau, où la victoire fut indécise et à laquelle il fallut Friedland comme soirée, c'est la neige ; à Essling, qui ne fut une victoire qu'après Wagram, c'est une crue subite du Danube ; en Russie, c'est le froid et la famine ; en 1814, c'est la trahison ; à Waterloo, c'est la pluie de la veille, c'est Grouchy, qui s'est attardé à manger des fraises et c'est la panique des Français, sous le souffle du : Sauve qui peut ! qu'il ne sait comprendre. Et il a pu dire : « Tout a été fatal dans cette campagne et prend la teinte d'une absurdité ». Voilà le mot lâché.

Restent Saint-Jean-d'Acre et Leipzig. C'est plus difficile à expliquer, mais ce n'est pas impossible. A Saint-Jean-d'Acre, ce sont les Turcs, c'est-à-dire des Arabes et cela peut fortifier la haute opinion qu'il a de leur valeur militaire. A Leipzig ? Bigre ! C'est plus ardu à expliquer. Trois jours de bataille et la reculade ! Soit ! Mais si le pont sur l'Elster n'eût pas sauté par impéritie de subalternes, privés de sang-froid, eh bien ! il aurait vaincu toutes les nations coalisées contre lui ! Le quatrième jour ! *Se non e vero, e bene trovato !...*

Ainsi, les fatalistes trouvent toujours une explication supra ou extra-terrestre à tous les évènements terrestres de leur vie.

Mais comment ne serait-il pas presque en droit d'y croire un tantet? En ce phénomène ou en une attention particulière de la puissance, qui le créa en réunissant en sa personnalité un mystérieux accord de ce que la nature a de plus recherché, comme il pourra croire, ainsi qu'il vient d'être dit, à un talisman, qui protègera sa vie avec une persistance presque insolente.

Sa nourrice a dit : « Il sera un grand homme » !

A Brienne, son professeur d'histoire, M. de l'Eguille, dans son rapport, dit : « Corse de nation et de caractère, il ira loin si les circonstances le favorisent ». Ce qui signifie qu'il sera un grand homme !

Domairon, qui lui enseignait les belles-lettres, appelle ses amplifications du granit chauffé au volcan. Ce qui signifie le style d'un grand homme !

M. de Kéralio dit : « J'aperçois dans ce jeune homme une étincelle qu'on ne saurait trop cultiver ». C'est-à-dire le souffle d'un grand homme !

Paoli dit : « Ce jeune homme porte la tête de César sur le corps d'Alexandre ». « Il y a en lui l'étoffe de dix Syllas ! » « O Napolione ! Tu seras un grand homme ! »

Le Général Dugommier, après la prise de Toulon, parlant de lui, déclare dans une lettre : « Ce jeune homme mérite une véritable attention, parce que, quelque parti qu'il adopte, il sera sûrement destiné à mettre un grand poids dans la balance ». Le poids d'un grand homme !

Kléber dit, en le serrant dans ses bras : « Venez que je vous embrasse ! Mon cher Général ! Vous êtes grand comme le Monde ». Plus grand qu'un grand homme !

A Erfurt, le Czar applaudit à la parole de Talma, quand il dit : « L'amitié d'un grand homme est un bienfait des dieux ! »

Les Anglais, qui l'avaient d'abord assimilé à l'Antechrist, le déclarèrent plus tard le plus grand homme des temps anciens et modernes! Plus grand que le plus grand des hommes !

En tout cas, le plus extraordinaire.

Et l'Histoire semble avoir ratifié ces mots, en les burinant dans ses Annales !

Mais nul n'avait eu besoin de le lui dire pour qu'il l'apprît. Il sent sa destinée, dans les jours les plus sombres du Terrorisme, où tout semble perdu, lorsque, capitaine, pendant la répression de l'insurrection royaliste, dans le midi, dans une conversation avec des marchands, en une auberge de Beaucaire, le 28 juillet 1793, il leur dit en les quittant : « Croyez-moi, il viendra un homme, qui saura réunir sur sa tête toutes les espérances de la nation et alors... » Alors? Eh bien? Il sortit et l'on sait le reste. Le Consulat! Et l'Empire! Et le délire de la France! Et l'étonnement de l'Univers !

Et les foules amoncelées sur son passage, afin de contempler ses traits et lui donner leur cœur !

La flatterie d'abord et la flagornerie ensuite, officielles, officieuses ou privées se livrant à leurs exercices sans aucune mesure; se laissant aller à leurs débordements soit en prose, soit en poésie, soit en musique, soit par l'image, soit par n'importe quel outil dont l'homme ait été doté pour traduire sa pensée. L'adulation suit.

Pour lui plaire, Dieu avait livré le monde à sa politique, à sa fantaisie. L'enthousiasme est à son comble. La louange s'élève à un diapason sur-aigu.

Et quand elle ne sait plus rien dire de l'homme parce que tout a été dit, pour plaire au père, elle chante la gloire de l'enfant. Elle le déclare grand, parce qu'il est le fils de Napoléon. Faible argument, en vérité! Elle montre ce rejeton étriqué, aux grands yeux vides de sens, aux veines vides de sang, tenant, d'une main, les insignes presque suprêmes de la Légion d'Honneur, et, de l'autre, le sceptre du Royaume de Rome! De l'Empire de tous les Césars et de tous les Papes!

Ce n'est pas assez! Il faut aller plus loin! Et la foule sanctifie le père, sans en avoir demandé l'autorisation au Pape! Et en franchissant l'étape de l'acte préliminaire de la béatification! Saint-Napoléon! En Saint-Georges triomphant du Dragon! Patron des guerriers!

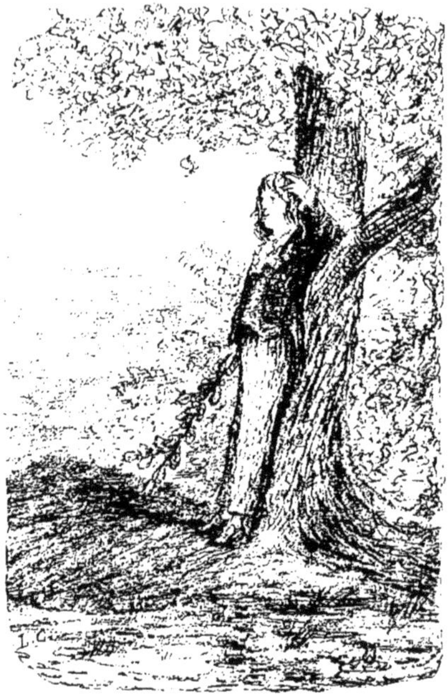

NAPOLÉON II. — A neuf ans.
Le Papillon.

Ce n'est pas assez encore! La sanctification ne peut plus suffire! Et la foule déifie l'homme. Privilège qu'Alexandre-le-Grand, seul, semble n'avoir possédé qu'à peine, mais qui a été refusé à César, à Charlemagne, à Charles-Quint, à Louis XIV, chefs de nations éclairées! Et même à Pierre-le-Grand, autocrate de foules sombres!

Michelet a dit que Napoléon n'avait été mis que sur le trône, tandis que Robespierre avait été mis sur l'autel.

L'éminent historien français se trompait doublement. Son mot est en contradiction absolue avec la justice! Et avec la vérité! Car si Robespierre fut mis sur un autel, baignant dans le sang de ses victimes, ce ne fut que par une honteuse tourbe de populace! Et si Napoléon ne fut mis que sur un trône, dont chaque pièce rappelait une gloire, ce fut par l'élite de la nation! Et le premier, presque sur l'heure, fut voué aux gémonies, tandis que le second est resté pour toujours le héros légendaire de la France ! Le phare de son histoire !

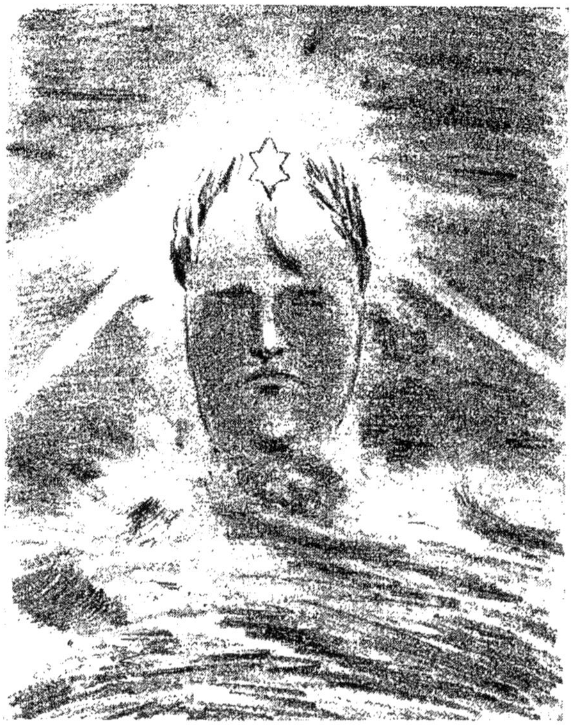

Et voilà ! Mais, voici ! On lui a élevé une colonne de bronze ! Puis un Arc-de-triomphe ! Puis encore un ! Le premier, gigantesque de proportions, est l'arc officiel de toutes ses gloires ! L'autre, beaucoup plus restreint, mais plus riche, en est l'arc intime ! L'un à l'avant de son palais, l'autre à l'arrière !

On lui élève un temple. Le Fanum des Romains, le temple des héros et des empereurs déifiés ! Le demi-dieu de Salvandy ! De par la foi et la volonté d'un des peuples les plus éclairés du globe.

A partir du moment où il est devenu le vainqueur de l'Italie, c'est-à-dire depuis 1796, son nom se revêt d'une popularité qui ne cessera de grandir. Son image est partout. Il n'est pas une chaumière où ne se trouve son effigie, dans la partie considérée comme la plus digne de lui. L'art de toute forme et de toute envergure se plaît à la reproduire. L'art industriel et la petite industrie rivalisent avec les arts plastiques, pour créer des objets de toute espèce, qui rappellent sa personnalité et ses actions. On leur doit Napoléon, manche de couteau; Napoléon, sonnette, fourchette, rond de serviette, fond d'assiette, moule à gauffres, bouchon de carafe; Napoléon, foulard, épingle de cravate, tire-bottes; Napoléon, jeu de cartes, presse-papier, thermomètre, etc., etc. Il va sans dire qu'il y a Napoléon au pommeau de l'épée et damassé ou damasquiné sur la lame de l'épée. Partout! Partout! Comme, aujourd'hui, c'est par dizaines de mille que se font, à Nüremberg, des poupées le montrant sous mille aspects.

Victor Hugo a dit : « Il n'est pas dans les pays lointains un être humain, qui n'ait entendu parler de Napoléon ». Sans doute. Son image se retrouve en Italie, en Néerlandes, en Allemagne, en Espagne, en Angleterre et même dans des parties sauvages de la Pologne et de la Russie.

Hugo n'a pas tout dit dans ces mots. Il le semi-déifie dans les Châtiments : « Il n'était presque plus un homme ».

Il y a bien plus, son effigie se retrouve en Chine, dans une pagode, parmi des figures de dieux du Bouddhisme. Et il parait avéré que chez les Aucas, une tribu de Peaux-Rouges, disparue aujourd'hui, il était considéré, sous le nom de Zaléon, comme un être qui devait vivre toujours, c'est-à-dire comme un dieu! D'après eux, il devait aller dans l'Eskennane, chasser auprès de Pillian, le maître du monde.

Il y aussi les « religions » de Napoléon.

On peut lire dans l'ouvrage d'Armand Dayot :

« Énumérant les sectes religieuses de la Russie, M. Victor Tissot note celle des « Napoleontschini » pour lesquels Napoléon est un saint. Pour certains Polonais, comme Mickiewicz, il était mieux encore : Le « Messie d'une religion nouvelle ». Le comte Lepic, voyageant en Égypte, y recueille à chaque pas le souvenir et la louange du « Grand Kebir » qui faisait payer l'impôt une fois seulement, qui était « le juste », le plus beau titre que puisse donner l'Arabe.

» On a trouvé en Chine dans une pagode, le buste de Napoléon parmi les figures des Dieux (Victor Hugo).

» Henri Heine se trouvant dans un port d'Allemagne, au milieu

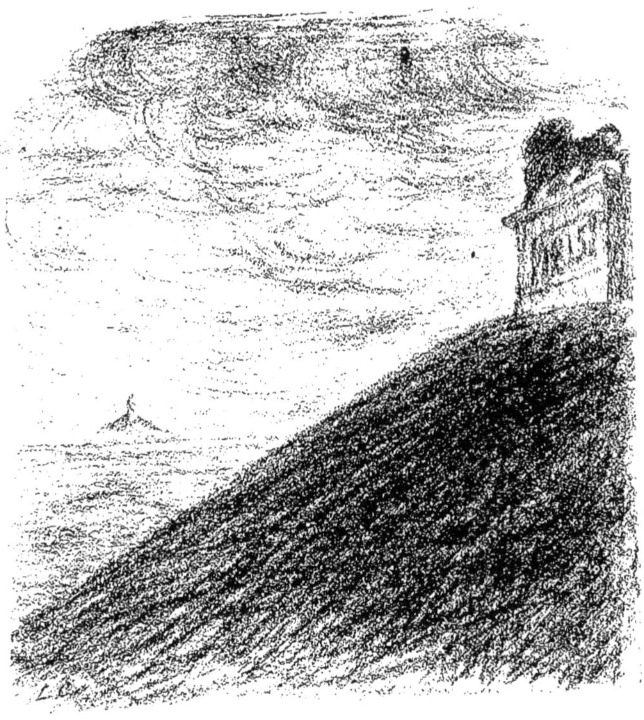

de matelots du Bengale, et voulant, sans connaître leur langue, leur donner une preuve de sympathie, leur crie avec un geste amical « Mohamed ». La figure des Indiens s'illumine et, pour lui rendre sa politesse, ils répondent « Bonaparte ».

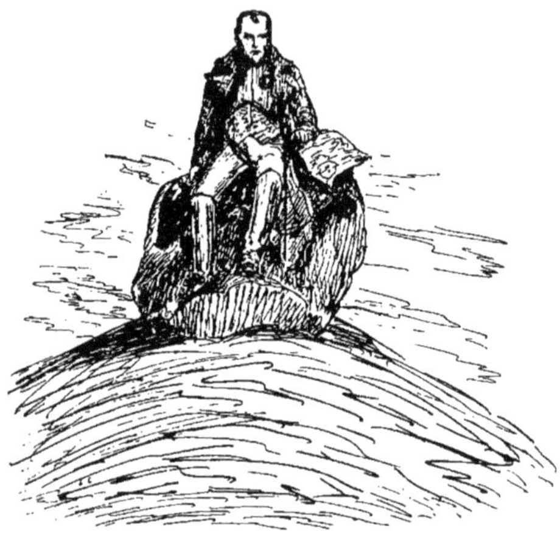

Enfin il existe un projet, qui a pour but d'élever à Napoléon, sur le territoire de Vieux-Genappe, devant le champ de bataille de Waterloo, à côté de la célèbre « Ferme du Caillou », — le seul endroit avec Longwood où il puisse se comprendre, — un monument gigantesque, sous la forme soit d'un sphinx portant ses traits ; soit d'une statue le montrant assis ou debout, contemplant d'un regard sombre la plaine où il perdit son empire, près de l'endroit où il perdit son épée ; soit d'une statue inspirée de celle du chef-d'œuvre de Vela : Les derniers jours de Sainte-Hélène. La France donna, jadis, à l'Amérique, une statue colossale de la Liberté. Est-ce que l'Amérique, représentée par quelques généreux Mécènes, ne donnerait pas en échange à l'Europe celle d'un homme dont elle admire de jour en jour

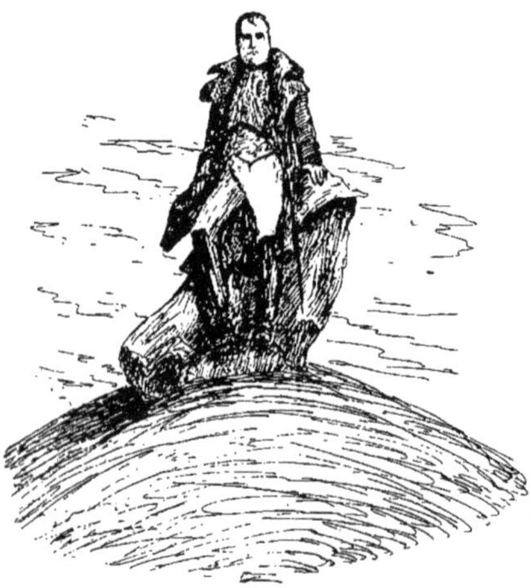

davantage l'épopée merveilleuse? Dont l'histoire l'émeut, comme nous l'écrivait le Dr Borgerhoff, un des plus savants professeurs de l'Université de Cleveland. Ohio. Nous leur faisons un appel, en ces feuilles. Coût : un million de francs.

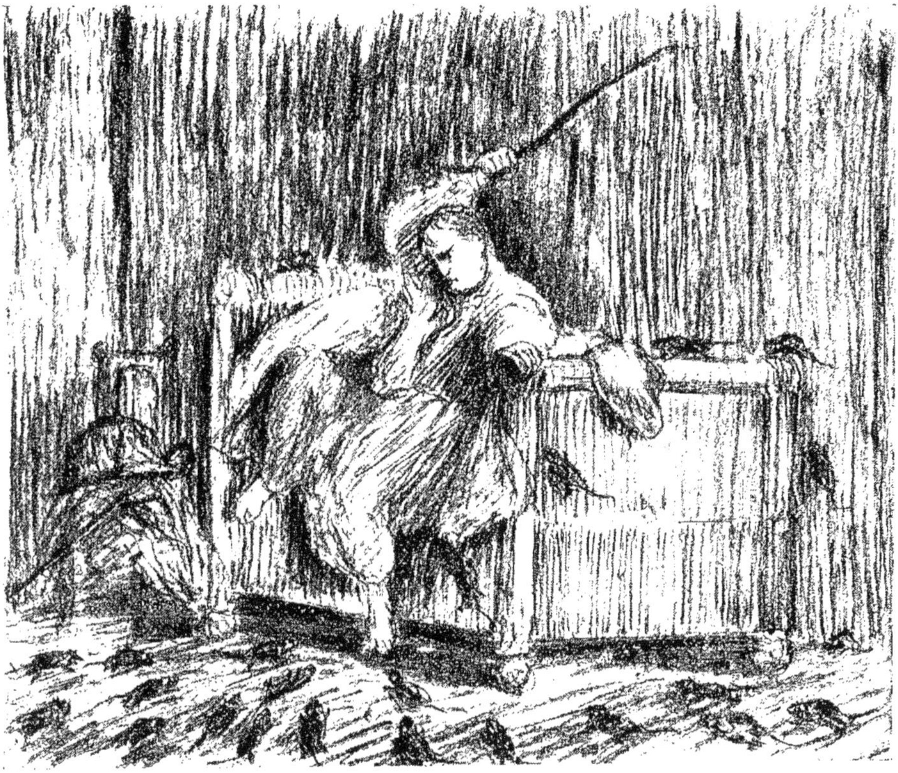

LONGWOOD. — Les rats.

Conçu, apparaissant, vivant et disparaissant dans la tourmente !... A Sainte-Hélène, lorsqu'il semblerait qu'il puisse enfin jouir de la paix, que l'Univers lui a imposée, lorsqu'il ne trouble plus le monde que de son nom, qu'il est la statue de sa propre personnalité, il faut qu'il respire, sous les orages des tropiques, des vapeurs pénétrées de colères d'Océan et chargées de fièvre ! Il faut qu'il soutienne les assauts de l'étroite tyrannie d'un maître, qui s'appelle Bathurst et de l'exécuteur des ordres de ce maître, Hudson Lowe! Il faut qu'il combatte des monstres ! Contre lesquels il doit dresser des plans de défense! Des rats hideux qui, formés en bataillons épais, lui dévorent ses planchers, ses chaises, ses tables, ses bottes, son chapeau! Quand il dîne ou quand il dort! Et qu'il doit nourrir, pour apaiser leurs faméliques débordements, afin de lui laisser le temps de manger sans dégoût et de sommeiller sans horreur! Et qui le dévoreraient, comme l'archevêque de Mayence, dans la « Maüsethurm », au sein des eaux, s'il ne veillait et surveillait! Dans la tourmente de la nature. Dans une tourmente mille fois plus grande! Celle de son esprit! Dans une tourmente plus grande que celle de son esprit, celle de son ambition brisée! Dans des tortures préliminaires de celles du Purgatoire!... Dans le mot du Dante : *Lasciate ogni speranza...*

. . . .

. . . .

Longwood, soudain, tremble sur sa base!

Que se passe-t-il? En ce jour, lorsque vient à peine de commencer mai de l'an 1821?

... Il dort .. Tout à coup, il se soulève!... Il bondit de sa couche!!... Il saisit Montholon, qui veille à son chevet!!!... Il le jette par terre!!!!... Il le terrasse!!!!... Et, quand il l'a fait, il se recouche paisiblement...

Peu après, avant de partir pour le grand voyage dans l'au-delà, jusqu'aux pieds de Celui qui écoutera ses aveux et son plaidoyer, sa confession, et prendra des mesures selon leur teneur, il murmure quelques mots, où il y a : ... « Joséphine »... « Tête d'armée »... Puis, il reste silencieux,... Et disparaît...

Sa destinée s'est accomplie, jusqu'à l'épuisement, dans la lutte! Car, en ce moment, un cyclone surgit! Qui crie, hurle, vocifère, roule, s'enroule, se déroule, arrachant l'avant-dernier arbre de l'île et le dernier de Longwood ! Comme s'il portait dans ses flancs, les amoncellements de toutes les colères passées du monde ! Le dernier cri d'exécration de Pozzo di Borgo ! Et le premier mot de l'Eternel !...

. . . .

. . . .

Il a vécu dans la guerre. Et il lègue au monde la paix entre les peuples, pendant près d'un demi-siècle, qui vit de ses œuvres de paix.

Sans avoir pu éviter l'accomplissement de sa tâche !

Du sang ! Du sang ! Toujours du sang !

Sur un tapis, montrant en son dessin, la guerre, il donne son premier souffle. Comme si le hasard avait voulu le désigner déjà pour son œuvre.

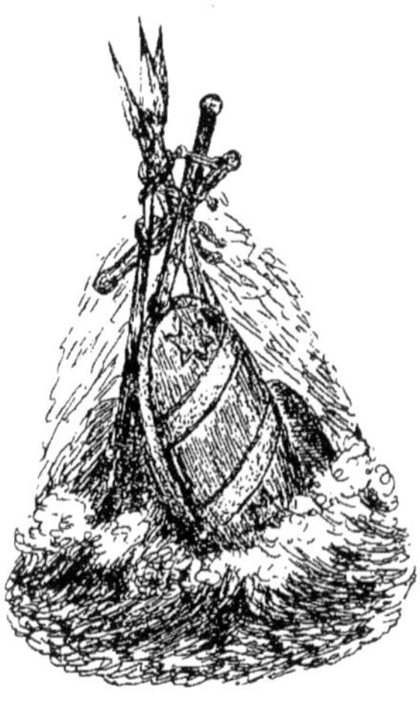

Sur un fond de pourpre sanglante, entouré d'un cercle d'or, deux astres de même métal, séparés par deux barres de même métal aussi, constituent le blason de ses ancêtres.

Ce qu'il signifie ? Dans l'histoire de sa vie, son Livre d'or, une comète initiale et une comète finale, séparées par l'honneur et l'argent, qu'il a donnés à foison à son peuple ! Sur du sang ! Du sang ! Toujours du sang ! Armes parlantes ! Comme si celui qui créa ce blason avait entrevu l'œuvre de son descendant.

Il en fallait encore, faut-il supposer, puisqu'on le retrouve sur le drapeau qu'il a donné à son empire d'Elbe. Il était blanc, sans doute, mais coupé d'une bande diagonale rouge, sur laquelle étaient représentées trois abeilles. Les abeilles, le travail sur... du sang! Pourquoi pas bleu, comme l'azur du ciel! Comme il a mis, dans ses armes impériales, sur le ciel bleu, l'emblème de la paix inaltérable, l'aigle, l'emblème du carnage.

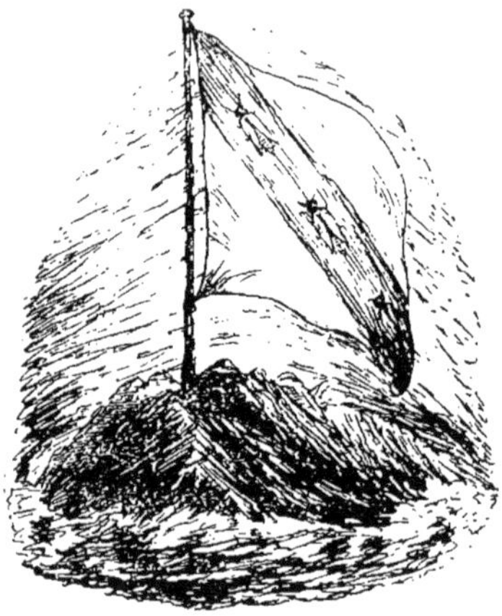

En faut-il encore du sang? En voici! Sur le registre baptismal, s'écrit un prénom qui annonce du sang. Celui qui le porte disait que ce prénom signifiait « Lion du Désert ». S'il n'avait signifié que cela, il n'aurait presque rien voulu dire.

C'était bien autre chose et il est bizarre qu'on ne le lui ait pas dit.

Comme si celui qui créa ce mot et celui qui le lui donna, avaient entendu l'annoncer au monde!

Ναπολεων ων λεων απολεων εων ολεων πολεων.

Napoleôn ôn leôn apoleôn eôn oleôn poleôn.

Napoléon étant le lion des déserts allait détruisant les cités, c'est-à-dire les nations.

On obtient ce résultat en retranchant la première lettre de son nom et successivement la première lettre de chaque mot restant.

Et le ν qui reste? C'est très simple. Ce « nu » correspond à l'n de notre alphabet. En mathématique, il indique une inconnue à chercher, dont la découverte amène la solution du problème. L'inconnu de son histoire!

Il signifie également en grec, si l'on prend les termes dans le sens figuré : Nouveau par la force, par la puissance, ou plus puissant que le plus puissant.

Si, au contraire, on prend son nom à rebours, on trouve qu'il veut dire : « Le cri de la vie, de la paix et de la joie qui est tout ». Grâce à une licence poétique.

Comme si l'auteur de son blason et celui de son prénom avaient entendu se rire du monde !

Son prénom signifie, en grec, bien davantage. Et si l'on voulait chercher, on trouverait. Avis aux Hellénistes ! A vos pièces, Messieurs !

Ce qui est tout aussi bizarre, c'est que son existence ressemble à celle d'un astre formidable, déifié par tous les peuples antiques ! Un astre qu'il admirait comme le plus merveilleux phénomène de la nature.

. . . .

. . . .

Napoléon est un tourbillon. Il apparaît tout à coup. Il disparaît presqu'aussi vite ! Et, avec lui, toute son œuvre !

Moins d'un siècle s'est écoulé depuis l'heure où, dans la pourpre généreuse d'un soir de printemps, sous le sourire de la nature fatiguée d'être sévère, le dernier cri de : « Vive l'Empereur ! » a retenti ! Le dernier : « Ave à César ! » s'est éteint !...

Le sang et les larmes, que les vides des batailles ont fait répandre, se sont à peine desséchés !

Le silence s'est à peine fait sur les soupirs des mères, des épouses, des fiancées, auxquelles la guerre arracha l'être qu'elles aimaient !

Les trouées, que la mitraille a faites dans la chair humaine, se sont à peine comblées et des couches et des souches nouvelles ont à peine apparu !

Ce qu'il reste de son œuvre ?

Quelques noms de victoires et de conquêtes !...

Quelques articles d'un code !...

Quelques pierres d'un édifice !...

Quelques membres de sa dynastie !...

De ses maisons d'Ajaccio, de Valence, de Paris, quelques formes ! Quelques ruines !

Du Concordat, quelques vélins!
De son Université, quelques papiers jaunis!

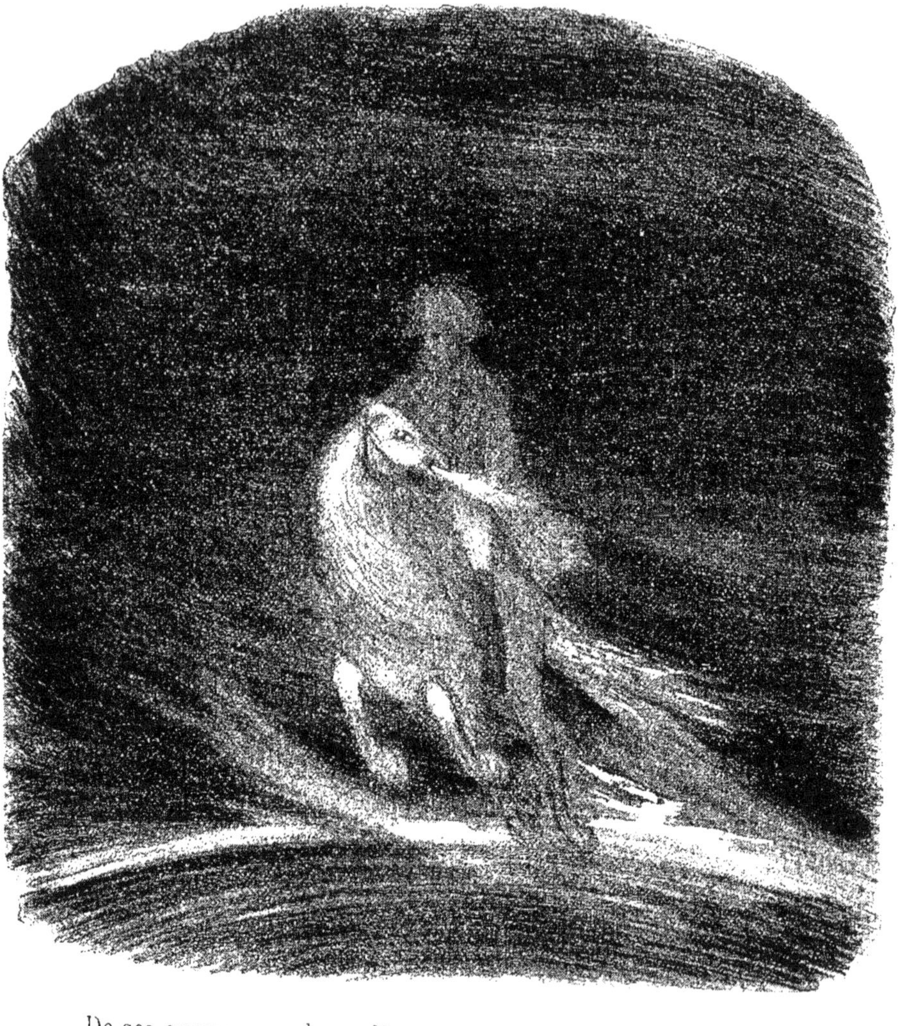

De ses guerres, quelques livres vermoulus!
De ses soixante batailles rangées, quelques images vieillottes!
Des quatorze cent vingt-huit drapeaux conquis, quelques souvenirs!

De sa Légion d'Honneur, quelques fantômes!

De ses Grands d'Empire, quelques dégénérés!

De Longwood, quelques débris!

L'ancienne étable est redevenue une étable! Son cabinet de travail, une grange! Sa chambre à coucher, une annexe de grange! Le jardin, qu'il planta, un enclos réservé aux bêtes! Les livres qu'il annota, dispersés!... Vendus à l'encan!... A vil prix!...

Tandis que le vent roule et que la vague ronge!

Lorsque, tout à coup, on se rappelle que le Grand Napoléon fut là!... Et, fièvreusement, on veut relever la maison!!...

Trop tard!... Presque tout a déjà disparu! Déjà! Comme partout! On relève, pourtant, et l'on crée... un jouet de Nürenberg!

Ce qui restera seulement de lui pendant quelques siècles encore?

Deux signes de sa gloire. L'Arc-de-Triomphe de l'Etoile, qu'il faut entretenir périodiquement, presque constamment, pour qu'il ne s'écroule pas! Et la colonne d'Austerlitz, que l'avertin de 1871 a vu s'abattre sous le souffle de l'anarchisme et sur le pavé de la voie! Devant les yeux d'une des gloires de l'Art Français! Par son ordre!

Pierre et bronze voués tous deux à une destruction certaine!

Ce qui restera toujours!... Toujours!... Jusqu'au dernier des jours du monde, sous les colères ou sous les sourires du ciel....

Au nord du Cancer, le signe de sa défaite; celui du triomphe de la Sainte-Alliance des peuples.

Le Mont de Waterloo. Avec son emblême, d'abord! Sans son emblême, ensuite! Et recouvert de forêts qui le protègeront contre la fureur des éléments!...

Sous le Capricorne, le roc de Sainte-Hélène! Nu! Toujours plus nu!

Avec le nom du petit Caporal! Ou l'ombre de son nom!

Jusqu'au jour où ce nom se confondra avec celui..... du Fils de

Latone ! Pour disparaître ensuite de la face du Globe ! Pour ne plus avoir de vie que dans le Grand-Livre d'histoire de l'Éternel ! Pour les siècles des siècles !... *Sic erit !*

. . . .

Quoi qu'il en soit de tout ce qui précède, Napoléon restera, à travers les ans de notre histoire, la chose la plus étonnante qui se soit jamais vue.

La Nature, en le créant, a probablement donné la mesure de sa puissance génératrice.

Il est peu probable qu'elle puisse jamais la dépasser ou encore l'égaler.

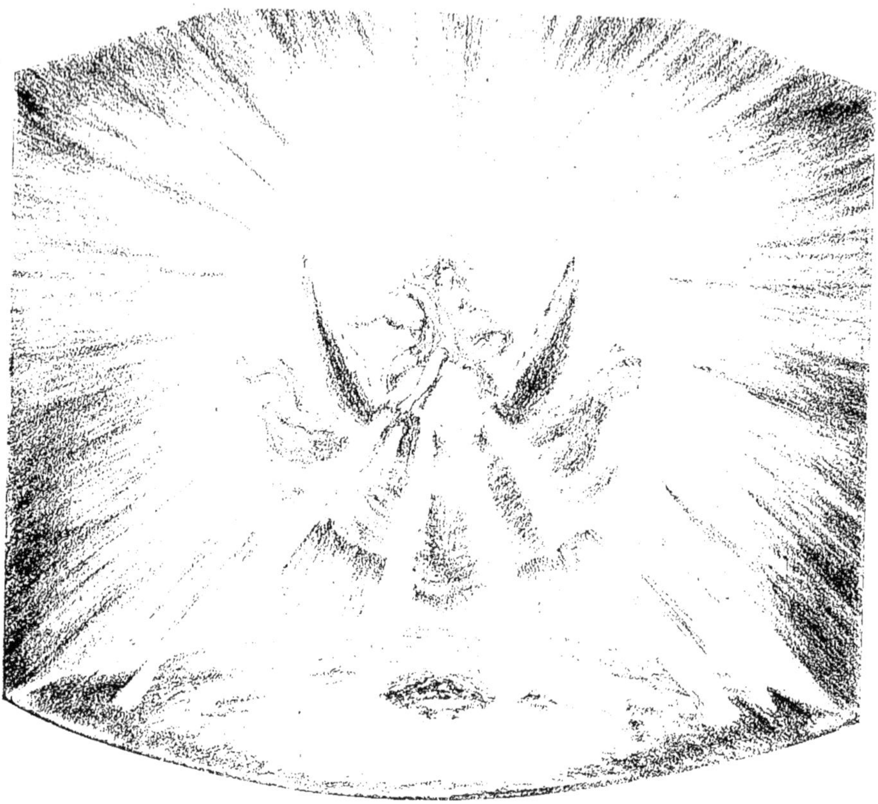

DEUXIÈME PARTIE

APOLLON II

Napoléon a-t-il existé ?

Telle est la question qui a été posée au début de ces pages.

Nous avons dit qu'un jour la *négation* relative, d'abord, absolue, ensuite, devait nécessairement naître, mais que ce ne pouvait être en ce livre que nous expliquerions cette thèse.

Nous nous bornerons, pour le moment, à montrer que, après le *doute,* surviendra la *confusion.*

Les temps actuels, pleins de banalité et d'égoïsme, envahis de plus en plus par un positivisme grossier, presque bestial, ne sont guère à l'interprétation anagogique.

Et encore moins à l'interprétation mythologique.

Qui, donc, lit encore l'histoire des dieux de l'Olympe ?

Ces dieux de carnaval, dont Socrate, Platon et Aristote sentaient le vide pénétrant !

Que Cicéron, de sa bouche éloquente, repoussa en ces mots admirables : *Consensus omnium populorum probat Deum esse.*

Ces dieux effrontés que le Christ...

Et, pourtant, la lecture d'une mythologie n'est pas sans charme, ni sans profit. D'une mythologie, embrassant successivement l'Olympe des Grecs, le Capitole des Romains, la Cour guerrière de l'Odin des Scandinaves, les allégories monstrueuses du polythéisme Hindou, de la théocratie des Mexicains et des Péruviens, les fétiches grossières de l'Afrique et de l'Australasie et les idoles brutes des Peaux-Rouges.

Surtout, si cette mythologie a pour auteur Chompré, qui pontifia avec gloire sous la République, sous le Directoire, le Consulat et l'Empire, et forma un élève brillant, François Noël, Inspecteur-Général de l'Instruction publique, ancien professeur de Belles-Lettres dans l'Université de Paris, qui continua le pontificat de son maître, non sans succès.

Une mythologie de l'An XII ou de 1803 ! La plus précieuse période pour le genre !

A première vue cela semble indigeste ! Ce n'est que de vue que l'on supposera ne pouvoir se l'assimiler. Et, peu à peu, cela devient intéressant, puis, attirant et, enfin, captivant.

Armé des deux bouquins des deux pontifes modernes du genre sus-indiqué et des deux opuscules anonymes, dont il a été parlé à la première page, examinons pourquoi Napoléon se confondra, dans les siècles lointains, avec Apollon.

Cette dissertation sera, peut-être, un peu courte de jambes et de bras, étriquée en un mot. A moins qu'elle ne soit boiteuse ou manchote. Sans queue ni tête !

On voudra bien en prendre connaissance sans rire, sans sourire même, avec l'intention de vouloir croire sans réserve.

En tous cas, *se non e vero, e bene trovato.*

Qu'est-ce qu'Apollon ?

Est-ce simplement un être fabuleux, inventé par les poètes ? Ou a-t-il réellement existé ?

Voyez où nous en sommes ? Presque chacun vous répondra que ce n'était qu'un dieu de l'Olympe, qui séjournait d'ordinaire sur le Parnasse, entouré des Muses et que, par conséquent, il n'a pas existé ?

J'en ai voulu faire l'expérience en interrogeant maint érudit. L'expérience a été décisive.

Comme, plus tard, on dira de Napoléon. Comme on dira, peut-être, davantage, n'ayant, pour le transmettre guère plus que du papier. Tandis que les Anciens avaient les papyrus, notamment, qui, grâce à Champollion et à Fiorelli ont pu être déroulés par un procédé ingénieux ; tandis que les Prétoriens de César jetaient, sur leur passage, de la monnaie de bronze et que les Prétoriens de Napoléon, non seulement, n'en jetaient pas, mais prenaient celle des pays qu'ils rencontraient sur leur route.

Quoi qu'il en soit, Apollon a existé. Et, non seulement il a existé, mais il y en a eu plusieurs. D'après Cicéron, le plus ancien est fils de Vulcain ; le second est fils de Corybas et né en Crête ; le troisième est un Arcadien, surnommé Nomion, comme habile législateur ; le quatrième et dernier est fils de Jupiter et de Latone.

Il semble avéré que l'on confondit les actions de ces quatre Apollons.

Celui qui est le vrai Apollon, après avoir, d'après les uns, parcouru la Grèce, fixa sa demeure à l'endroit où était située la ville de Delphes. Il y fit bâtir un palais ou un temple. C'est lui qui donna aux Grecs, comme il l'aurait donné aux Égyptiens, la première connaissance des arts et des sciences et qui leur fit goûter les avantages de la civilisation. A la faveur de la musique, il leur insinuait les préceptes de la morale, donnait, à tous ceux qui venaient le consulter, des conseils, toujours justifiés par le succès, indiquait les différents aspects des planètes, le lever et le coucher de la lune, les éclipses de cet astre et celles du soleil. Il n'en fallut pas davantage à des peuples simples et grossiers pour leur faire croire qu'il n'était pas un homme ordinaire. Apollon profita de leur crédulité pour les gouverner avec plus d'empire.

D'après d'autres, banni du ciel, il devint Roi d'Arcadie, puis il fut chassé pour avoir gouverné ses sujets avec trop de rigueur. Enfin, Admète lui donna, en souveraineté, une partie de la Thessalie.

D'après Vossius, il naquit à Délos, mot qui signifie *manifestation,* en raison de sa puissance de clarté. Et il fut divinisé ou se divinisa.

De tout ce qui précède, les poètes Grecs, avec leur imagination si vivace, embellirent les actions d'Apollon de tous les prodiges de la Fable et en firent, par conséquent, un dieu.

Les attributs de ce dieu varient.

A Thessalonique, notamment, il se couronnait lui-même, comme vainqueur du satyre Marsyas, qui fut écorché vif par lui pour avoir voulu lui disputer le prix de la musique.

Le Petit Caporal, dont il s'agit, peut être aisément comparé au soleil, pour les raisons qui suivent.

Il s'appelait Napoléon Bonaparte et il se surnommait le Lion du Désert.

Il naquit dans une île de la Méditerranée.

Sa mère s'appelait Loetitia.

Il eut trois sœurs et quatre frères, dont trois furent rois.

Il eut deux femmes, dont une lui donna un fils.

Il mit fin à une grande révolution et il se couronna ensuite lui-même.

Il avait sous lui seize maréchaux de son Empire, dont douze étaient en activité de service.

Il triompha dans le Midi.

Il succomba dans le Nord.

Enfin, après un règne de douze ans, qu'il avait commencé en venant de l'Orient, il s'en alla disparaître dans les mers de l'Occident.

Développons chacun de ces points.

I. — Il sera inutile de rappeler que le soleil est nommé *Apollon* par les poètes.

Or, la différence entre *Apollon* et *Napoléon* n'est pas grande et elle paraîtra encore bien moindre, si l'on remonte à la signification exacte de ces noms et à leur origine.

Il est constant que le mot *Apollon* signifie *exterminateur*. Il paraît que ce nom fut donné au *soleil* par les Grecs à cause du tort considérable qu'il leur fit subir devant Troie, où une partie de leur armée succomba sous des chaleurs excessives et des suites qui en résultèrent, lors de l'outrage fait par *Agamemnon* à *Chrysès*, prêtre du soleil, comme on le voit au commencement de l'Iliade d'Homère. Et la brillante imagination des poètes Grecs transforma les rayons de l'astre en flèches que le dieu irrité lançait de toutes parts et qui auraient tout exterminé, si, pour apaiser sa colère, on n'eût rendu la liberté à *Chryséis,* fille du sacrificateur *Chrysès.*

C'est vraisemblablement et pour cette raison que le soleil fut nommé Apollon.

Mais, quelle que soit la circonstance ou la cause, qui a fait donner à cet astre un tel nom, il est certain qu'il veut dire *exterminateur*.

Or, *Apollon* est le même nom qu'*Apoleon*. Ils dérivent tous deux de Ἀπολλυω : *Apolluo,* ou Ἀπολεω Apoleo, deux verbes grecs qui n'en font qu'un et qui signifient *perdre, tuer, exterminer.*

De façon que, si le héros de Salvandy s'appelait *Apolèon,* il aurait le même nom que le soleil et il remplirait, d'ailleurs, toute la signification de ce nom.

Car il passe, à tort ou à raison, pour être le plus grand exterminateur d'hommes qui ait jamais existé.

Mais il y a une lettre initiale qui n'est pas dans le nom du soleil. Sans doute, il y a une lettre de plus et même une syllabe, car, suivant les inscriptions que l'on a gravées de toutes parts à Paris, le vrai nom de l'homme est Néapoléon. C'est ce que l'on voit, notamment, sur la colonne d'Austerlitz.

Or, cette syllabe de plus n'y met aucune différence. Cette syllabe est grecque, sans doute, comme le reste de son nom, et, en grec, νη *nè* ou *nai* est une des plus grandes affirmations, que l'on peut rendre par *véritablement.*

D'où il suit que Napoléon signifie *véritable exterminateur, véritable Apollon.*

Madame de Staël soupçonnait-elle la chose en lui attribuant le nom d' « Ogre de Corse » ?

Donc, le Petit Caporal serait facilement le Soleil.

Mais que dire de son autre nom ?

Quel rapport le mot Bonaparte peut-il avoir avec l'astre du jour ?

On ne le voit pas d'abord. Mais on comprend au moins que, comme *Bonaparte* signifie *Bonne partie,* il s'agit sans doute là de quelque chose qui a deux parties, une bonne et une qui ne l'est pas ;

de quelque chose qui, en outre, se rapporte au *Soleil Bonaparte*. Or, rien ne se rapporte plus directement au Soleil que les effets de sa révolution diurne et ces effets sont le Jour et la Nuit, la lumière et la ténèbre, qui prévaudra dans son absence.

C'est une allégorie empruntée des Perses. C'est l'empire d'Arimane et celui d'Oromaze, l'empire de la ténèbre et l'empire de la lumière. L'empire des génies malfaisants et l'empire des génies bienfaisants.

Par *malà parte* on entendait la ténèbre. S'il en est ainsi, nul doute que, par *bonà parte,* on ne doive entendre la lumière.

C'est le jour par opposition à la nuit.

Ainsi on ne saurait douter que ce nom n'ait des rapports avec le Soleil, surtout quand on le voit assorti avec Napoléon, qui est le Soleil lui-même.

Napoléon était le *Lion du Désert*. Apollon est aussi le Lion d'un Désert, c'est-à-dire de l'*Air,* et, tous deux, ils ont parfois le lion pour symbole. C'est ainsi que les Perses montraient Apollon sous les traits d'un homme ayant une tête de lion.

II. — Apollon, suivant la mythologie Grecque, était né dans une île caressée des eaux de la Méditerranée, qu'il abandonna pour aller en Grèce, où il eut ses temples les plus importants et ses oracles les plus écoutés ; où il fut avec la déesse de la Sagesse, Minerve, la divinité du ciel la plus prisée à cause de sa beauté et de son génie.

Le « Tondu » est également né dans une île caressée des eaux de la Méditerranée et située relativement à la France, comme Délos l'est à la Grèce. Et, comme Apollon, il l'abandonna pour aller en France, où il eut ses résidences les plus importantes, où il réunit en lui les oracles les plus écoutés et où, symbolisant la sagesse, il fut l'être le plus prisé à cause de sa beauté et de son génie.

Pausanias donne à Apollon le titre de divinité Égyptienne. Mais, pour être divinité Égyptienne, il n'était pas nécessaire qu'il fût né en Égypte. Il suffisait qu'il y fût regardé comme un dieu et c'est ce que Pausanias a, sans doute, voulu dire. Il a voulu dire que les Égyptiens l'adoraient et cela encore établit un rapport de plus entre Napoléon et le Soleil, car, en Égypte, Napoléon fut regardé comme revêtu d'un caractère surnaturel; comme l'ami de Mahomet et il y reçut des hommages qui tenaient de l'adoration.

III. — La mère de Napoléon se nommait Loetitia ou Letitia. Sous ce nom, qui veut dire « joie », on désigne l'aurore, qui enfante au monde le soleil, comme disent les poètes, en lui ouvrant de ses doigts de rose les Portes de l'Orient. Encore est-il à remarquer que, suivant la mythologie Grecque, la mère d'Apollon s'appelait Λητω *Leto* ou Lètô. Mais si de Leto les Romains firent Latone, mère d'Apollon, les modernes ont fait de ce mot *Letitia, Loetitia* qui est le substantif du verbe *lætor* ou de l'inusité *læto*, qui veut dire inspirer la joie.

IV. Le fils de Lœtitia, c'est-à-dire Napoléon, eut trois sœurs, comme Apollon a eu pour sœurs les trois grâces, qui, avec les muses, leurs compagnes, faisaient l'ornement et les charmes de la cour d'Apollon, leur frère. Ces neuf muses doivent correspondre, sans que nous puissions le fixer d'une façon à peu près admissible, à neuf personnalités féminines du temps Napoléonien. Avis aux chercheurs.

V. Napoléon eut quatre frères, qui peuvent correspondre aux quatre saisons de l'année, comme il va être démontré. Mais les saisons, dira-t-on, sont représentées par des femmes et non par des hommes. S'il en est ainsi, ce fut un tort, car, en Français, des quatre saisons de l'année, une seule est féminine, c'est l'automne, et encore on n'est pas d'accord à cet égard. Mais, en Latin, Autumnus n'est pas plus féminin que les trois autres saisons. D'ailleurs, si automne devait être nécessairement féminin, ce serait marquer le caractère efféminé du troisième des frères de Napoléon. Mais ce n'est pas seulement à ce point de vue que les quatre frères de Napoléon correspondent aux quatre saisons d'Apollon. Des quatre frères de Napoléon, trois furent rois et ces trois rois sont le Printemps, qui règne sur les fleurs, l'Été, qui règne sur les moissons et l'Automne qui règne sur les fruits. Comme ces trois saisons, qui tiennent tout de la puissante influence du Soleil, les trois frères de Napoléon tenaient de lui leur royauté, leur empire, et ne régnaient que par lui. Sans soleil, les saisons sont inertes. Elles sont vivantes grâce à lui. Sans Napoléon, ses frères furent réduits à l'impuissance.

Des quatre frères de Napoléon, il en est un qui ne fut pas roi, comme, des quatre saisons, il en est une qui ne règne sur rien. C'est l'Hiver.

Mais si, pour infirmer ce parallèle, on prétendait que l'Hiver n'est pas sans empire et qu'on lui attribuât la principauté des neiges et des frimas, qui, dans cette saison, blanchissent les campagnes, ce serait la vaine et inerte principauté de *Canino*, d'un mot venant de *Cani*, qui veut dire les cheveux blancs de la vieillesse ou l'Hiver. Car, aux yeux des poètes, les forêts qui couvrent les coteaux en sont la chevelure, et, quand l'hiver les a couverts de frimas, ce sont les cheveux blancs de la nature dans la vieillesse de l'année.

Cum gelidus crescit canis in montibus humor.

Ainsi le Prince de Canino est l'Hiver personnifié, l'hiver, qui commence lorsqu'il ne reste plus rien des trois belles parties de l'année et que le soleil paraît être dans le plus grand éloignement des contrées de la France, envahie par les fougueux *Enfants du Nord*, nom que les poètes donnent aux vents qui, venant de ces régions, décolorent nos campagnes et les rendent blanches, ce qui correspond à l'invasion des peuples du Nord dans la France où ils firent disparaître un drapeau de diverses couleurs, dont elle était embellie, pour y substituer un drapeau blanc qui la couvrit tout entière après l'éloignement de Napoléon. Emblême des frimas que les vents du Nord apportent, pendant l'hiver, à la place des *aimables* couleurs que le soleil maintient en France avant qu'il s'en soit éloigné par son déclin vers le midi ou le sud, c'est-à-dire dans l'autre hémisphère ou Sainte-Hélène.

VII. Napoléon eut deux femmes, comme on en attribue deux au soleil ou à Apollon, la Lune et la Terre ; la Lune, selon les Grecs (c'est Plutarque qui l'atteste), et la Terre, selon les Égyptiens, avec cette différence bien remarquable que de l'une, c'est-à-dire de la Lune, le Soleil n'eut pas de postérité et que de l'autre, il eut un *fils unique,* le petit Horus, fils d'Osiris et d'Isis, c'est-à-dire du Soleil et de la Terre, comme on le voit dans l'histoire du Ciel. C'est une allégorie Égyptienne, dans laquelle le petit Horus, né de la Terre, fécondée par le Soleil, représente les fruits de l'agriculture. Et, précisément, la naissance du fils de Napoléon eut lieu le 20 Mars, à l'équinoxe du printemps, lorsque les productions de l'agriculture commencent à se développer.

VII. Napoléon mit fin à un fléau dévastateur, qui terrorisait toute la France, l'hydre de la Révolution, la Terreur. Or, une hydre est un serpent et peu importe l'espèce, surtout quand il s'agit d'une fable. C'est le *serpent Python*, reptile énorme qui était la *terreur* de la Grèce et dont Apollon la délivra, ce qui fut son premier exploit, suivant la mythologie, comme Napoléon commença le règne de sa puissance en étouffant la terreur pendant la Révolution Française. Révolution! *Revolutus!* Qui indique la situation d'un serpent roulé sur lui-même.

VIII. Napoléon avait douze maréchaux de son empire à la tête de ses armées et quatre en non activité. Or, les douze premiers correspondent aux douze signes du Zodiaque, marchant sous les ordres d'Apollon et commandant chacun une division de l'innombrable armée des étoiles, appelée milice céleste dans les Livres Saints.

Les quatre maréchaux en non activité correspondent aux quatre points cardinaux qui, immobiles au milieu du mouvement général, représentent fort bien la non-activité.

IX. Le chef de tant de brillantes armées, qui avait parcouru glorieusement les contrées du Midi, ayant pénétré trop avant dans le Nord, ne put s'y maintenir, comme le soleil, qui domine en souverain dans le Midi et qui, après l'équinoxe du printemps, cherche à gagner les régions septentrionales, en s'éloignant de l'équateur, et, après trois mois de marche vers ces contrées, rencontre le tropique boréal qui le force à reculer et à revenir sur ses pas vers le Midi, en suivant le signe du Cancer, c'est-à-dire de l'écrevisse, signe qu'on a donné à ce nom pour exprimer la marche rétrograde du soleil dans cet endroit de la sphère. Ce qui est conforme à l'expédition de Napoléon vers le Nord, la Russie, et la retraite vers le Midi.

X. Enfin, le soleil se lève à l'Orient et se couche à l'Occident. Mais, pour des spectateurs situés aux extrémités des terres, le soleil paraît sortir, le matin, des mers orientales et se plonger, le soir, dans les mers occidentales.

C'est ainsi que tous les poètes dépeignent son lever et son coucher.

C'est ce que l'on doit entendre, lorsqu'il a été dit que Napoléon vint par la mer de l'Orient (de l'Égypte) pour régner sur la France et qu'il disparut dans les mers occidentales, après un règne de douze ans, qui correspondent aux douze heures du jour, les douze heures pendant lesquelles le soleil brille à l'horizon.

« Il n'a régné qu'un jour! » dit l'auteur des *Nouvelles Messéniennes,* en parlant de Napoléon, et la manière dont il décrit son élévation, son déclin et sa chûte, démontre clairement que cet agréable versificateur a vu dans Napoléon l'image du soleil.

Quelques mots encore avant de terminer cette dissertation.

Apollon vient du ciel et se fait homme, c'est-à-dire qu'il a une origine céleste. Napoléon eut voulu avoir une origine de cette nature.

Qui sait? Peut-être croyait-il tenir la sienne de là-haut? Au surplus, des millions d'hommes le considéraient comme un dieu, c'est-à-dire comme issu directement du ciel.

Apollon se couronnait lui-même, comme vainqueur de Marsyas, comme Napoléon, vainqueur de la Révolution terroriste, le fit à Paris et ensuite, vainqueur par ses conquêtes, à Milan.

Quand Apollon est pris pour le soleil, il est entouré de rayons et tient à la main un coq, emblème du combat. On lui consacre l'épervier, animal de combat également, ainsi que le griffon; de plus le cygne et la cigale. Les Héliopolitains y ajoutent l'aigle.

Napoléon, comme d'ailleurs Louis XIV, déifié au XVIIIe siècle sous les traits d'Apollon, est aussi représenté entouré de rayons et tenant à la main un sceptre, terminé par un aigle, emblème de combat, comme le coq.

Les chaises et les tables de l'Empereur sont souvent ornées du griffon. Quant au cygne et à la cigale, ils correspondent à l'hermine de son manteau impérial et aux abeilles, qui en ornent le velours extérieur.

En ce qui concerne l'épervier, le 15 juillet 1815, ce fut l' « Épervier » qui conduisit le proscrit sur le Bellérophon.

Comme Apollon, Napoléon s'offre aux regards couronné de laurier et nu. La statue par Canova, qui se trouve à la Brera à Milan, est la plus remarquable des œuvres qui le représentent ainsi. Apollon n'est pas toujours nu. Parfois il porte un vêtement et des armes, comme l'Empereur, maintes fois, et notamment tel que le montra la première de ses statues, qui se trouvait sur la colonne d'Austerlitz.

Apollon parcourt le Zodiaque sur un char tiré par quatre chevaux et accompagné de tous ses attributs et de femmes symboliques. Napoléon est montré également de nombreuses fois sur un char tiré par quatre chevaux, notamment sur l'arc-de-triomphe du Carrousel, dont les quatre coursiers étaient les antiques chevaux grecs pris à l'église Saint-Marc à Venise. D'autres fois, il est accompagné des Muses, comme sur le grand tableau de Prud'hon; d'autres fois, de la Renommée, de la Victoire et de la Gloire. La Victoire et la Gloire, ailées toutes deux, mais toutes deux privées, faut-il supposer, d'une plume.

> « Car, pour éloquemment écrire son histoire,
> Il faut prendre une plume à l'aile de la Gloire! „

ou mieux :

> „ Qui prêtera jamais, pour tracer son histoire
> Une plume à Clio? L'aile de la Victoire! „

Toutes ces choses sont devenues banales, à force d'avoir été dites et redites.

On sait qu'on ne pouvait supporter le regard de Napoléon. Pas plus que celui d'Apollon.

Reste Daphné, qui sera, si l'on veut, Mlle du Colombier, avec laquelle, paraît-il, il dut se borner à manger des cerises! Comme Apollon dut se contenter de respirer les senteurs du laurier, en lequel la chaste jeune fille, qu'il poursuivait de son amour et qu'il allait atteindre enfin, demanda à Jupiter d'être changée. Quant aux neuf Muses, on trouvera bien.

Que si l'on n'entendait pas admettre la confusion, on pourrait dire que Napoléon est un Apollon nouveau ou un Apollon ressuscité. N. Apoléon. Le N, nu en grec, signifiant νεος-néos-nouveau, c'est-à-dire :

APOLLON II.

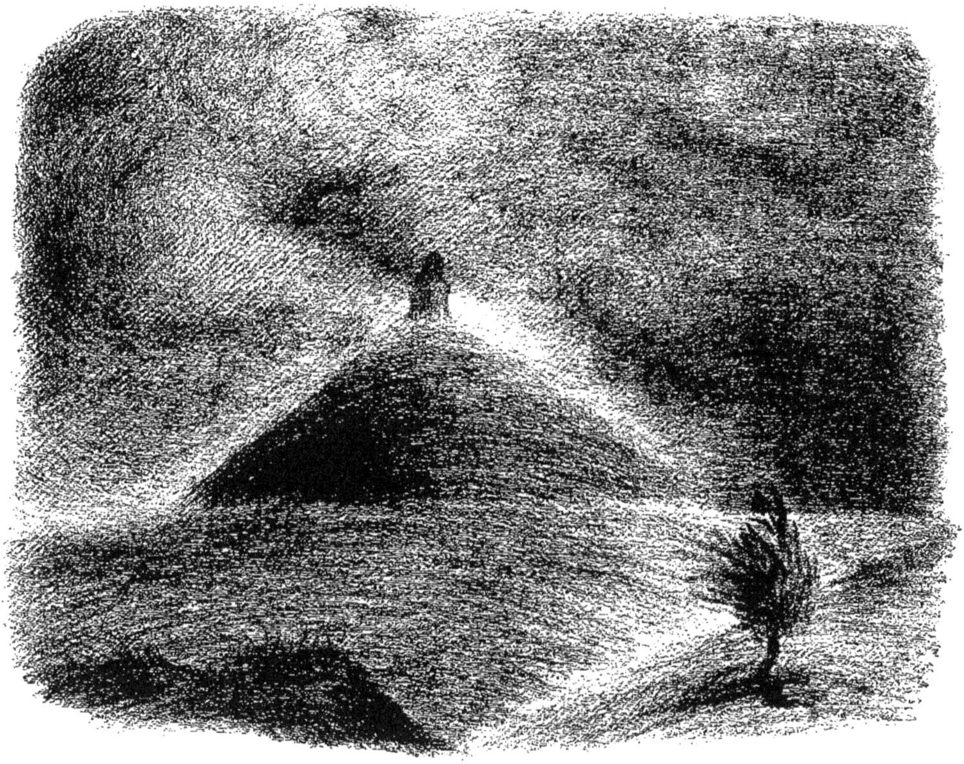

CONCLUSION

Abandonnant les hauteurs de l'Olympe et du Parnasse, d'une part, et, d'autre part, nous dégageant des nébulosités d'un temps que cent générations apprendront à entrevoir et à connaître, revenons modestement sur le plancher des vaches, dans le trantran qu'on appelle « le mouvement » et remettons-nous sous le joug du modernisme.

Et, pour terminer, concluons en émettant le vœu que, sans retard, pour son propre honneur et pour le nôtre, à nous tous, le Pouvoir manifeste sa sollicitude en faveur de Waterloo, par une intervention large, généreuse, digne des grandes nations, qui foulèrent la glorieuse glèbe, chantée par Victor Hugo ! Digne du Napoléon, demi-dieu de Salvandy, qui le toucha de la puissance de son génie !

Se rappelant qu'en ce lieu la pierre redit, que le sable crie et que l'herbe chante la fin d'un monde ! Le dernier mot de la Grande-Épopée !...

Se rappelant la sublime parole de Lord Byron, que Missolonghi appelle déjà pour le briser : « Passant ! Arrête-toi ! Car tu foules aux pieds la poussière d'un empire !...

Waterloo-Mont-St-Jean,
1909.

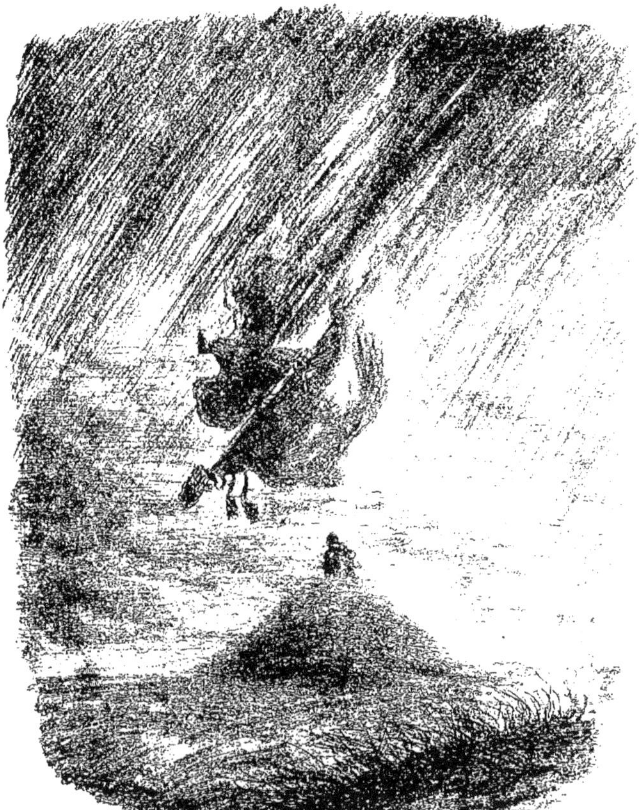

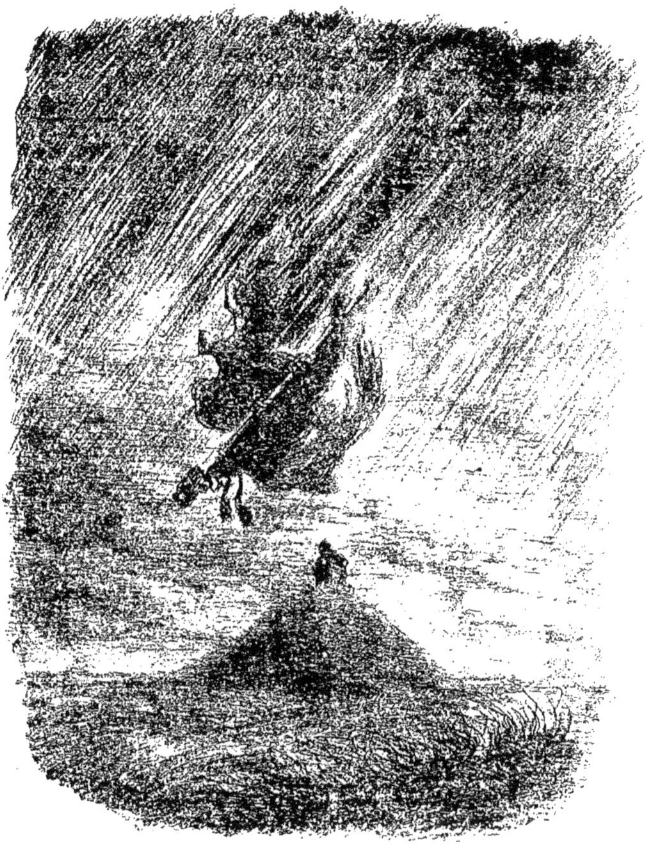

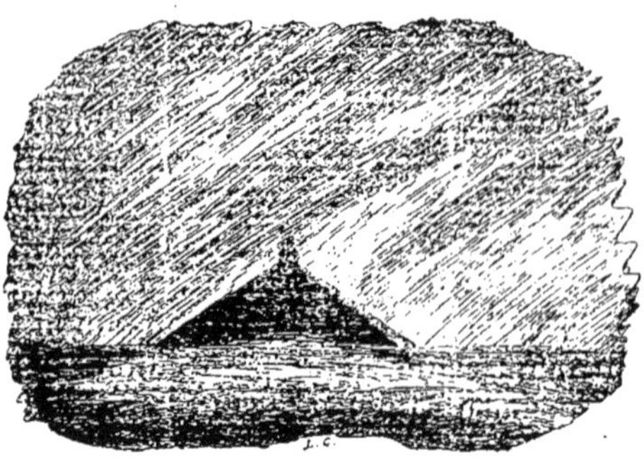

WATERLOO

DEVANT

LES PACIFISTES

Pour faire comprendre la grandeur de Waterloo, en faisant comprendre la grandeur de celui qui y fut vaincu, nous avons fait paraître, naguère, un ouvrage intitulé : *Napoléon Ier-Apollon II.*

Le comte Tolstoï n'a pas pu approuver l'esprit de cet ouvrage, comme ennemi irréductible de toute effusion de sang, sous quelque forme qu'elle se présente. Quoique, il y a six ans à peine, il nous est bien permis de le dire avec tout respect, par une contradiction flagrante avec les principes de sa vie ou, tout au moins, de sa vieillesse, il eût permis à l'un de ses fils de se mettre sous les étendards des Autocrates, afin de combattre les fils du Japon progressiste, qui luttaient pour une cause équitable, celle de leur indépendance, menacée de la tutelle d'un système rétrograde, que le philosophe de Yasnaja-Poljana a toujours déclaré odieux.

Le comte de Moltke, Chef du grand état-major allemand, au contraire, a voulu approuver notre œuvre, qui, d'après lui, fait ressortir d'une façon éclatante l'activité incomparable du plus grand génie que la terre ait produit, tant comme soldat et organisateur que comme législateur, en des pages qui souvent captivent par leur particularité et leurs accords surprenants.

C'est-à-dire, d'une part, l'homme de la paix, irréductible dans ses principes pacifistes, à la condition qu'on ne touche pas à sa Sainte-Russie, et, d'autre part, l'homme de la guerre, réductible dans ses principes guerriers, pour autant que la politique pacifique de sa glorieuse Allemagne soit compatible avec les intérêts moraux, politiques et économiques des Allemands.

Notre ouvrage nous a valu également une longue appréciation, dont nous ne citerons, en traduction, que quelques-uns de ses passages, de la part d'un homme distingué, le docteur Schlosser, qui se rattache par son nom à l'un des savants les plus célèbres de l'Allemagne, professeur jadis à l'Université de Heidelberg, à côté des Bunsen, des Gegenbauer, des Helmholz, des Gervinos, des Hausser, des Bluntchli et de tant d'autres illustrations de son époque. Cette lettre, reçue assez récemment, après un voyage prolongé de son auteur, nous a engagé à publier ces pages.

« Quoique je reconnaisse volontiers, nous dit-il, que vous » ayez soutenu votre thèse avec conscience et science, vous ne » m'avez pas convaincu. J'estime que Napoléon est, en réalité, » l'inspirateur ou l'auteur des guerres de 1796 à 1815, en dépit de » la puissance du courant que 1789 avait fait naître et de l'action » de Pozzo di Borgo, depuis le 14 juin 1800, depuis Marengo.....

» Sans doute, ajoute-t-il plus loin, les efforts que vous faites » avec tant de persévérance, de sincérité, de foi, afin que Waterloo » soit à l'abri de ce que vous appelez les coups redoutables du » temps et les attouchements plus redoutables des vandales, » aboutiront-ils au but que vous vous êtes assigné, parce que ce » but est honorable. Mais, quelque dignes d'estime que soient vos » efforts, je ne puis partager votre sentiment sur la nécessité de » rappeler, d'une façon permanente et tangible, le dernier mot » d'une épopée qui a fait couler tant de sang en Europe, pour la » satisfaction d'un despote, que l'on doit certes admirer pour son » génie, mais que l'on ne peut aimer pour son caractère. En raison » de mes aspirations pacifistes, nées des événements de 1870-1871, » auxquels j'ai pris l'intérêt que tout Germain devait prendre, » vous voudrez me permettre de vous dire que, à mon sens, il est » préférable pour la paix, que tout homme civilisé doit désirer, » que Waterloo soit abandonné à lui-même. »

Nous ne discuterons pas le point de savoir dans quelle mesure Napoléon doit être tenu comme responsable des guerres de la République, du Consulat et de l'Empire, parce que nous ne pourrions que répéter et confirmer ce que nous avons dit dans l'ouvrage en question.

Nous nous bornerons à envisager le point de savoir si la protection de Waterloo est de nature à porter ombrage à la Civilisation, si elle est incompatible avec les aspirations des pacifistes.

S'il fallait, afin que la paix du monde ne pût être troublée de son ombre, abandonner Waterloo à lui-même, c'est-à-dire permettre que le temps le détruisît et que la spéculation l'envahît, en un mot le supprimer, il faudrait, pour être logique, supprimer simultanément tous les livres d'histoire, tous les poèmes, qui rappellent les péripéties du drame qui s'y déroula, tous ceux qui mentionnent son nom et, peut-être même, demander aux historiens de 1815 ou leur imposer l'obligation de mentir, en proclamant honteuse une journée honorable, qui restera toujours telle.

« Waterloo! Leçon d'histoire vécue! » selon l'expression heureuse d'un savant, le général Baron de Heusch, qui professa avec distinction l'Art de la guerre à notre École militaire.

Leçon d'histoire vécue? Oui! Parce qu'aux amis de la paix à tout prix, il permettra, sans doute bien mieux que des livres de morale, de comprendre la guerre et, s'il y a lieu, de la détester.

Nous doutons qu'il existe un être raisonnable, appartenant à la Civilisation Blanche, qui aime l'effusion du sang pour se repaître de la contemplation du sang.

Nous ne pourrions pas même affirmer qu'il en existât parmi les gens qui se réclament de la Civilisation Jaune.

Et pourtant, combien, parmi ceux qui appartiennent à ces deux civilisations pour admirer les œuvres de la guerre et pour s'émouvoir au récit de Waterloo! Combien plus nombreux que d'autres. En vertu d'un sentiment inné en l'homme, que les discours et les écrits des philosophes, fussent-ils d'une éloquence presque surhumaine, ne pourraient étouffer.

Ce que nous pouvons seulement certifier, c'est que pour trouver l'être misérable dont il s'agit, il faudrait aller dans les bagnes des cinq parties du globe ou bien au fond des gorges tourmentées du Colorado, où campent les derniers descendants de la Sauvagerie Rouge.

Ce que nous pouvons certifier avec non moins d'énergie, afin de donner tous ses apaisements à notre contradicteur, c'est que, bien qu'habitant Waterloo une grande partie de notre existence, nous sommes loin d'être digne d'appartenir au Wigwam de « Plume d'aigle », du « Buffle sanglant » ou de la « Belle Paca-Houta » et que, tout en admirant sans réserve et sans défaillance la journée du 18 juin 1815, nous sommes incapable de nous repaître de sang et que nous n'en désirons pas moins avec passion voir régner la paix sur la terre parmi les hommes de bonne volonté.

Constatons d'abord qu'il n'existe rien de commun, quant à son aspect, entre la guerre d'autrefois et la guerre contemporaine; que si les hommes d'aujourd'hui sont aussi guerriers que ceux de jadis, ils sont peut-être plus généreux ou du moins ils veulent le paraître; que, sans remonter bien loin, il ne faudra pas assimiler le maréchal de Turenne au maréchal de Moltke et qu'il ne faudra pas dénier au temps Napoléonien le mérite d'avoir, le premier, donné aux hostilités une forme nouvelle et d'avoir fait naître des élans de charité sublime, notamment le soir et les lendemains de Waterloo.

Pour s'en convaincre, il suffira de lire, dans l'œuvre que l'on doit à la collaboration du général de Bas et du général comte de T'Serclaes de Wommersom, le chapitre, vibrant d'émotion : « Sœur de charité ».

Ayons-en la conviction inébranlable, ce n'est pas une raison parce que le Feld-maréchal comte de Haeseler, Gouverneur de l'Alsace-Lorraine, nous a marqué tout l'intérêt qu'il prenait à lire notre œuvre; parce que, dans les deux Néerlandes, François de Bas et Jacques de T'Serclaes; parce que, en Angleterre, leur ami Demetrius Boulger, se sont enthousiasmés, en leurs œuvres magistrales, en nous racontant la lutte épique de 1815 aux Pays-Bas, pour qu'on puisse les déclarer avides de sang! Parce que, jusqu'au lyrisme le plus exalté, Victor Hugo célébra la grandeur de Waterloo, pour qu'il fût assoiffé de tuerie!

De grâce! Ne confondons pas humanité et désir de paix, d'une part, et sensiblerie et avachissement, d'autre part. Ne confondons pas le chauvinisme sombre et étroit et le patriotisme éclairé et large, car un abîme les sépare.

La guerre est un fléau, dit-on. Sans doute. Mais ce qui, pour la paix du monde, est bien plus redoutable que les hommes, qui, dans les écoles militaires, enseignent la guerre aux guerriers, ce sont ceux qui, dans les réunions publiques, sur les voies publiques, enseignent la guerre aux bourgeois, afin d'anéantir cette partie de la société qui ne pense pas comme eux, sous le prétexte de fonder un état de chose nouveau qui ne sera pas autre que l'état de chose ancien, parce que l'homme n'aura pas changé de nature en changeant de régime politique ou social.

Ce qui est plus redoutable qu'une bataille et qu'un champ de bataille, c'est la maison où se pratique l'avortement, celle où s'injecte la syphilis et celle où se débite l'alcool, parce que dans la première on flétrit le ventre, dans la seconde on corrompt le sang, dans la troisième on corrode l'estomac et que dans toutes trois on assassine le cœur et l'esprit, en avilissant ce que nous appelons « notre civilisation » et qu'elles ont fait dix fois plus de victimes, depuis cinquante ans, que les soixante batailles rangées de Napoléon! Dix fois plus, dans le déshonneur! Les trois sources d'où bondissent les torrents de mucosités qui remplissent jusqu'au débordement le bagne, l'hôpital et l'asile de la folie!

Le Parti pacifiste accomplirait l'œuvre pacificatrice la plus féconde et le Parti socialiste l'œuvre sociale la plus généreuse qui, l'une et l'autre, pussent se concevoir, en délivrant l'humanité de ces fléaux, qui, dans leur triade, sont les fruits de notre civilisation et n'ont appartenu à aucune autre qu'elle. Sujet de honte pour elle. Et pour nous!

Notre contradicteur nous dit qu'il s'écarte des lieux qui se nomment Iéna et Leipzig, comme il s'écarterait de celui qui s'appelle Waterloo. Il nous permettra de lui conseiller de s'écarter avec plus de soin des lieux où, chaque jour, chaque instant, on tue physiquement et moralement des femmes et des hommes et où l'on prépare pour la postérité un monde immonde.

« La guerre de 1870-1871, dit enfin notre contradicteur, a fait naître en moi l'idéal pacifiste. » Comme lui, nous avons vu des lendemains de bataille. Nous les avons vus en la première de ces deux années, pendant un mois, dans des ambulances et des lazarets. Eh bien! nous avons pu y contempler, y admirer à foison des hommes défigurés, déchiquetés, mutilés par la mitraille mais grandis aux yeux des autres et à leurs propres yeux. Nous n'en avons pas entendu un seul auquel sa blessure fît jeter au vent sa malédiction! Comme nous avons vu aussi grands ceux de leurs frères que le canon avait épargnés! En Espagne seulement, on a pu voir récemment de jeunes hommes ne tenir leur fusil en main que sous les coups de plat de sabre de leurs officiers!

Ce que nous avons vu depuis 1870 et ce que nous voyons chaque jour, comme chacun, ce sont des gens qui sortent déprimés des maisons de joie, de jeu et de soif, avilis, abaissés devant les autres et devant eux-mêmes.

« On vieillit vite sur le champ de bataille et j'en viens », disait avec calme le jeune Bonaparte à l'inepte général Aubry, un homme à obstacles, qui n'avait vu et entendu le canon qu'au polygone et peut-être aux massacres de l'Abbaye et qui voulait empêcher son subalterne de grandir.

On vieillit vite, c'est à-dire qu'on se forme vite, qu'on devient un homme et que les foules deviennent des nations. La vérité est là.

Les accès de sensiblerie contemporaine de ceux qui veulent la paix à tout prix nous semblent cacher des amoncellements d'égoïsme. Ils cachent aussi leur faiblesse. Car si la contemplation d'un champ de bataille, silencieux depuis près d'un siècle, pouvait les faire défaillir, c'est que leurs convictions seraient sans résistance. Et nous ne pourrions que les plaindre.

Qu'ils considèrent les efforts immenses, presque gigantesques, faits par les États-Unis et le Canada pour maintenir ou rétablir la configuration de leurs champs de bataille, efforts qui prouvent que des pays jeunes dans la carrière de l'histoire aiment à enseigner que la guerre est aussi honorable que la paix, cette guerre fût-elle même fratricide. C'est ce que deux Américains, voués aux œuvres pacifiques, nous ont bien fait comprendre lorsqu'ils nous ont marqué leur admiration pour Waterloo; d'une part, un avocat de Louisville, W. Marshall Bullitt, et, d'autre part, un professeur à l'Université de Cleveland, J.-L. Borgerhoff. Admirateurs à la manière de notre correspondant d'Angleterre, Richard Harrison, directeur du Conservatoire de musique de Brighton. Parce que les clameurs de l'Océan ont été impuissantes à étouffer aux oreilles de ces trois hommes distingués les voix de Waterloo.

Et, pour prouver que le besoin de voir la paix se substituer à la guerre pour régler autant que possible le différend international, n'est pas opposé au sentiment d'admiration que l'on peut professer pour Waterloo, nous nous appuyerons sur l'autorité d'une des gloires contemporaines de l'Europe, un des promoteurs les plus respectés du parti pacifiste, Auguste Beernaert. Le premier de tous ceux qui honorèrent d'une réponse la première des notices, que nous fîmes paraître sur l'opportunité de protéger Waterloo, notre « Great Old man » nous dit en commençant : « J'apprécie les efforts que vous faites... »

Un mot encore à notre estimé contradicteur. La guerre de 1870-1871 a fait naître en lui l'idéal pacifiste. Nous ne contesterons pas son droit à la possession d'un sentiment aussi honorable. Mais nous pourrons nous en étonner. Nous lui demanderons ce que c'était que l'Allemagne avant la guerre qui lui fait horreur. Au moment où Bismarck conçut son plan de transformation de la Confédération germanique, telle que Napoléon l'avait établie, l'Allemagne était livrée au particularisme. Le premier coup donné par lui à cette mesquine politique fédéraliste sans cohésion fut la guerre de 1864, dont le sens ne devait se comprendre qu'après Sadowa et dont le spectacle ne pouvait donner aux Allemands une haute idée d'eux-mêmes Mais le second coup fut donné en 1866, qui fit bondir le premier mot d'une phrase que Sedan et l'entrée à Paris, avec trait d'union à Versailles, devaient compléter.

L'Allemagne serait aujourd'hui bien à plaindre si la volonté de Bismarck n'avait pu s'accomplir, si Guillaume Ier n'avait pu la comprendre, s'il n'avait écouté que ses sentiments pacifistes que l'on prétend avoir primé en lui ses sentiments guerriers, car elle serait devenue la vassale ou l'esclave de la France et de la Russie ou elle aurait subi le sort de la Pologne. Et, peut-être qu'un jour un philanthrope cosmopolitain, ému de son sort, pourtant mérité, aurait-il dû crier pour l'Allemagne le mot de Floquet au Tsar, à Paris en 1867 : « Vive la Pologne, Monsieur! »

Ceux qui l'ont faite grande, puissante, riche, respectée, qui l'ont régénerée ou, pour mieux dire, qui l'ont engendrée, sont-ce des bavards et des folliculaires ou des soldats? De toutes les nations du globe, la blonde Germanie est peut-être celle qui a le plus profité des œuvres de la guerre. Et c'est à l'union de Moltke et de Roon, sous le souffle guerrier du Chancelier de Fer, qu'elle en est redevable, comme l'Empire anglais doit au Duc de Fer la grandeur de son commerce et de son industrie, bien plus qu'à Bright et à Cobden, parce qu'il en fit une puissance militaire continentale.

Nous ne voyons pas, depuis un siècle, de nations civilisées qui n'ayent grandi par la guerre. Vaincues, elles se sont régénérées. Victorieuses, elles se sont élevées. Nous rappellerons incidemment que, dans les Congrès socialistes allemands, les Sans-patrie français n'ont pas trouvé d'écho à leurs paroles, qui ont été repoussées par les chefs du parti, parce qu'ils n'auraient pas osé les approuver; parce que le peuple le plus instruit du globe aime la guerre.

Non! Non! Waterloo n'est pas un obstacle à la défense de la doctrine pacifiste. Il peut aussi bien se concilier avec elle que les œuvres de l'Art chrétien avec la doctrine socialiste.

Avant de finir, qu'il nous soit permis de dire un mot à ce sujet. Il ne sera pas sans à propos, car Waterloo s'y rattache, puisqu'il appartient au grand art. Jusqu'à présent, les chefs du parti socialiste n'ont enseigné aux classes que l'on appelle prolétaires que leurs droits. Il serait urgent qu'ils leur apprissent leurs devoirs. Parmi ces devoirs, il y a le respect de toutes choses qui sont respectables, dont la première c'est l'Art. Il serait urgent qu'il en fût ainsi afin que ce parti s'épargnât dans la postérité la honte de s'être ravalé au niveau des Huns, des Goths, sous des Attila et des Totila. On peut exiger d'un parti, fût-il subversif, qu'il vive sur autre chose que sur des débris de chefs-d'œuvres d'art! Les sublimes créations de créatures supra-terrestres!

Le Christ, qui fut le plus grand des conquérants, le seul qui sut vaincre par la douceur, n'enseigna jamais la destruction des emblêmes du paganisme et la religion qu'il fonda ne fut pas armée d'une loi orale, un Talmud chrétien, qui l'ordonnait. Les apôtres et leurs continuateurs n'indiquèrent jamais à la vindicte des foules qu'ils avaient converties les temples païens. Ce furent des hordes de barbares qui accomplirent l'œuvre. Et comme nous l'avons déjà dit, les Papes sauvèrent les débris de ces emblêmes et, en signe de réjouissance publique, firent annoncer par les cloches des églises à la Ville-Eternelle la découverte de l'Apollon et du Laocoon.

Tandis qu'au milieu de Constantinople baigné de sang, Mahomet II épargnait la Basilique de Justinien!

Et alors qu'à Barcelone, naguère, et à Paris, en 1871!...

L'enseignement du respect de l'Art, quel qu'il soit, par les masses ignorantes et sauvages, voilà une grande œuvre à accomplir! Et, comme ce que l'on appelle de nos jours le progrès des idées, semble particulièrement redoutable pour l'Art, nous demandons qu'une croisade soit prêchée pour la protection de tout ce qui s'y rattache. Nous adressons notre demande à ceux des chefs du parti socialiste, qui possèdent le sentiment des choses artistiques. Une croisade contre les fureurs articides.

Victor Hugo, dont on ne contestera pas, nous le supposons, les sentiments humanitaires, s'insurgeait déjà en 1861 contre les atteintes portées par le modernisme aux plaines de Waterloo, qu'il ne trouvait pas un obstacle au développement de ces sentiments. Victor Hugo dont on ne contestera pas davantage, nous le supposons encore, les aspirations socialistes et anti-chrétiennes, s'insurgeait en ce même temps avec véhémence contre ceux qui portent atteinte aux œuvres d'art que l'on doit au Christianisme.

Qu'on se rappelle ce qu'il burina de son crayon fulgurant sur les murs de l'abbaye de Villers. L'antique monastère à quatre pas de Waterloo, qui, pendant des siècles d'ignorance obscure, avait été un foyer d'érudition et d'art, en un site merveilleux orné de roche, de verdure, d'eau vive et qui devait s'écrouler sous les attouchements des Sans-Culotte, qui se réclamaient du progrès des idées!

Veni! Vidi! Flevi!
O fats! Sots parvenus! O pitoyable engeance,
Qui promenez ici votre sotte ignorance
Et votre vanité!
Cessez de conspuer cette admirable ruine,
En y bavant vos noms qui, comme une vermine,
Souillent sa majesté!

Un ordre aux sceptiques d'avoir à étouffer leur rire idiot et aux vandales à se désarmer et se découvrir devant l'Art et l'une de ses manifestations les plus glorieuses!

Quelle lèpre que ces gens! Que diantre! S'ils ne savent admirer ni s'émouvoir, qu'au moins ils respectent. C'est tout ce qu'on leur demande!

Waterloo-Mont-St-Jean,
Février 1910.

Cte Louis Cavens,
Membre d'Honneur
de la Société des Anciens Militaires de 1870.

www.ingramcontent.com/pod-product-compliance
Ingram Content Group UK Ltd.
Pitfield, Milton Keynes, MK11 3LW, UK
UKHW021104290826
14628UKWH00014B/478